THINKING

THINKING

THINKING

THINKING

越營養，越生病？！

救命飲食
3.0

全食物蔬食在對抗病毒、
逆轉疾病有驚人的好處！

T・柯林・坎貝爾（T. Colin Campbell）、尼爾森・迪斯拉（Nelson Disla）

著

邱文心

譯

THE FUTURE Of NUTRITION
An Insider's Look at the Science, Why We Keep Getting It Wrong, and How to Start Getting It Right

原書書名	The Future of Nutrition
原書作者	T‧柯林‧坎貝爾（T. Colin Campbell）
	尼爾森‧迪斯拉（Nelson Disla）
譯　　者	邱文心
書封設計	林淑慧
美術編輯	李緹瀅
特約編輯	洪禎璐
主　　編	劉信宏
編輯助理	曾鈺婷
總 編 輯	林許文二

出　　版	柿子文化事業有限公司
地　　址	11677臺北市羅斯福路五段158號2樓
業務專線	（02）89314903#15
讀者專線	（02）89314903#9
傳　　真	（02）29319207
郵撥帳號	19822651柿子文化事業有限公司
投稿信箱	editor@persimmonbooks.com.tw
服務信箱	service@persimmonbooks.com.tw

業務行政	鄭淑娟

初版一刷	2022年04月
定　　價	新臺幣460元
I S B N	978-986-5496-50-0

國家圖書館出版品預行編目(CIP)資料

救命飲食3.0‧越營養，越生病?! / T. 柯林. 坎貝爾(T. Colin Campbell), 尼爾森‧迪斯拉(Nelson Disla)作 ; 邱文心翻譯. -
一版. -- 臺北市：柿子文化, 2022.04
面 ； 公分. -- (Thinking ; 16)
譯自：The future of nutrition : an insider's look at the science, why we keep getting it wrong, and how to start getting it right.

ISBN 978-986-5496-50-0 (平裝)

1.營養　2.健康飲食

411.3　　　　　　　　　　　　　　110019906

國內名家推薦

正在閱讀柯林‧坎貝爾博士〈救命飲食系列〉的第三本著作。

作者再度強調全食物蔬食營養對整體健康有全面效果，並提出豐富的證據。除了抗癌、減少心血管與糖尿病等慢性疾病以外，他認為全食物蔬食也可以戰勝COVID-19。他說：「我相信營養有力量，可以讓這次的危機，還有未來的病毒性流行病，有相當大的不同。」而且他再次強調，「我所提到營養帶來的效果，是來自全食物，而不是來自從中分離出來的營養素。」

我跟柯林‧坎貝爾博士一樣，對「全食物可以改善健康」具有強烈的信念。「飲食可以致病也可以治病」，我和先生因為吃錯飲食而致病，後來又靠吃對飲食而變得更健康。所以，我始終強烈推薦每天喝一杯「用蔬菜、水果、堅果、豆類、穀類、根莖類，這些全食物所攪打成的精力湯、綠拿鐵、豆穀漿」，對改善健康有明顯效果，而且簡便易行。

我的讀者，還有癌症關懷基金會所照顧的一千多名癌友，都是用這樣的方法改善了健康，你也可以試試。

陳月卿
財團法人癌症關懷基金會董事長

本書的一大核心為強調全食物蔬食飲食，由此提出食物營養的基礎、流行病學的證據、環保立意的延伸，逐面剖析。

作者坎貝爾博士在拿捏實證證據和推論之間取得平衡，採用接地氣的問與答，揣摩民眾可能會有的質疑，也有一些對醫護和營養研究人員的

提醒——在看待食物營養對人體的效益，宜以整體、多元、中庸之道，不要被「介入性研究（PRCT）」帶著走；對民眾也有善意提醒——不要追逐食物排行榜，把食物效益變成營養素清單。

閱讀本書，可以見到作者對想引領的全食物蔬食飲食立論，但不會用有壓力或浮誇的效益作手段，反而一再提醒大家，在閱讀營養與健康科學證據時，要學習看檯面上和檯面下的基礎，才不會懵懂而被帶著走。

營養與健康科學的大學問學不完，讀本書可以讓讀者在資料訊息與閱讀識能上都進階一分。

彭巧珍

南臺科技大學高齡福祉服務系副教授

「飲食」是日常生活中最熟悉也最陌生的朋友，其原因在於，我們往往被表象、社會觀感或是既定印象給蒙蔽了。從小被灌輸著「透過肉類才能補充到最完善的營養素」、「要長肌肉就一定要多吃肉」、「想長高就多喝牛奶」等等說法，但真是如此嗎？那為什麼現在有越來越多的頂尖運動員提倡透過植物飲食能帶給自身更強大的力量呢？

坎貝爾博士在書中提出了許多顛覆我們對於「食物」的既定印象觀點，以直白的方式敘述，並利用科學化數據和研究成果證明「全食物蔬食」的重要性，以及為什麼我們皆需要全食物蔬食。透過書中內容，可以讓我們更加了解食物與身心健康的關聯性。

期盼讀者在閱讀後能夠更加明白飲食對於自身的重要性，畢竟選擇正確的飲食方式，便是對自己最負責任的實踐，同時交對「朋友」，除了身體變健康外，也帶給身靈與心靈最大的滋養。

Hao&Yang

找蔬食Traveggo工作室創辦人

拜讀坎貝爾博士這本書時，我正陪家人在醫院與生命拔河，更深感能進食、活著就有希望，而選擇怎麼吃，則會影響生命的品質！

本書提到：「人們總是預先認定如何獲得足夠的蛋白質，要怎麼創造及使用更完美的指數，來量化和記錄營養密度。」因此，市場充斥著各種營養補品，以及鼓吹大眾「吃某某食物對身體很好」的行銷，但是，我們真的了解食物所帶來的健康與疾病關係嗎？

過去，臺灣農業是支持國家經濟發展的命脈，近年來，隨著政府政策的改變，大量進口的蔬果，讓「吃當季，食在地」已慢慢消失在多數民眾觀念裡。我們應該多去了解每餐的食物從何而來？破除對「營養科學」的迷信，將大自然當成最好的醫師，攝取全食物蔬食飲食，同時將精製食物、鹽分和動物性脂肪的攝取量降至最低，而不是靠「營養科學」來改善身體健康及生活品質。

飲食，在生活中一直是很重要的，面對忙碌的生活節奏，追求「美食」也成為現代人另類的休閒活動。現在食物的選擇越來越多元化，身處在生產多樣穀物與蔬果產地臺灣的我們，不妨依循大自然的規律法則，選擇營養均衡的全食物蔬食飲食，透過植物的「能量運輸載體」，來重新建立人與天地之間的連結，讓我們的身、心、靈回歸完美與和諧。誠如坎貝爾博士在書中所提及的：「我們的生存與大自然的整體息息相關，我們也有足夠的智慧順應神奇的大自然行事。」因為天然食材中早已擁有最佳的營養比例，只要攝取正確的營養，任何因疾病而喪生或早逝的生命，就都有救了！

大自然已經為未來做好了準備，我們要攜手並進嗎？

曾秀微

拓蔬人美食品牌策劃、共同創辦人

國際名家推薦

這本書真是太棒了，我讀完之後不斷向別人提起。所有想要了解營養、癌症，以及對於經過證實的生活型態為什麼會有爭議的人，都應該要讀讀柯林‧坎貝爾關於全食物蔬食營養最新的傑作。坎貝爾讓我們了解全食物蔬食如何帶領我們用最好的方式過生活。

大衛‧費伯格（David Feinberg）醫學博士
Google健康部門主管

坎貝爾博士綜覽歷來關於飲食和健康的文獻，精闢地探查機構偏差，這些偏差長期以來困擾著消費者，並且破壞了以實證營養的力量來預防和治療疾病的科學。實在值得一讀！

麥克‧葛雷格（Michael Greger）醫學博士
暢銷書《食療聖經》作者

柯林‧坎貝爾是營養界的傳奇人物。六十幾年來，他的科學研究和提倡，改變了世界對於「我們的飲食如何造成或預防癌症」的了解。在《救命飲食3.0‧越營養，越生病?!》中，坎貝爾預言了採取全食物蔬食飲食的人會更健康，並且造就更健康的地球。為了讓人們達成這個目標，坎貝爾帶我們看到長期存在的阻礙：相互對立的營養界必須進化，才能接納現代科學，同時超越過時的思維。

透過坎貝爾的立場和機智，我們才能了解到一百多年來，人們為了改善飲食而付出的努力，以及令人著迷的（有時甚至是令人髮指）的學

術、政治和產業陰謀。坎貝爾也明確指出必須怎麼做，才能讓我們的社會朝向更健康的實證飲食方式。

本書是坎貝爾的全新代表作，能夠讓你重新思考如何談論健康飲食、你所聽到的飲食指南，還有下一口將吃下什麼。是每一個認真看待營養、想要從營養先鋒的角度了解幕後真相的人必讀的書。

威廉‧Ｗ‧李（William W. Li）醫學博士
暢銷書《逆轉疾病的科學食療聖經》作者，
血管新生基金會（Angiogenesis Foundation）醫學主任

坎貝爾博士是先鋒研究者，他早期發表的中國營養研究結果，著墨於植物性食物相對於動物性食物的好處，而《救命飲食3.0‧越營養，越生病?!》也再次「一鳴驚人」。這本書因為許多理由而成為必讀書籍，主要原因是我們的健康與性命全都仰賴實踐坎貝爾博士提供的關鍵證據。他揭露了我們所不知情的，利用了人民稅金來誤導我們的賄賂和貪汙。他告訴我們過去發生的事，很不幸的，這些狀況至今仍持續著。

坎貝爾博士才智高超（加上他的機智幽默），努力挖掘歷史，指名道姓並引用文獻，揭露刻意隱藏的資訊和腐敗，這些事都與食物和金錢的力量有關。我們正處於人類自己引發的大滅絕之中，但只要遵循有邏輯的步驟，停止對環境的傷害，便能夠逆轉。

坎貝爾博士提出的要點，幫助我們了解自己做錯了什麼、要如何逆轉局勢、停止違抗並開始順應大自然，只要有足夠的人實踐坎貝爾博士呼籲的行動，一切都還不算太遲。在此我也要呼籲：盡可能多推薦別人讀這本書，因為我們必須立刻採取行動。

露絲‧海德里希（Ruth Heidrich）博士
全食物蔬食鐵人三項運動員，《為人生而跑》和《高齡體適能》作者

身為一名大提琴手，我很清楚音樂遠不止其中各個部分。身心和諧的時候，就會有不可言喻的魔法發生。讀完這本書之後，關於整體論以及與自然共處的真理，已不僅是有充分文獻證實的科學。萬事萬物共存，並成為整體、譜出樂章。這本書對我有極大的影響，我想它會讓許多生命變得更好。

丹尼爾・頓波（Daniel Domb）
紐約愛樂、波士頓流行交響樂團、美國國家交響樂團、克利夫蘭管弦樂團、
三大男高音演唱會大提琴獨奏家
卡內基音樂廳、阿姆斯特丹音樂廳、威格莫爾音樂廳獨奏家

柯林・坎貝爾博士是科學家暨營養研究者的典範，帶領我們了解關於營養和癌症研究的爭議和混亂。他以犀利的言詞解說營養的科學，以及營養預防、逆轉和治療慢性病的廣泛潛力。對於想要改善健康、大眾和地球的人而言，《救命飲食3.0・越營養，越生病?!》是必讀之作！

麥可・霍利（Michael C. Hollie）醫學博士
美國生活型態醫療學會會士、「與醫師共進晚餐」
（Dinner with the Doctor）發言人

柯林・坎貝爾博士又帶來一本傑作：《救命飲食3.0・越營養，越生病?!》！本書說明營養科學與醫學科學錯綜複雜的微妙交織關係。相關的歷史內容是這一連串言之有物的討論的重要背景。坎貝爾博士帶領我們看到許多重要的科學證據，顯現出以全食物蔬食飲食對抗慢性病的好處。

我撰寫本文時，美國和世界上大多數地區正處於病毒性大流行之中，這種流行病顯示我們總體健康狀況不佳，並且破壞了我們的生活方式。醫學界現在必須承認，有可靠的證據顯示，植物性營養具有強大力

量，可以消除慢性病對我們生活的影響。這是醫師、醫學科學家和一般大眾都必須讀的書。

巴斯德·蒙哥馬利（Baxter Montgomery）醫學博士
美國心臟學院院士、休士頓德州大學健康科學中心心臟／心臟電生理部
臨床醫學助理教授

柯林·坎貝爾是一位專精於營養的科學家，也是營養領域的世界級專家。正如他在本書中所言，如今真正的營養學家非常罕見，因為食品科學已經徹頭徹尾腐敗了，主要的原因是西方社會已經對吃肉上癮，徵兆隨處可見：像其他任何吸毒者一樣，數百年來西方營養界編織了一套謊言以合理化其行為，對他人產生了深遠的有害影響。這是造成當前全球環境危機的主因，不僅正在破壞我們的健康和經濟，也是造成這麼多動物（每年至少七百億陸生動物）在工業化養殖場遭受折磨又短命的原因。

值得注意的是，有一次坎貝爾演講的時候，居然有一位麻省理工學院的教授（也是食物研究者）自憐又情緒化地抱怨：「柯林，你說的都是好的食物。別叫我們不要吃好東西！」但是，坎貝爾是一位真正的食品科學家，他的工作是舉起真理的鏡子，讓我們看見吃肉成癮的醜陋面孔。在最新的著作中，他以清晰易懂的方式列出最基本的事實。鼓勵大家停止吃肉就夠了嗎？一切還說不準，但他盡力了。

戈登·麥肯齊（Gordon Mackenzie）
英國杜倫大學一級哲學學位畢業、於東歐擔任英文教師，
於法國與比利時擔任譯者

準備好踏上驚人的旅程！《救命飲食3.0·越營養，越生病?!》讓讀者站在搖滾區目睹我們用叉子叉起的食物會帶來多麼深遠的影響（不論好

壞）。爭議、既得利益、排斥和偏差，這些八點檔連續劇才會出現的元素，完全影響了我們所吃的食物！坎貝爾博士是餐桌上的道德支柱，涉足這個領域已經數十年。他義無反顧地顛覆主流觀念與常態，而這趟驚人旅程的終點是強烈呼籲我們採取行動。

羅伯・奧斯特菲爾德（Robert Ostfeld）醫學博士
理學碩士、美國心臟學院院士、蒙特菲奧里健康系統預防心臟科主任暨
醫學教授

一九六〇年起，坎貝爾博士為黑暗的營養科學帶來一線光輝，六十餘年的旅程都記載在這本詳盡引用文獻的書中。根據他在這個重要主題收集到的知識，我終究明白，如果我們還是靠動物性食物來填飽肚子，就沒辦法學會如何與大自然和諧共存，繼而讓我們的文明（還有我們的物種）在未來陷入嚴重的危險之中。

因此，如果人類能以某種方式設法防止自己滅絕，大部分功勞應該歸於柯林・坎貝爾。

莫里斯・希克斯（Morris Hicks）
《吶喊》、《健康飲食・健康世界》、《活力健康四葉指南》作者

胃食道逆流，這種再常見不過的疾病造成數百萬人極大的痛苦與擔憂。正如大部分慢性病，胃食道逆流是飲食造成的，單純靠飲食就能預防並逆轉症狀及預防併發症，包括食道癌。問題出在錯誤的資訊和缺乏資訊，就像本書所討論的多種疾病一樣。

在《救命飲食3.0・越營養，越生病?!》中，柯林・坎貝爾博士以大眾能聽見、聽信並有所改變的方式，針對向大眾傳播營養資訊有多麼困難一事，進行了全方位的綜合論述。從他的個人經驗與知識，我們就能明白

產業和政治對於營養領域的影響，進而得知為什麼營養科學在採取飲食改變來預防和逆轉慢性病這方面停滯不前。

克雷格・扎爾文（Craig H. Zalvan）醫學博士
菲爾普斯醫院聲音和吞嚥障礙研究所耳鼻喉科主任暨醫學主任
霍夫斯特拉／諾斯韋爾唐納德和芭芭拉・祖克（Donald and Barbara Zucker）
醫學院耳鼻喉科教授

坎貝爾博士依據他在康乃爾大學求學、擔任研究者和教授的數十年經驗，詳細告訴我們學術界複雜的政治面貌，即大學為求自保，課程中經常排除能夠挽救生命的資訊。我在康乃爾大學接受教育的過程中，反覆面臨一個重要問題：學術界依賴過時的傳統、教條和利益相關者，來影響並過濾有信譽的機構所教授的資訊。坎貝爾博士提供的脈絡，讓所有學科的學生可以了解到由產業主導的各方都能從傳播某種知識而獲益，並學會運用批判性思考判斷吸收到的資訊。

克洛伊・卡布蕾拉（Chloe Cabrera）
康乃爾大學畢業學士、康乃爾大學研究生（預計二〇二一年畢業）

坎貝爾博士在本書中，利用六十年來的開創性科學研究，訴說權威機構如何影響社會上的食物、健康和疾病的歷史。他解開謎團，說明產業對學術界的影響日益嚴重，彷彿癌症般在整個社會體系中擴散。

身為千禧世代和熱衷的植物性營養教育者，現在必須趕快為了營養正義而戰，也為往後的世代而戰。坎貝爾博士的研究告訴我們，食物如何讓人恢復健康，並為我們奠定了基礎。

艾拉・斯蒂芬斯（Ella Stephens）
康乃爾大學二〇一七年營養科學學士、荷蘭瓦赫寧恩大學研究生

坎貝爾博士告訴我們，醫界和營養界缺乏整體性，由個人的匱乏可以看出整個體系和社會的問題；當權者面臨長期對社會有利的解決方案時，卻會積極選擇能在短期內獲得資本和個人利益的方式。身為康乃爾營養科學系的畢業生，本書中提及的證據奠定了我的大學經歷，震撼了我對健康照護領域的了解。本書不僅介紹了營養和醫學常見的觀念及困惑背後的真相，還讓我們看到無數人類生命的終極危險，如果我們不採取實際步驟來抓住未來的一絲希望，未來的改變者就得承受這些危險。

伊莎貝爾・盧（Isabel Lu）

康乃爾大學二〇二〇年營養科學不平等研究學士、北卡羅來納大學研究所公衛碩士、Stillings註冊營養師

學術自由極其神聖，如果沒有學術自由，學生就會被剝奪了利用有力的營養資訊來挽救生命的特權。坎貝爾博士的《救命飲食3.0・越營養，越生病?!》告訴我們，機構的權利、偏差和簡化式體系，如何造成大眾誤解營養和健康而造成危險。我們一定要把坎貝爾的呼籲放在心上，繼續為了科學自由而戰。

傑希・斯塔爾（Jessie Stahl）

純植物社群（PlantPure Communities）資深政策及計畫協調師、康乃爾大學二〇一七年營養科學學士、杜克大學護理系

目錄 contents

引　言　**如果我轉變飲食時有這本書就好了！**

──霍華・李曼　25

前　言　**改變飲食可以戰勝COVID-19嗎？**　29

緒　論　**《救命飲食》風波**　34

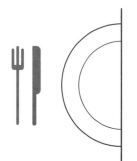

Part **1**

我們比以前更短命了？　49

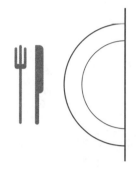

Part 2
更誇張的
蛋白質暴食　123

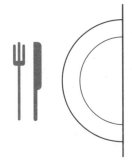

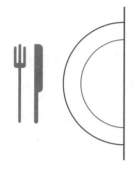

序言與致謝

在我分享所知道的營養科學知識、營養科學的過去甚至未來之前，要先感謝許多人。若沒有這些人從年少時陪伴我至今，我的專業生涯和這本書都不可能實現。

回首從前，我得說，我在實驗性研究生涯中得到的許多結果，不僅經常讓自己感到驚奇，也考驗了大眾和我的同儕廣為接受的信念。即使值得對這些信念要求證據，但決定要與它們對立也絕非易事。一方面，我不想要斷送自己的研究經費來源，而這需要專業同儕的認可；另一方面，我也不想被大家當成傻子。然而，儘管有這些（和其他）重重阻礙，但許多研究結果對社會的未來具有深遠的影響，就是如此不容忽視。

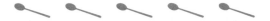

首先，我必須在此感謝父母的堅定支持，他們不辭辛勞把我和弟弟妹妹帶大，全年無休地營運一個家庭酪農場──乳牛可從來不放假！我母親經營一座優良的菜園，常年供應我們大部分的食物，當我沒有和父親或兄弟們在畜舍或田裡工作時，就會去菜園幫忙。

我父親是來自北愛爾蘭的移民，七歲時來到埃利斯島。他上過幾年學，然後一輩子非常辛勤地工作。由於他沒有接受正統教育，所以格外注重孩子的教育，他希望我們可以接受他沒有受過的教育。因此，他不要我讀當地的鄉村中學，因為那邊的學生很少能讀到畢業，也幾乎沒有人能夠上大學。

然而，離我們最近又不用繳學費的優秀公立中學，位於華盛頓特區，大約距離八〇·五公里遠。因此，有五年的時間，我每天往返超過一百六十公里，開著家裡的車去上學，幾乎沒有花什麼錢就接受到高品質的教育（途中會經過我叔叔的小建設公司，他幫我出油錢）。不過，要在學業和農場的工作之間找到平衡並不容易。由於每天放學之後常常有工作在等我，我真的沒時間做功課，只能在上學的自習時間做。

　　中學畢業之後，我讀了專科（賓州的獸醫預科）、一年的獸醫學院（喬治亞大學），然後是研究所（取得康乃爾大學的營養生物化學碩士及博士學位）。求學過程中，有好幾次我都受到導師和他人主動而慷慨的支持。許多人（大部分是教授和管理者）都對我慷慨相授，往往是主動幫助我，有些人甚至不認識我。沒有他們的慷慨與善意，我可能沒辦法成為父母家族中第一個上大學的人。

　　那麼，我為什麼會步上營養和健康的專業生涯，從而考驗了人們對食物的珍貴信念，尤其這些信念是我成長過程中如此重要的一部分？難道我不尊重賦予專業生涯的學科，以及幫助我有所成就的人嗎？我不尊重自身家庭的習慣，也不尊重年少時一起在農場中勤奮工作的人嗎？

　　我專業生涯所追求的研究結果，往往觸犯並顛覆了文化與經濟觀點，也受到我剛才所說的個人經歷所束縛。如果正式檢驗動物性蛋白質的健康價值，而實驗結果一開始（且一再）顯示「牛乳蛋白是有史以來相關性最高的化學致癌物質」，這在文化和經濟上都是很大的威脅，對我個人也是很大的威脅。研究結果顯示，營養在癌症發展中，扮演了比遺傳基因更重要的角色，這在文化和經濟上是很大的威脅，對我過去所學也是很大的威脅（對於教授這些知識給我的人，我依舊銘感在心）。

　　這些研究結果顛覆了造就我專業生涯的所有現狀。還有其他許多例子：破壞製藥業的研究結果；證實只要移除營養刺激，就能逆轉（即治

療）實驗性疾病病程的研究結果；美國第三或第四大死因是使用處方藥（但沒有列出來）；最適當的營養比任何藥物加起來都更能促進人類健康；營養可以預防和治療許多種病症，而且只要幾天到幾週就能見效。

值得慶幸的是，無論這些研究結果多麼具有爭議性及挑釁意味，我認為自己責無旁貸，只想盡我所能來詮釋這些研究結果。當我思考這個挑戰時，又想起自己的父母，尤其是我父親，他讓我看見敬業與誠實所帶來的力量——他提醒我應該要「說出真相，全盤托出，只說真相」，而這一次又一次帶給我勇氣和力量。

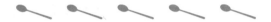

我相信，科學界大多數人或多或少都有像我這樣追求這些研究結果的精神；這也是為什麼我非常喜歡科學研究界。大部分科學家不追求個人財富，他們受到好奇心驅使，知道在最好的狀態下，科學就是以促進活躍對話的方式尋求真理。

我從個人經驗和社交經驗中體會到這些；雖然我體驗過並珍惜這樣的交流，但也知道這往往不是科學界的常態。

因為科學家常常受到相關機構的期許和限制所影響，不能自由抒發自己內心所想的，相當可惜。

這在營利機構中相當合理，科學家有合約義務，並且同意遵守某些限制，但是學術機構完全是另一回事。無論在研究實驗室、教學演講廳或政策會議室，他們肩負追尋真理的公共責任，無論真理將我們帶往何處。科學家身負學術機構和大眾的信任去追尋真理，但當這份信任瓦解時，整個社會都要付出代價。

可悲的是，近幾十年來我們離這些理想越來越遠。學術終身教職的

授予及其所保障的言論自由和思想自由，已經衰退到某種程度，使今天學術界的科學家（尤其是與人類健康相關的學科）變成弱勢。二〇一七年，美國只有十七％的教師為終身教職，而從一九七五年來，非終身（兼任）教職的比例已成長四倍。大部分新教師的雇用任期都有時間限制，因此如果他們太不聽機構的話，約滿之後就可能不會續聘。由於他們的任期沒有保障，所以必須小心翼翼地不去觸犯機構的利益——更糟的是，這些機構越來越仰賴外來的經費。

　　儘管我在本書稍後部分會詳細討論這種威脅，但如果沒有提到一些關於學術自由的部分，這些致謝詞就不夠詳盡。我很幸運，恰好在五十年前（也就是一九七〇年）獲得終身教職。如果沒有這項特權，這本書還有先前的著作便無法問世。在我的專業生涯中，終身教職與父母的教誨都是相當重要的環節。

　　但是光有這兩項還不夠；我的第三個支柱是結縭五十八年的妻子凱倫。即使凱倫沒有受過科學訓練，卻擁有非常難得的天賦，自從我們相識，光是她說自己不會說謊，就把這份天賦表露無遺，事實也是如此，是她讓我在二〇〇二年寫出第一本書《救命飲食》（和我們的兒子一起寫的，他現在是一位家醫科醫師）。

　　她和我是一個團隊，她填補了我父親的空缺，有凱倫在我身邊，即使我想，也永遠無法不說出全盤真相。

　　我想要說出真相，不是因為這些事對我而言獨一無二，而是因為它們讓我看到在研究和學術生涯遵循真理一途的某些原因。真理之途有時候令人喜悅，但有時候也相當曲折艱辛。我寫《救命飲食》是為了和大眾分

享我無法忽視的某些最具爭議的研究；我在二〇一三年出版《救命飲食2‧不生病的祕密》則是為了說明背後支持該研究的哲學和證據。

在本書中，我希望能回答另一個問題：為什麼關於營養的資訊依舊這麼難被看見？我說的不只是自己最近面臨的困難，還包括好幾個世紀以來的模式。一九八五年，我在牛津大學進行研究休假，與同事理查‧貝托（Richard Peto）爵士和吉兒‧波罕（Jill Boreham）共事。我花了許多時間在牛津和倫敦的圖書館，試圖了解為什麼營養對於做研究的同事、發展食品及健康政策的同事，還有對大眾而言，這麼難以理解。我很感謝同事讓我有時間探究這件事。

那一年我完成的文稿，總結了關於癌症及營養各自歷史的調查結果，也就是這本書的初稿。我從牛津傳真了模糊的文稿（那是我第一次見到傳真機），並且保存多年，直到數位行銷總監莎拉‧德威爾（Sarah Dwyer）重新繕打，讓我終於能夠說出這個故事，以及這個故事與我過去六十多年研究中所學到的內容之間的關係。

這些經驗讓我得以指導許多研究生、大學本科優良學生和博士後學生進行研究和工作，沒有這些經驗，無論在個人或專業生涯上，我都無法達到今天的成就。資深技術人員馬諦‧路特（Marty Root）博士和琳達‧楊曼（Linda Youngman）博士，分別在我的實驗室工作了十五年，而我們在中國研究計畫的管理組長巴努‧帕皮亞（Banoo Parpia）博士也值得大力讚揚，他們讓這本書還有我過去的幾本書得以付梓。

我也受到同事許多照顧，包括在實驗室工作的二十幾位同事，其中許多是來自中國的客座教授和資深科學家。在這個團隊中，陳君石醫學博

士／教授是第一位來訪美國的中國資深科學家，在我的實驗室擔任客座教授一年，後來與我和另外兩位同事（剛才提到的牛津大學理查‧貝托爵士，還有中國的黎均耀博士）一起成為中國營養研究的共同主持人。我們的合作夥伴關係跨越了二十五個年頭，期間密切往來。

理查‧貝托爵士目前仍是世界一流的生物統計學家和流行病學家。他和吉兒‧波罕博士在牛津主要負責統籌、整理，並在八百九十六頁的專書中呈現原始數據，這本專書由牛津大學出版社、康乃爾大學出版社及中國人民出版社共同發行。

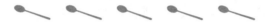

也許很奇怪，但是我真的要感謝少數代表社會中強大機構並為謀取私利而犧牲公共福利的人。大學裡的這些人，因為擔任企業顧問和獲得超額酬金而得到個人報酬，有時還會獲得機構資金來進行重點研究計畫，使這些企業受益。

我會感謝這些人，是因為他們讓我們看見——權威機構控制學術研究和政府政策所帶來的危險，大部分是在大眾不知情的狀況下發生的；這些人讓我們看到為了存亡而必須行使的不義。

我們的確有非常重要的事情得做，但不必因此付出高昂代價而走岔了路，或是因為與他人分享真相這麼基本的事情而面臨工作不保的威脅。

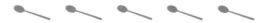

我也要感謝把科學性全食物蔬食營養當作運作重心的非營利機構，包括由珍妮‧米勒（Jenny Miller）、傑森‧沃夫（Jason Warfe）及其工作

人員管理的營養研究中心（CNS），以及現在擔任主席的女兒琳妮·坎貝爾（LeAnne Campbell，教育及課程發展博士）❶；由營養研究中心資助、我兒子尼爾森發起，並由喬迪·卡斯（Jody Kass）❷管理的純植物社群（Plant Pure Communities）；以及由營養研究中心部分資助的研究計畫、由我兒子湯姆（醫學博士）和媳婦艾琳於羅徹斯特大學醫學中心執行的研究計畫❸。

我必須感謝我的家庭：直系家庭中包含孩子、配偶和孫子女共二十二人，他們不僅忍受我和我花在電腦上的時間，還全心全意地採行全食物蔬食飲食——除了其中一位偶爾會小小脫序，他們都採取這種飲食方式。其中有十一位以各種方式在這個領域進行專業工作；他們的支持在許多方面對我而言都無比珍貴。非常感謝我兒子尼爾森極力審閱原稿；還有孫子尼爾森迪斯拉，以優異成績畢業於北卡羅來納大學，同時也是我的「共同」作者——他的寫作技巧無與倫比。

最後，我要對莉亞·威爾遜（Leah Wilson）、艾利薩·史蒂文森（Alexa Stevenson）、詹姆斯·弗雷利（James Fraleigh）、艾麗西亞·卡尼亞（Alicia Kania）、莫妮卡·洛瑞（Monica Lowry）、珍妮佛·坎佐尼（Jennifer Canzoneri），以及本貝拉出版社（BenBella Books）的每一位致上專業及個人最高的敬意。

---

❶ www.nutritionstudies.org/courses/plant-based-nutrition

❷ www.plantpurecommunities.org

❸ 湯姆：www.urmc.rochester.edu/people/27426401-thomas-campbell；艾琳：
www.urmc.rochester.edu/people/22553782-erin-campbell

如果我轉變飲食時
有這本書就好了！

霍華·李曼（Howard F. Lyman）
《紅色牧人的綠色旅程》作者

第二次世界大戰期間，我在蒙大拿州的一個大型酪農場長大，從未懷疑過我們所生產食物的價值和品質——我相信農場出產的肉品和牛乳是未來健康的關鍵。因此，當我要決定未來的職業時，這樣的成長背景也影響了我的決定。雖然農業並不賺錢，但我相信不斷成長的世界人口會讓農業有利可圖。

在決定成為食物製造者之後，要掌握更多農業知識的下一步就是取得大學學位，所以我進入蒙大拿州立大學，取得農業生產的學士學位，準備好以暴風席捲糧食生產界。

不過，我很快就注意到一個問題：有數百萬的生產者，但銷售對象卻只有寥寥幾個買家。

我的農場必須做到更大規模，否則就會被淘汰，所以我把規模做大：後來控制幾千畝的農作物並擁有幾千頭的牲口。大學課程讓我知道如何支配生產過程：化學物質可以控制草料生長，工廠化的飼育場可以養肥待宰的牲口，大型設備可以種植和採收穀物。

在這個過程中，雖然我開始注意到土壤品質下降、我們的動物從有價值的夥伴變成數字，但我實在太忙了，沒有空細想這些問題。我當時

想，如果這些問題很重要，大學應該會教才對。同時，我的個人生活也變得很忙碌：我結婚了，並且生了五個小孩。

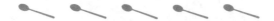

然後，一切都變了。我的腰部以下失去感覺，醫師診斷出我有脊椎腫瘤。開刀之前，醫師告訴我，如果腫瘤是長在脊柱內，術後可以走路的機率是百萬分之一，這讓我很擔心。手術前一夜，好多事情縈繞在心頭，其中包括土壤品質下降，還有我和動物們的關係。我下定決心，無論手術結果如何，都要努力修正這些問題。

結果，腫瘤的確在脊髓內，但我排除萬難走出了醫院——這對我而言是個奇蹟。經過這件事之後，在漫長的復原期間，我並未忘記關於土壤或動物的事情。

手術後，我的身體沒辦法負荷勞動，而閱讀是排遣時光的好方法。那時候，我第一次注意到康乃爾大學的研究學者——柯林‧坎貝爾博士。不過，在人生的那個階段，坎貝爾博士的書對我而言實在是遙不可及。

在恢復期間，我發現自己的農牧方式對環境的傷害很大，因此決定成為有機農夫。然而，當我告訴銀行業務員這個計畫時，他笑著表示，除非是透過當地化學經銷商，否則銀行不會借我任何一毛錢！

無法改變農牧方式，再加上債務的重擔，讓我的眼前只剩下兩個選擇：繼續傳統的農業方式，或者把我的事業結束變現——我選擇後者。

後來，我競選國會長期職務失敗，便擔任華盛頓特區一家小型家庭農場組織的遊說者。對於來自蒙大拿鄉村的小鎮男孩而言，在政府大樓做事真是令我大開眼界。親眼見到國會運作，跟從談論公民議題的書籍上讀到這些事，是非常不一樣的。

在華盛頓時，我的飲食方式跟在農場的時候差不多，但是體能活動卻減少許多，所以我胖得跟可以抓去宰的豬差不多。我知道自己必須做出大改變，否則早晚會心臟病發作。

此時，我想起了坎貝爾博士的書，決定在不動聲色的情況下改變飲食習慣。因此，我為那些肉品和乳品製造者工作，卻同時也是一位蔬食者，但隨著時間過去，我減掉的體重已逾四十五公斤。

差不多那個時候，英國出現一種新興疾病：狂牛症。狂牛症的症狀和我在農場裡集中飼養的牛隻身上看到的問題很類似，而且病因來自使用動物廢棄物餵食牛隻，這是大部分美國集中飼養場常見的做法。這不僅對畜牧業來說是很大的問題，現在連食用遭感染肉品的人類也會生病。這個問題可能會讓畜牧業損失好幾十億美元，而畜牧業為了捍衛自己的生意，花多少錢都願意。

科學的基礎是真理，但美國人的飲食卻建立在許多謬誤上，我們幾乎無法分辨真理與謬誤。

農牧企業絕對不想說清楚狀況，美國消費者也不想知道他們相信的事實其實不是事實。他們一貫的把戲是顛覆科學並依靠從眾心理，一次又一次告訴我們要從眾。

我為「超越肉類（Beyond Beef）活動」工作時，第一次在辦公室見到坎貝爾博士。我們兩個都是農場小孩，維繫融洽的情誼至今。

這次見面之後，歐普拉決定要做一集關於狂牛症的節目。我是少數針對這個問題向大眾發表意見的人，所以被邀請上節目。數百萬名觀眾引頸期盼，畜牧業則惴惴不安。他們推派的代表是我在國會曾經共事過且熟識的一位遊說者，但他在節目中代表畜牧業的表現很差。歐普拉在節目的

最後表示她再也不會吃漢堡了——這對畜牧業人士而言是多大的災難啊！整個畜牧業亂成一團……

當畜牧業回過神來，有些人決定要控告我和歐普拉，求償數百萬美元，以阻止媒體報導狂牛症。這樣的訴訟持續了好幾年，但每次都是我們勝訴。

我們的答辯根據是坎貝爾博士和中國營養研究。由於畜牧業人士沒辦法從連結動物性蛋白質和癌症的研究中找出任何缺點，就沒辦法根據事實進行訴訟。我們在陪審團眼中占了上風，不僅是因為言論自由權，也因為我們的言論是建立在科學和真理的基礎之上。

在坎貝爾博士的新作《救命飲食3.0．越營養，越生病?!》中，我們可以找到相同的證據，來證明食品業和醫藥業如何結合既得的政府利益，來抹殺植物性飲食的益處。我讀這本書時不斷在想，如果我從攝取動物性食物逐漸轉變成素食者的時候，手邊有這本書，過渡期將會容易許多。

能夠讀到真正的天才科學家闡述的事實，是我的榮幸。柯林．坎貝爾博士惠我良多，我認為他應該得到諾貝爾和平獎。

改變飲食可以戰勝
COVID-19嗎？

本書大部分在二○二○年初撰寫完畢，編輯工作則在六月底完成。這段期間，新型冠狀病毒帶來危機，造成我們的生活空前崩潰。全世界許多人失業、從托兒所到大學的所有教育機構關閉，吸引群聚的活動都被取消和禁止，商業活動也持續停擺。所以，如果我不花點時間討論這本書的主要概念是否適用於COVID-19這樣的病毒感染，總覺得事情好像還沒做完。

簡單來說，**當然適用！**我相信營養有力量讓這次危機還有未來的病毒性流行病，有相當大的不同。儘管，戴口罩、常洗手、消毒公共場所，以及在公共場所保持社交距離，這些基本的實際動作都是合理且必要的，但我相信，關於營養的力量，還有很多能夠帶給人力量且不為人知的故事。如果我們不更加注意這些事，我怕我們在這個星球上的存亡很快就會有危險！

但是，要向我們的家人、朋友和大眾傳達這個資訊，會遇到很多阻礙。農業、食品、藥物和醫學等基礎產業綜合起來的規模，占總體經濟很大一部分，鼓勵徹底改變飲食習慣並不符合他們的最大利益。在我的專業生涯中，已經見過他們的權力介入太多次，正如這本書裡所寫的。我對於這種權力動力的看法一直都沒有改變：我沒興趣積極要他人聽從我的建議，或者遵守看似來自權威機構，實則是產業認同的「指南」，因為我合理相信，**人們可以並且應該自己做決定。**

我們肯定還有其他障礙需要克服，比如不同種族和經濟地位之民眾獲得醫療照護與食物的差異，但更大的重點是：我們要給予大眾關於營養和疾病所有可信的資訊，包括會威脅產業的資訊（因為我已經在這個圈子六十五年，很清楚大部分的資訊）。

❧ 病毒侵犯人體的過程大致相同 ❧

我所想到的與冠狀病毒大流行有關的資訊，是我在一九八〇年代初期規劃、由中國和牛津大學的一些傑出同事指導的一項中國農村研究，其數據以專業的方式取得，並且經過同儕審查才發表。

這項研究在一九八三年執行（包括一百三十個農村，六千五百名三十五至六十四歲的成人），並於一九八九年再次執行（當時除了中國的一百三十八個農村之外，還加入臺灣的十六個區域，總人數為八千九百人）。我們收集了關於疾病死亡率、生活型態、飲食和營養的極大量數據（記錄攝取的食物和抽取血清樣本）。

我在先前的著作中已經討論過一部分，但與目前面臨的危機最有關的數據，涉及四種病毒及其與各種癌症的關係。尤其是我們特別深入研究了肝癌的主因：B型肝炎（HBV）。

進一步說明之前，我想要先談一個關於病毒的最基礎但往往被誤解的觀念：所有病毒都有很大的差異。

一方面，每種病毒株都不一樣，會產生它自己獨特的症狀，但很重要的是，它們全都有一些共通點。**各種病毒侵犯我們的過程，還有我們的免疫系統針對每種病毒株製造防禦性「量身訂製」的抗體及相關作用物的過程，大致上來說是一樣的。**

植物性食物可以增進免疫力

有鑑於此，我們針對B型肝炎病毒獲得四組具統計意義的相關性。有兩個資料集是關於「植物性食物因子」與「抗體和抗原盛行率」的關聯性，另外兩個是關於「動物性食物攝取標記」與「這些相同抗體和抗原盛行率」的關聯性。

每個資料集都一致並獨立支持相同的結論：**攝取植物性食物與較多抗體、較少抗原有關，而攝取動物性食物的標記則與相反的狀況有關，即較少抗體、較多抗原**。即使是少量的動物性食物（相較於美國人平均攝取量）也會產生這種效果，甚至，這麼少量的動物性食物，也與肝癌死亡率高度相關（P < 0.001），相當出人意料。

具體而言，攝取植物性食物與較高的抗體盛行率具有高度相關（P < 0.001）。換句話說，植物性食物可以增進免疫力，而相反地，動物性食物則會加速死亡。

我們的實驗動物研究，更進一步證實了攝取動物性食物與肝癌死亡率之間的關聯性。那些基因被改造成可因B型肝炎促發肝癌的小鼠，只要攝取的動物性蛋白質增加到超過健康所需的最少量蛋白質，就會發生這個狀況。結果相當引人注目，而且從組織學和生化學上都觀察得到。

降低COVID-19敏感性
並增加COVID-19抗體

我非常有信心地建議，可以把這些研究結果應用在COVID-19上，尤其是已經因為營養相關疾病而健康狀況不佳的年長者，如心臟病和其他

慢性退化性疾病，這種廣泛所知的合併症。終生採取全食物蔬食飲食，應該可以降低COVID-19敏感性，同時增加COVID-19抗體，達到雙贏的效果。根據其他研究，免疫反應可能在幾天內開始，讓尚未感染COVID-19的人有足夠時間增強免疫力。

對COVID-19的長期對策

再者，由於近期有未經證實的新聞報導指出，有些感染過的人發生二次感染，所以應該維持這種飲食習慣。如果確認這件事，那麼改變飲食習慣不僅是一種做準備的方式，更是維持做好準備的方式。

結論是，即使沒有直接證據證明COVID-19與營養的關聯性，我還是對此很有信心：這種營養策略能夠支持整體免疫力，還有前述的許多病毒特定過程，所以可以做為更快速、更安全、更全面地應對COVID-19這類病毒性疾病的長期計畫。如果這個看法正確，那麼我認為，未來只要我們知道新病毒的遺傳身分，並且發展出有效的檢驗措施，除了常用於防範傳染性疾病的做法之外，我們無需施加其他社交措施。屆時，我們就不會在等待藥物和疫苗開發出來之前那麼無助，遑論藥物和疫苗無比昂貴，效果和安全性又充滿變數。

讓絕望的大眾重拾希望

順帶一提，我開始撰寫這段文章時，正好大衛‧蓋爾斯（David Gelles）和傑西‧杜拉克（Jesse Drucker）在《紐約時報》上發表了一篇

關於企業爭相開發冠狀病毒疫苗的相關文章。數十億美元（有些來自私人風險投資，但大部分來自納稅人的稅金）如流水般花用，大家對於開發病毒疫苗抱持著極大希望。隨著炒作和虛假的主張不斷增加，即使是過去從未開發過藥物的組織也踏上這條路。最重要的是，這些作為取決於上述那篇文章所言的「絕望的大眾」。但這一則和其他類似的評論不斷忽略的是：每個人都可能控制自己的命運。

總之，根據我在本書中提到的經驗，還有證實全食物蔬食營養對整體健康有全面效果的豐富證據，我相當有信心地提出這些建議。一如既往，我要再次強調，我所提到營養帶來的效果是來自全食物，而不是來自從中分離出來的營養素。

最後，我認為COVID-19這樣恐怖的經驗是個好機會，得以在社會上實現關於營養的重要訊息，還有營養所扮演的角色。好好運用這個機會，儘管代價很高，但現在正是時候，從這些代價當中換回一些什麼吧！

《救命飲食》風波

就食物對健康的影響以及人們對這些選擇的敏感度而言，沒有什麼比我們選擇吃的食物更令人有感了。

任何關於飲食改變的建議都會引起風潮；這樣的情況已經持續了至少四十年，自從我在六十幾年前展開專業生涯，就擁有異常的「特權」，能夠多次近距離目睹和經歷這樣的風潮。

我的經驗包括在麻省理工學院和維吉尼亞理工學院的十三年；在牛津大學和華盛頓特區的美國實驗生物學和醫學聯合會（FASEB）總部各待了一年，當時擔任聯合會的國會聯絡代表；並且在我的母校康乃爾大學待了四十五年。在這些經驗之中，有一段插曲特別能凸顯關於營養的敏感度和爭議性。

一九八〇年，我受國家科學院（NAS）邀請加入十三人的專家小組，研究飲食和營養與癌症的關係。而在此之前的一九七七年，美國參議院委員會主席喬治‧麥高文（George McGovern）參議員發表了一篇關於營養和心臟病的指標性報告。

這篇報告的飲食目標其實非常保守：鼓勵攝取較少的脂肪、較多的蔬果。

儘管如此，這篇報告引起了非常有權勢的食品業的敵對聲浪。幾年後，麥高文參議員告訴我，這篇報告是他公務生涯中最驕傲的成就，但著實得來不易——有六位參議員支持那篇報告的結論，而在一九八〇年連任失敗了！他們都來自農業州，農牧企業在這些地方對政治有極大的影響。

控制心臟病的最佳飲食
❧ 也能控制癌症嗎？ ❧

想當然耳，大眾想要知道飲食對於其他常見的疾病（尤其是癌症）有沒有類似的影響。

這時候有個合理的問題：控制心臟病最適當的飲食建議和控制癌症的一樣嗎？

這個問題的權威當屬美國國家癌症研究所（NCI）主任亞瑟・阿普頓（Arthur Upton）醫師（美國國家癌症研究所是美國國立衛生研究院〔NIH〕旗下的單位），他被邀請接受參議員質詢❶。可惜的是，阿普頓醫師沒辦法提出讓所有人滿意的答案，反而顯現出美國國家癌症研究所忽視營養研究的態度。

當被問及會投入多少預算到營養方面的時候，阿普頓醫師回答：「二％到三％。」參議員回應，一九八○年早期大約投入一百萬美元，讓美國國家癌症研究所回顧關於營養和癌症的文獻，美國國家癌症研究所遂轉而向國家科學院簽訂合約執行研究。

這項研究由國家科學院的蘇什瑪・帕爾默（Sushma Palmer）醫師和美國國家癌症研究所的新任癌症預防部部長彼得・葛林華德（Peter Greenwald）醫師共同統籌，兩位醫師都表示，對於營養和癌症關聯性的研究很有興趣。

但隨之而來的政治考量立刻強烈又醜陋，即使只是決定哪一組人馬要寫報告，也都再次凸顯這份報告多具爭議性。

國家科學院坐落在國會大廈那條街上，位於象徵國家權力的大理石建築中，而其中的食物與營養委員會（FNB）立即開始爭奪控制權。這個單位從一九四○年代早期就被任命每五年要估算和發表每種營養素的

建議每日營養素攝取量（RDAs）。對他們而言，編寫營養與癌症的報告是其單位的權利和責任，他們也知道這個主題的報告有多麼容易引發戰火，卻由不得他們做決定。

當時國家科學院的主席菲爾‧韓德勒（Phil Handler）醫師有鑑於食物與營養委員會幾位成員和食品業的關係，選擇另外成立一個新的專家委員會，也就是我受邀加入的十三人專家小組。

你能想像到食物與營養委員會對這個決定不怎麼高興。一九八〇年，當我們開始工作時，他們發表了二十四頁的報告，題目是「邁向健康飲食」，我覺得他們企圖篡奪我們的報告，並且搶先破壞我們可能做出的任何結論。

以下是簡短的摘錄：

對於癌症和心血管疾病等這些具有多重病因且我們所知甚少的疾病，如果假設改變飲食是一種有效的預防措施，會具有爭議。

這些疾病雖然會受營養影響，但主要不是營養方面的問題，而且營養帶來的影響因人而異……

那些專家……試圖改變國民飲食來預防這些退化性疾病，他們假設的改變風險極小，而且極度仰賴流行病學證據來支持他們可能受益的信念。但是，我們認為利或弊的程度都沒有適當的證據……

對於目前針對食物和營養過度樂觀及過度恐懼的許多看法，委員會感到十分憂心。良好的營養不是萬靈丹，具備適當營養比例的好食物不應該被視為毒藥、藥物或護身符，而是單純被食用與享受。

對於不熟悉營養政策的人來說可能不太明顯，但是這份報告充滿了想要保護現狀的各種枝微末節和說明，而現狀正是喬治‧麥高文的報告以及我們的報告所威脅要顛覆的。

這份報告首先巧妙地承認大部分人的認知（例如：我們對疾病的因果關係知道的非常少、改變飲食將會引起爭議、對飲食的反應因人而異、改變飲食會引起過度的樂觀和恐懼），而且這些都可以做為回絕任何營養建議的手段。

然後報告的結論是，這篇報告的作者就是主事者，他們比任何人都更能夠名正言順地保護大眾，他們最了解也最能制止任何外界試圖以公共利益之名觸犯全體利益的建議。

就某種程度而言，這段話的作者絕對是正確的：「假設改變飲食**是**一種有效的預防措施，會具有爭議。」但是作者暗示的「飲食建議引起的爭議，會以任何方式破壞這些建議的真實性」，顯然是偽前提。無論證據多具有爭議，爭議本身從來不足以讓證據失效。此外，「爭議性」未必代表有反方證據存在。

吸菸會造成癌症的看法曾經極有爭議，但不是因為什麼了不起的證據證明焦油和尼古丁對人體健康有益，而是因為這個看法觸犯到了主流規範。所以「製藥業和食品業這樣的巨大產業，是在『殺人』，因為他們販售那些會導致不健康的產品給大眾」這樣的概念具有爭議，而且應該具有爭議！

駁斥現狀的證據，無論是不是真實，永遠都會具有爭議，因為這正是爭議的定義：對傳統的理解有歧見。

有趣的是，同樣的定義也適用於所有科學，如果某個理論不能在科學上引起爭議、反駁或反證，則通常會被視為偽科學。換句話說，爭議就是科學發出的聲音。

因為科學證據有爭議而看輕它，就等於是基於科學被讚揚的根本的原因，而看輕科學證據。

❖ 食物被宣判為毒藥？ ❖

我待在「局外人」小組撰寫報告三年，其中包括六場為期三天的研討會以及大量的工作人員意見。報告分成兩部分：四百七十八頁現有科學證據的摘要，以及七十四頁關於研究需求的建議。

一九八二年，報告發表時，馬上變成國家科學院史上最熱門的報告，這件事是福也是禍，一方面，我們的報告被關注的程度，證實大眾對這個消息有興趣，也顯示了這個主題的重要性；另一方面，隨之而來的關注也帶來一些後果——正如在這份報告之前發表的麥高文報告，我們的成果（雖然我已經覺得很低調了）觸怒了食品業當權者，以及他們的顧問及其在學術科學界的擁護者。

最突出的聲音是加州大學的湯姆・朱克斯（Tom Jukes）教授，他甚至哀悼那是「食物被宣判為毒藥的日子」。

兩週內，受產業控制的美國農業科學與科技委員會（CAST）❷發表了自己的摘要進行反擊，其中包括四十五位科學家的嚴格看法（有四十二位是大學教授，以增加權威性）。他們大部分受惠於農牧產業，有些則是前述的食物與營養委員會的重要會員，這些人被排除在撰寫營養－癌症報告的名單之外。

為了好好評估，美國參眾兩院五百三十五位議員的桌上都放了這份評論的副本。於是，看似合法的科學機構團體對國會抱持懷疑態度，而大眾也是如此。

美國營養學會（American Institute of Nutrition〔AIN〕，現稱 American Society for Nutrition）是專業營養學者的學會，當時我是信譽良好的會員，而我後來得知學會對於我所屬的委員會的報告非常生氣。在接受了當時較新的消費類雜誌《時人》（*People*）重點採訪，參加美國公共電視網（PBS）的《麥克尼爾－萊勒報導》（*McNeill-Lehrer NewsHour*）節目，還有在眾議院和參議院委員會提供專家證據後，我特別意識到了這件事。

能見度的增加，讓我變成專業營養科學界的眾矢之的，美國營養學會很快就開始殺雞儆猴。

首先，執行委員會提名我參加美國營養學會主席的選舉被否決了❸。再者，學會撤銷了我最有聲望獎的提名。最嚴重的是，美國營養學會有兩位最具影響力的會員提出申訴，要把我逐出學會。儘管在華盛頓特區舉行的正式聽證會中，最終一致通過我沒有任何不當行為，但很顯然，我違反了太多的潛規則。

由於美國營養學會是營養界唯一的專業組織，必須有營養學博士學位且至少發表過五篇經過同儕審查的論文才能加入，要是我被美國營養學會開除，將會使我的聲譽毀於一旦。但事實上，我對於成為學會史上第一個要被開除的會員，感到莫名的榮耀。

歸根結底，美國營養學會想要汙衊我，儘管他們這麼做很卑劣，終究只是在無理取鬧罷了。我當時既生氣又驚訝，但現在我反而很感謝他們，要是沒有這些插曲，我就沒有今天的成就，我不會用我的位置來交換任何東西。

我現在分享這些事，只是想要說明我們的這些機構有多麼敏感，當他們所擁護的傳統知識，以及做這些事的權力受到考驗的時候，報復心會有多重。

最正當的飲食方式，最衝擊的影響

也許這場風波最令人驚訝的一點是，國家科學院報告中所列的飲食目標其實相當普通。如同在我們之前發表的麥高文報告，我們建議減少飲食脂肪攝取量，並多多攝取水果、蔬菜和全穀類。儘管我堅持認為報告要包括一章談論蛋白質與癌症之間的關係（這是我的工作和本書的重點），並為該章準備了大綱草稿，主要是希望能夠鼓勵未來的研究，而且報告中沒有建議從飲食中剔除肉類產品。

但是，即使是包含蛋白質的這個部分，對於大多數其他委員會成員而言也太多了。

後來，美國營養學會委員會中知道主席選舉流產和開除等內情的同事告訴我，我「徹底背叛了」營養研究界的同業。雖然我發表的營養研究報告，已經通過兩次專業同儕評審的審查，一次是獲得研究經費，一次是在專業期刊上發表，但因為內容不在「可接受的」知識範圍內，所以就被視為背叛。

因此，依據先前的觀點，無論威脅到營養研究現狀的證據是否成立，始終會帶來爭議。當時，關於減少飲食中脂肪攝取量的證據一直都有爭議，到現在依舊如此。然而，即使沒有關於該主題的飲食建議，光是有關蛋白質和癌症的一章也極具爭議。

從那時起，我開始注意到科學界如何選擇性禁止討論某些「有爭議的」主題的許多例子（如果這些主題威脅到現狀的話）。甚至，在一九八二年的報告之前，我就親眼目睹並經歷了癌症和營養學領域同樣的膽怯思想與停滯不前。我幾乎在所有的科學領域都目睹到相同的狀況，包括實驗室、教室、衛生政策委員會會議室和公共演講廳，比我所能記起的次數還要多。

要求我不再提出有爭議的問題，而要「乖乖的」，讓我壓力很大（我在以前的書中，尤其是《救命飲食》和《救命飲食2・不生病的祕密》裡已經討論過一些）。

這本書要問的問題是：**為什麼？**為什麼營養學的研究和討論特別禁止「動物性蛋白質」這個主題？為什麼癌症的研究和討論禁止「營養」這個主題？為什麼這些問題打從一開始就會引發戰火？

我在《救命飲食》和續作《救命飲食2・不生病的祕密》中呈現的研究，都是來自我個人和他人的專業生涯的心血，支持採取「全食物蔬食」飲食來促進健康、預防和治療疾病。

我的研究一直是引起爭議的深層原因，但我認為它們為科學和整個社會所面臨的許多考驗及機會，提供了獨一無二的案例研究。不過，我們先花一點時間看看全食物蔬食飲食是什麼。

全食物蔬食飲食既簡單又容易取得，可以用無數詞彙說明，但主要有兩大建議：

❶ 攝取各種植物性全食物。
❷ 避免攝取動物性食物。

全食物蔬食飲食和純素食（vegan diet）不一樣，純素食是完全不吃動物性食物，包括料理的油脂。另外，全食物蔬食飲食的定義還包括強調蔬食中的各種全食物。

我所說的全食物，是指無論食物是切丁、切片、煮熟或用果汁機打過，所有營養素都一起攝取；我的意思也是指，如果要使用添加油和精緻碳水化合物（如餐用砂糖）的話，必須謹慎使用。

所謂的簡便食物並非全食物，比如洋芋片。簡便食物富含精製成

分,在各個方面都對健康十分有害:它們的熱量很高卻缺乏營養,就長期來看絕對不簡便。(或者,你可以想像到冠心症猝死「很容易發生」的情境嗎?)❹

我根據各種證據,提供最健康的飲食建議。相關證據包括:

▶ 實驗性實驗室動物研究觀察到,中高程度攝取動物性蛋白質(超過大約一〇%熱量的任何動物性蛋白質)與癌症有因果關係,而攝取植物性蛋白質則未觀察到這種因果關係。

▶ 實驗性實驗室動物研究發現,這種動物性蛋白質的作用,在癌症早期發展階段和稍後的進展期,至少有十種運作機制(加上研究者所謂的「生物學合理性」〔即符合現存的生物知識〕,顯示癌症的增長不是由其他原因引起)。

▶ 許多國際相關性研究顯示,動物性蛋白質與許多癌症、心臟病及其他慢性病為線性相關。

▶ 介入性研究證實,藉由無動物性蛋白質並由植物性全食物組成的飲食,可以逆轉心臟病。

▶ 還有其他補強證據。

沒有其他飲食可以預防和逆轉心臟病,也沒有大規模的國際相關性研究證實相反的效應(即增加動物性蛋白質攝取量,與心臟病、癌症等疾病的發生減少有關)。

此外,其實沒有什麼動物性食物的營養素,是植物性食物沒辦法提供的。下頁表格顯示完整的植物性和動物性食物中,五大類營養成分的相對含量。

含量差異很大,而它們對於健康的相對作用也是。

抗氧化物、複合碳水化合物及維生素，都是植物所獨有 $⑤$，這一再顯示攝取全食物（而非補充品）能夠預防及治療心臟病、癌症和其他慢性退化性疾病。

此外，植物性食物也可以輕易滿足權威機構長期建議的必要脂肪和蛋白質攝取量，而不像動物性食物會提供過量 $⑥$。

營養成分

成分	植物	動物
抗氧化物	只有植物會製造	幾乎沒有
複合碳水化合物	只有植物會製造	沒有
維生素	植物製造	幾乎沒有
脂肪	大約9～11%	大約15～20%
蛋白質	大約9～11%	大約15～20%

*加工食品就不一定了，可能更糟。

支持全食物蔬食飲食的有力證據，已經在其他書籍中有更詳盡的調查和詮釋（包括《救命飲食》在內），所以在此不再詳細介紹。

我的看法是，多年以來，我一直有幸透過書籍（《救命飲食》、《救命飲食2・不生病的祕密》和《低碳水化合物的騙局》）、紀錄片（《餐叉勝過手術刀》和《純植物帝國》），以及自二〇〇五年《救命飲食》出版以來，在世界各地透過將近一千場大眾和專業演講中分享這些營養科學的證據。

我在這段期間（尤其是自二〇〇五年開始更公開地分享這些資訊以來）了解到，全食物蔬食飲食對某些群體而言具有極大爭議。

我相信此爭議有三個主要原因：

❶ 全食物蔬食飲食及其支持性研究結果，觸犯到傳統對**疾病**的理解，包括疾病的原因和治療方法。長期以來，我們認為癌症是由環境致癌物，而非營養不良引發的遺傳疾病。同樣地，傳統上認為癌症治療的最佳實務是侵入性、針對性的方式：外科手術、放射線治療和化學治療，而不是營養治療（當然，這需要進行額外的鑑別研究）。全食物蔬食飲食及其支持證據，可能嚴重破壞這些長期存在的信念和做法。

❷ 全食物蔬食飲食及其支持性研究結果，考驗了傳統上對**營養**本身的理解，尤其是對動物性蛋白質的傳統看法；長期以來，動物性蛋白質一直被視為最有影響力的營養素，並且在我們的飲食偏好中扮演重要角色。

❸ 也許最根本的原因是，全食物蔬食飲食及支持性研究結果，觸犯到大家一般認為可靠的**科學**和科學證據看起來應該是什麼樣子。現代科學越來越專化、簡化，並且傾向於依賴科技解決問題。在「營養科學」中，依賴科技解決問題就代表要製造解藥和營養補充品。全食物蔬食飲食引起爭議的原因，就是質疑這樣的主流規範，並要求更全面的證據。

當我們剖析這些有爭議的觀點時，就會想到更大的問題：我們的機構如何以及為何判定什麼樣的科學（什麼樣的假設、研究提案和數據詮釋結果）可以（和不可以）接受資助、發表及用於訂立政策？這會影響到我們過去運用（誤用）科學的方式，也可能影響了未來的科學。

簡單來說，透過研究以上三個爭議點，我們就能了解科學和機構之間的糾葛，從康乃爾大學這樣的學術機構，到美國營養學會這樣的專業機構，再到飲食指南諮詢協會這樣的公共政策單位和機關。

我對於詳細說明這些爭議和機構的功能失調，感到相當興奮，因為這超越了全食物蔬食飲食、營養，甚至整個科學領域。就營養方面而言，科學上看來最正當的飲食方式，已經造成相當大的混亂，甚至營養如何運作、對社會健康帶來的後果也是。但這也對其他領域有極大的影響，會引發政治和倫理方面的重要問題。

我所談到的機構功能失調，不只帶來極大的健康照護成本，還有造成環境問題，也會讓社會大眾和專業人士混亂、幻滅、失去連結。

❧ 本書最大的願望 ❧

本書的架構依照上述三個爭議點而定。我們會依序深入探討營養、科學和整個社會的健康所面臨的考驗，並在結論中提出許多建議，告訴大家：

對於科學有影響力（資助、出版、教育等）的機構，要如何精進及恢復職能，從而改變營養的未來，使大眾有能力改善自身、社區，甚至是地球的健康。

我認為，這項調查的主題和含義，會引起更大、更多人的關注，所以我最大的願望不只是每個讀過這本書的人都和我吃一樣的東西（雖然我的確會推薦）。

我專門寫這本書來討論營養科學的原因，不是要概括分類這些主題，而是因為我已經對這門科學投注六十年以上的心力。同樣的，我之所以討論全食物蔬食飲食引發的爭議，不是為了挑撥或改變任何人，而是因為我沒辦法不面對這些爭議，也因為這些爭議，才讓我有機會遇到自己未曾想像過、最深刻的機構功能失調案例研究。

本著這種精神，對於揭穿時下流行的飲食法、宣傳超級食物和速效食物，或是炒作已經存在的爭議，我並不感興趣，而是接納並承認有這些爭議存在且願意接受檢視；不是因為有爭議的證據顯然有錯誤，而是因為爭議是挑戰現狀必然的結果。我想弄清楚這場爭議的來龍去脈，因為這是迫在眉睫的事。

　　說到人類的健康，現狀是醜陋的事實：每天都有人因為可避免的疾病而貧窮、殘疾或喪命。這樣的現狀值得留戀嗎？因此，我回頭了解這些爭議，以便可以開始了解自己。

❶亞瑟‧阿普頓醫師在發表前,將他的證詞寄給我和康乃爾營養科學主任,徵求我們的意見。

❷美國農業科學與科技委員會成立於一九七二年,其使命宣言為:「向決策者、媒體、私人部門和大眾,匯集、詮釋並傳達可靠、平衡、有科學依據的資訊」,屬於非營利性501(c)(3)組織。在其眾多支持會員中,你可能認識幾個可靠又有科學背景的忠實成員,包括拜耳作物科學公司(Bayer CropScience)、可口可樂公司(Coca-Cola Company)、藍多湖(Lake O'Lakes)、泰森食品(Tyson Foods),以及名稱荒謬的默克動物保健公司(Merck Animal Health)。

❸根據一位了解選票統計內情的美國營養學會工作人員透露。

❹雖然接下來將進行更深入的討論,但體重控制的主題經常出現在全食物蔬食飲食的討論中。大家普遍認為採取全食物蔬食飲食方案不必算熱量,在大多數情況下,我同意沒有必要算。不過,對於無法減重和維持減重的人而言就應該要注意,攝取過多熱量(通常是高熱量密度的食物,比如堅果或酪梨)或無法進行足夠的運動,都是重要的考慮因素。

❺某些植物(舉例來說,堅果和酪梨)的脂肪含量比較高,但是,以全食物的形式攝取時,它們的活性遠比攝取分離出來的油品和脂肪有益。

❻就定義而言,維生素A(來自動物的視黃醇)不是維生素,因為當我們消耗植物製造的β-胡蘿蔔素時,身體會產生我們需要的所有視黃醇,β-胡蘿蔔素才是真正的維生素A。同樣的,在適量的陽光照射下,我們的身體會產生「維生素D」,只有生活在極地的人才會有缺乏維生素D的問題。

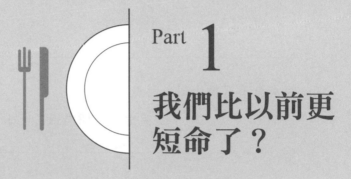

Part 1

我們比以前更
短命了？

Chapter 1

吃錯營養，
每年多死百萬人！

沒有什麼代價比錯失的機會更高。

——傑克遜·布朗二世（H. Jackson Brown Jr.）

整個社會的健康已經岌岌可危一段時間了，我們不得不正視這件事。不健康的罪魁禍首有哪些呢？心臟病、中風、癌症、第二型糖尿病、肥胖、腎臟病、類風濕性關節炎，以及其他與生活方式相關的疾病。這些疾病患者的後果，與其生活方式的選擇強烈相關，比如飲食，而我們的社會卻對這些疾病的導因有著根深蒂固的誤解。

你很可能跟其他大部分人一樣，對這些疾病有著切身經驗。也許你因為心臟病、中風或癌症而痛失親友，或者本身就罹患這些疾病，或是其他疾病。這些疾病是真實恐怖故事中的反派，而且讓社會付出難以估計的金錢與性命。

光是因為心臟病而早逝的生命，每年就有六十四萬七千例，這實在令人難以置信——這比許多美國城市的人口還要多，包括巴爾的摩、孟斐斯、亞特蘭大、邁阿密、阿布奎基和沙加緬度。你能夠想像在現在以及可預見的未來，每一年失去相當於上述一個城市的人口嗎？想像一下，如果

每年有六十四萬七千個美國人在不必要的戰爭中因為對抗看不見的敵人而喪生，大眾會如何強烈抗議。更糟糕的是，想像如果這件事已經發生，而且沒有人理會──況且這還只是因心臟病而死亡的人數！

那麼，至於其他那些可以預防的疾病呢？美國疾病控制與預防中心（CDC）列出二〇一七年的前五大死因為：心臟病（六十四萬七千例）、癌症（五十九萬九千例）、意外事故（十七萬例）、慢性下呼吸道疾病（十六萬例）和中風（十四萬六千例）。不過有個但書：這些都是可以預防的死亡。

據估計，約有九〇％的心臟病死亡、七〇％的癌症死亡和五〇％的中風死亡，加上我估計約有八〇％的醫療疏失死亡（因為越多手術和癌症治療，等於越多失誤的機會），都可以在充分了解事實的情況下，透過營養來避免。

知道能夠預防這些疾病，就能帶來希望，同時也讓我們看見目前的做法行不通。如果更好的營養就能夠預防這麼多人受苦與避免如此高的成本，我們為什麼不著手進行？難道我們已經忘記這些不只是數字，而是早逝的生命，還有他們遺留下來的家庭嗎？

我和你一樣有切身之痛。一九六九年三月，我岳母發現自己解血便，於是就醫，醫師看診後只開了輕瀉藥就讓她回家了。她是這個破敗體系的受害者，沒有錢（或保險）、不知道問題出在哪裡、沒有關於如何避免問題的資訊。她沒有告訴女兒（我太太），也沒有尋求其他醫師診斷。當我們知道這件事時，已經是九個月後了，她再度就醫，但已經太遲──這次她得到了正確的診斷：末期結腸癌。她才五十出頭，接下來三個月，也就是人生的最後三個月，她都待在醫院裡。一九七〇年三月，在她初次就醫一年後，就過世了。

兩年後，我在菲律賓工作時，父親因為心血管疾病早逝。當時，我

母親和朋友帶著父親在鄉間小路跋涉，花了二十分鐘抵達最近的醫院，卻為時已晚。

我相當震驚，因為父親從未過胖，每天花好幾個小時在農場戶外工作，吃的也是健康的美式飲食，是當時所鼓勵的「良好」行為的模範，但他卻這樣過世了。

五五％的人平均每天領用四種處方藥

過了幾十年之後，一切幾乎都沒變。如果要說有任何改變，大概就是疾病變成美國人生活的常態，從藥品業持續成長的趨勢便可以看出端倪。依據二〇一七年的統計，美國人買藥的平均成本（包括保險支付的部分）是一千一百六十二美元，實在令人震驚。五五％的美國人平均每天領用四種處方藥，其中許多人和弱勢族群並未按時服用處方藥，也沒有服用飲食補充品。

我們是世界上唯二允許直接以電視廣告對消費者推銷藥物的國家之一，而非只允許對合格的醫師推銷❶。我們比世界上任何國家都更心心念念地執著於神奇的藥丸。這不代表健康，而是代表**疾病變成常態**。

加上我們目前的治療方式，對於可預防疾病的經濟成本將難以負荷，而且還在不斷上升中：美國二〇二〇年的健康照護成本占了國家預算將近一八％，是一九六〇年（五％）的三倍，總計為三・五兆美元。根據美國公共電視網電視節目報導的健康照護綜合調查，美國每人每年支付的健康照護費用是其他三十五個經濟實力相當國家（經濟合作暨發展組織〔OECD〕的會員國）的二・五倍。

有些人可能會猜想這是基礎建設或勞動成本較高帶來的結果，其實

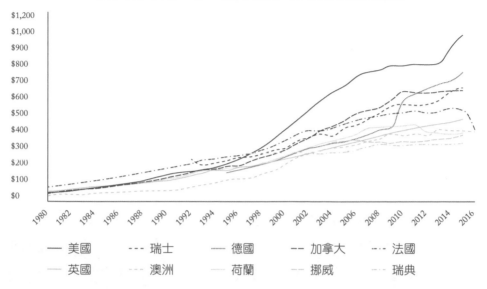

一九八〇年至二〇一五年各國每人藥品花費趨勢

圖例:
— 美國　--- 瑞士　⋯⋯ 德國　-- 加拿大　⋯ 法國
— 英國　--- 澳洲　— 荷蘭　-- 挪威　⋯ 瑞典

不然。事實上,美國每千人口執業醫師數為二・四、病床數為二・六,兩者皆低於其他經濟合作暨發展組織姊妹國的平均數(每千人口執業醫師數三・一、病床數三・四)。

利用這些平均數字,我算出美國的健康照護成本有極大比例花在藥物上,遠超過類似國家(大約是三・三倍)。我把這個估計值稱為「藥物強勢指數」(drug intensity index),反映出前所未有、無比強調使用藥物做為健康照護的主流方法。

這種方法有效嗎?就我看來完全沒效!

雖然許多大眾和媒體的評論者都指出,「預期壽命的統計結果,證實我們的健康有正向改善」,我們仍然不應該完全相信這些統計值。以預期壽命做為簡單的健康指標有其限制;**重要的不只是知道我們預期能活多久,也要知道能活多好**。長壽但卻因為疾病造成的失能和疼痛所苦,而且耗費巨大的家庭成本,絕非大部分人所願。

藥越吃越多，卻有六百萬人少活十年

　　儘管如此，預期壽命改變的確是我們集體健康史重要的一環，值得受到關注。過去兩個世紀以來，大部分西方國家從貧窮走向富裕，預期壽命大幅提升。這是因為總死亡率下降，主要歸功於兒童傳染病減少。從一八四〇年開始，預期壽命以每年三個月的速率增加，直到一九五〇至一九六〇年代左右，增加的速率開始減緩到每年兩個月（傳染病所占的死亡率降低之後，比較難再延長壽命）。

　　我們的預期壽命持續以每年兩個月的速率增加，從一九六〇年的七十一歲進展到二〇一四年的七十八歲。但在二〇一五年，增加的速率掉了將近一半，當年度只增加一‧二個月。這件事情引起關注，有些人認為只是統計上的意外，但事實並非如此。接下來的三年（二〇一六至二〇一八年），平均預期壽命其實下降了，從七十八‧八歲降至七十八‧六歲，是一九一五至一九一八年間以來最長的持續衰退（一九一五至一九一八年間的衰退，「部分是第一次世界大戰和一九一八年恐怖的流感大流行造成」），預期壽命下降〇‧二年。

　　這個數字看起來好像沒什麼，在統計上卻有很大的意義。**三億人口的預期壽命降低〇‧二年，換句話說就是有六百萬人少活十年，或者三百萬人少活二十年❷。**

　　美國疾病控制與預防中心主任把這次預期壽命的退步稱為「當頭棒喝」。許多人認為這與藥物過量和自殺有關，但我認為這些死亡不會憑空發生，有一部分應該也與可預防的生活方式相關疾病有關聯。可預防的慢性病蠶食鯨吞了我們的生活品質，對於內心的平安有深遠的負面影響，進而造成藥物過量和自殺。

　　有些人認為藥物過量和自殺，與經濟不景氣密切相關，而非健康問

題造成的，但是我要再次解釋，這些現象密切地錯綜交織，從龐大而不堪負荷的健康照護成本可見一斑。生病是很花錢的事，尤其是慢性病。

六二‧一％的破產是因為醫療花費——生病是很花錢的事，尤其是慢性病。

哈佛大學和俄亥俄大學的研究學者在《美國醫學會雜誌》（American Journal of Medicine）發表一項全國性的研究，他們發現二〇〇七年所有破產案例中，有六二‧一％是醫療花費所致。更糟的是，這些債務人中四分之三有健康保險，而且大部分「受過良好教育、擁有房產，且為中產階級工作者」。換言之，整個體系敗壞到即使是經濟不錯的人，最終也會背負無法償還的債務，更何況是那些經濟狀況較差又深受生活方式疾病所苦的人呢？

相較於當時六年前的二〇〇一年的研究：「四九‧六％的破產案例為醫療問題所致。」這些數字令人反感，但只要想想標準治療的成本日益增加，也就不足為奇了。使用支架和史塔汀（statin）類藥物治療心臟病，每年至少要花費二萬美元，一次化學治療療程平均花費二萬（門診治療）至二萬六千美元（住院治療）不等。

❧ 發病率並沒有真的降低 ❧

確實，預期壽命在二〇一五年之前的確有改善。這肯定是進步的象徵，對吧？

對，也不對。

有些人可能很驚訝，我們的預期壽命從一九六〇年代直到近年的增加，並不是因為健康狀況改善，而是因為應對疾病事件的方法進步了。

與過去相比，**更多受到癌症、中風、肥胖和糖尿病所苦的人能夠活得更久，卻必須與疾病共存。**心臟病患者的存活率更有顯著的改善。

的確，自從一九六〇年以來，總預期壽命的增加有六〇％單純要歸功於對心臟病的快速處理。不過，在這段期間，我們的整體健康並沒有大幅改善。就發病率（新的疾病案例）而言，心臟病和中風仍維持相對穩定，癌症稍有下降（主要是因為吸菸相關的肺癌減少），糖尿病則上升（與肥胖比率升高有關）。確立診斷後的個人生活條件改善（如利用壓力管理、體能訓練和常規醫療照護的管道來改善），造成與疾病共存的年數有一定的增加，而不是根治疾病。

綜觀這些趨勢，你可能想要針對「疾病的治療有所進步」這一點來爭論。

我們更快速地因應危機，加上生活條件改善，因此比以往更能控制發病率。但除了使用藥物，我們並沒有處理這些疾病的根本原因，也沒有把注意力放在發展更有效處理，甚至逆轉這些疾病的方法上，結果是更多人需要醫療照護，反而增加健康照護體系的負擔。這個現象可說是失敗的成功（failure of success），甚至可能變得更糟。

❧ 依賴藥物來維持生命──失敗的成功 ❧

不斷增加的藥物成本，長期以來超過整體健康照護成本，有人指出這個狀況在二〇一九年已經趨緩，不過，就藥物成本占整體健康照護成本的比例來看，美國仍大幅超過其他經濟合作暨發展組織國家。只要我們仍舊依賴這些藥物來維持生命，而不檢討影響疾病盛行率的因素，在財務和生活品質方面就必須持續付出代價。這種「失敗的成功」根本不

是真正的成功；真正的成功是預期壽命延長加上疾病減少。不過，人們的日子還是照這樣過下去。

　　儘管疾病的處理方式有所改善，卻仍無法克服治療疾病的困難。我們早已講過持續無法克服困難的其中一個主因：過度依賴藥物；藥物只能解決症狀，但沒有處理根本的生活方式，只是把資源和注意力轉移到其他地方。甚至，這些藥物本身就會造成健康危機：

▶哈佛大學薩夫拉倫理學中心（Safra Center for Ethics）的唐納德・萊特（Donald Light）指出，「很少有人知道經過許可的處方藥有五分之一會發生嚴重反應」，而且每年約有二百七十四萬個住院病例為藥物不良反應所造成，這甚至還不包括處方錯誤、藥物過量和自行用藥的案例。

> 很少有人知道經過許可的處方藥有五分之一會發生嚴重反應。

▶「一億七千萬個服用藥物的美國人之中，經歷了大約八千一百萬件的不良反應。」

▶根據美國公共市民健康研究小組（Public Citizen's Health Rescarch Group）的報告：「美國每天有四千名以上的病人有嚴重藥物反應，以至於必須入院治療。」

▶二〇一四年，根據WebMD引用的《消費者報告》（Consumer Reports），將近一千三百萬人「因處方藥的不良反應而到急診求治，且大約有十二萬四千人死亡」。

▶使用處方藥是美國第四大死因，與史達菲爾德（Starfield）一九九八年的估計相近。依據美國食品藥物管理局二〇一八年的報告，美國因處方藥不良反應的年度死亡人數估計為十萬六千人。

從這些驚人的數字來反向思考，如果我們要正確評估藥物的有效性，就必須在藥物相關不良事件的發生率和使用藥物受益（即有療效）的人數之間取得平衡。有一篇報告表示：「若我們假設所有人（二〇一四年據估計有一億七千萬的藥物使用者）受益（於使用藥物），那二百七十萬例嚴重反應便只占了大約一・五％。」然而，這其實低估了不良反應的案例數，而且前提是假定所有使用者都受惠於藥物（這是一個過度樂觀的假設）。此外，也沒有考慮到未導致住院的不良反應，這樣的不良反應大概是住院案例的三十倍之多。

當然，我不是說過去幾十年來的醫學進步不重要，尤其是更快速的反應時間所帶來的好處。如果事情發生在今天，我父親會更快抵達醫院，這是件好事。同樣的，我也對健康照護體系的照顧者印象深刻。依據凱澤家族基金會（Kaiser Family Foundation）的資料，照顧者包含超過一千三百萬的鄰居、朋友、專業人員和健康照護工作者。我肯定他們所有人都為了健康而奉獻且慈悲為懷，但整體而言，我們仍在苦苦掙扎。

預期壽命倒退，使美國人的預期壽命僅在世界排名第四十四位，考量到美國人健康照護成本居世界之冠且帶來驚人的利潤，這樣的排名令人吃驚又不安。我們如何甘心於鉅額的醫療費用和這麼低的排名呢？考量到所有趨勢和統計數據，加上使用極大量的藥物、預期壽命退步，還有異常低的預期壽命排名，實在很難相信我們是走在正確的路上。

更何況這個問題不會自己解決，畢竟所有提倡使用藥物的報告都是受到利益所驅使——二〇一七年，全球製藥業營收總計一・一四三兆，預期增長率為四・一％。和全球所有國家政府預算的營收相比，只低於五個國家。這樣的財富帶來極大的權力，而這樣的權力也對大眾和專業看法有更大的影響。簡單來說，只要製藥業持續因為疾病而獲利，在肥沃的市場中茁壯，儘管已經證實依賴藥物沒有效果，我們的依賴和因此造成的問題

還是會持續下去。雖然我們為此付出了一些努力，整體社會的健康還是會惡化。

✾ 越「營養」其實是「營養不良」!? ✾

解決的辦法，並不是更多或更好的藥物，而是了解並處理許多疾病背後的主要元凶：**營養不良。**

「營養不良」是我深思熟慮後使用的詞彙。雖然這個詞通常是指熱量不足或者缺乏某些必要營養素，「營養不良」字面上的意義（營養不好）也適用於過量的飲食型態，這樣的飲食型態使得大部分美國人面臨更大的威脅❸。這包括許多生活貧困的美國人；美國社會中最窮困的人，通常會攝取單糖含量高、油脂過多的食物，因為這些食物比較便宜，但這兩點都會造成肥胖，以及更高的糖尿病和心血管疾病風險。

回溯多年前的研究，包括指標性的弗萊明罕心臟研究（Framingham Heart Study），都指出心臟病與許多危險因子有關，包括血膽固醇偏高和高血壓，都是營養不良的症狀。甚至結合國際和移民研究結果來看，「飲食」這個因素不但重要，更是影響心臟病風險最大的因素。

早在六十年前的驗證性實驗研究就已經證實這件事──在一九四六年至一九五八年之間，萊斯特・莫里森（Lester Morrison）醫師把一群心臟病患分成對照組與實驗組。他要實驗組的病人減少攝取脂肪和飲食膽固醇，從原本八○～一六○公克的脂肪和二○○～一八○○毫克的飲食膽固醇，降至二○～二五公克的脂肪和五○～七○毫克的飲食膽固醇。十二年後，對照組所有病人都去世了，而有三八％實驗組病人仍然存活。更近期的研究顯示，假使飲食改變能夠更完整，而不只是遵循莫里

森設計的低脂方案（比如在他的研究中病人還是可以吃少量的瘦肉），存活率就可以從三八％更進一步提高到九〇％。因此，研究結果不言而喻：**我們吃的東西對心臟病的結果影響極大。**類似的證據包括國際相關性研究、移民研究和實驗性實驗室動物研究，都證實飲食與癌症、糖尿病、肥胖、腎臟病，以及許多疾病之間有相似的關聯。

光在美國，每年就有逾百萬生命因「營養不良」死亡

整合這些研究，再加上我們先前看到的對於營養不良潛在影響的保守估計，顯示心臟病、癌症、中風和醫療疏失（假設對藥物和其他醫療措施的需求減少，疏失的機會也會減少）導致的大量死亡，可以藉由良好的營養而預防❹，然後我們就會看到美國疾病控制與預防中心過去列出的重大死因有所改變。

二〇一七年的重大死因	校正營養不良之後
心臟病：647,000例	心臟病：65,000例
癌症：599,000例	癌症：180,000例
意外事故：170,000例	意外事故：170,000例
慢性下呼吸道疾病：160,000例	慢性下呼吸道疾病：160,000例
中風：146,000例	中風：73,000例
醫療疏失：250,000~440,000例	醫療疏失：50,000例
	營養不良：1,275,000例

光是美國，每年就有百萬性命因為不必要的疾病而流逝。如果有最適合「成長空間」這個詞的情境，大概就是這件事了；只要攝取正確的營

養，那些因為不必要的疾病而喪生或早逝的生命，就都有救了，而巨大的經濟負擔則可以轉向資助能夠改善社區健康的計畫和政策。

營養只被當成次要的

如證據顯示，如果我的評估正確，為什麼這麼多人不把營養當作解決方法呢？我父親因為第二次心臟病發作而喪命，但莫里森明明早在許久之前就做了研究，為什麼我父親和許多人都沒有聽過這項研究呢？為什麼營養學沒有納入心臟科醫師、腫瘤科醫師及其他各階層醫療人員的培訓和實務中？心臟病是我們的頭號殺手，為什麼我們對於學習心臟病發生率極低的其他飲食文化型態興趣缺缺？為什麼我們持續低估營養的重要性，卻將大把的時間和資源投注在侵入性醫療處置和救急的藥物上？

有兩項基本的觀察結果有助於回答這些問題。

首先，**社會主流文化敘事告訴我們，營養不良和生病只有部分的關聯性**。人們相信這件事的程度取決於疾病的種類（例如，比較多人會說營養對心臟病的影響大過於癌症），但是一般而言，我們的社會不認為營養不良是大部分疾病的主因，當然也不會把營養當作最好的治療方式。即使我們在某些情況下承認營養扮演的角色，但它往往只是次要的。

舉例而言，有時候你可能會聽到別人建議你要吃好一點，降低遺傳疾病發病的風險。但營養能做到的遠比降低風險更多，甚至能夠消除疾病，在許多情況下甚至勝過基因決定論——但接受這

> 人們並不真的相信「營養能降低疾病風險、讓疾病消失」，也不相信營養的影響大於基因。

個概念的人還不多。我們只是空口說白話，建議攝取「對心臟好的飲食」之類的，但往往只是很粗淺的討論，而且總是與其他生活方式選擇（例如運動）連結在一起。

然而，**最重要的事情是，我們也對於營養很困惑**。這是第二項基本觀察結果：主流文化敘事告訴我們，即使營養與健康密切相關，我們還是不確定最健康的飲食應該是什麼樣子。

在本章剩餘的部分，以及接下來的兩章，我把重點放在第一項觀察結果：營養（不良）未被完全視為疾病和健康的決定因素。第二項，也就是對於營養的困惑，影響了我們對營養的看法和運用方式，則會在本書第二部分和第三部分著墨。現在必須重申，全食物蔬食的飲食生活方式具有爭議，是因為它觸犯到社會的兩種主流敘事。

❧ 抗癌之戰為什麼會失利？ ❧

營養與營養不良對癌症的影響，比其他任何部分都容易被忽視。而營養恰好是我研究生涯大部分時間琢磨的領域，所以我可以用比其他任何領域都更具權威的看法來談論營養。

持續了五十年的抗癌之戰

以下的〈調查結果和目的聲明〉完全複製自美國國會通過的法令。我很喜歡這個例子，因為它最能完整呈現我們的疾病照護體系：

A.國會認定並宣布：
❶ 癌症的發生率逐漸增加，而且癌症是現代美國人的主要健康問題。
❷ 若能全面並積極運用新的科學線索，可能會大幅延長了獲得更充分的預防和治療能力來應對癌症的時間。

❸癌症是美國的重大死因。

❹我們目前對癌症的了解，是生物醫學整個領域廣泛進步的結果。

❺由於對這種可怕疾病的了解有新進展，讓我們有大力開展國家抗癌計畫的良好機會。

❻為了最有效打擊癌症，利用美國國立衛生研究院的所有生物醫學資源就非常重要。

❼包括美國國立衛生研究院在內的研究機構的計畫，使得建立以世界已知的健康和疾病為中心，且最具生產力的科學共同體，成為可能。

B.本法令的目的是擴大美國國家癌症研究所和美國國立衛生研究院的權力，以促進全國抗癌工作。

　　你可能合理認為這些法令聽起來是一個好的開始。畢竟，誰能反對增加對抗癌症的力道，反對協調運用美國國立衛生研究院所有單位之力，還有反對在這重要的一役當中使相關機構有更大的權力？如同法令所言，癌症是重大死因，所以這些努力看起來恰當又及時。

　　在你意識到美國國家癌症法案不是最近才通過之前，這看起來的確恰當又及時。抱歉，我誤導了你，但我認為這證明了一件事。

　　這個法案不是今年或去年才通過，而是要回溯到一九七一年，正好是我岳母和父親過世之間的那一年。法案通過的那一年，尼克森總統簽署修正案把投票年齡降到十八歲；那一年，用四十美分還能夠買到三‧八公升的汽油；那一年，在全新的迪士尼主題樂園開張前幾個月，阿波羅十四號太空船發射升空。

　　顯然，在美國國會於一九七一年通過國家癌症法案之後，將近五十

年的時間裡，許多事情改變了，但我最擔心的事情卻依然沒變，**癌症依然是重大死因**。

所有生物醫學科學領域的進步持續讓人嘆為觀止，並在增進「對現狀的了解」有巨大的貢獻。但是，我們從這樣的了解得到了什麼好處？儘管有無數資源投注在癌症治療，我們治療癌症的能力並未獲得改善。最重要的是，營養在現今仍與以往一樣，依舊被低估、未被充分運用。

一九七一年的國家癌症法案被譽為「抗癌之戰」的第一擊，雖然立意良善，卻是出於偽前提。國家癌症法案使美國國家癌症研究所更新並改組成現在的樣子，建立新的癌症研究中心，並號召全新、積極的活動來對抗我們最害怕的疾病。背後的偽前提（尚未得到證實的錯誤假設）是：美國國家癌症研究所和美國國立衛生研究院具備完善的武裝來打這場仗。

> 美國國立衛生研究院旗下的二十七個機構和中心，沒有任何一個專門研究營養。

事實上，他們的軍械庫裡少了抗癌之戰最強而有力的一項武器：營養。因為美國國立衛生研究院旗下的二十七個機構和中心，沒有任何一個專門研究營養。

抗癌專家的批評

批評抗癌之戰的，不只是對營養抱持希望的支持者，許多知名的癌症專家也同意這一點。

一位評論學者幾年前在《柳葉刀》（The Lancet）發表的一篇論文，詳細寫出抗癌之戰的特性：「儘管我們對於疾病病因的了解有非凡的進步，但就大部分癌症案例和大部分類型的癌症而言，我們還沒打贏這場仗。」我想，你會認同作者對於二十一世紀癌症的擔憂，並有所警覺：

❶「癌症治療非常昂貴」。

❷癌症治療「只有（產生）短暫的臨床益處」。

❸在轉化的癌細胞中，人類基因組的功能性突變和重組相當複雜，因此極難研究。

　　到頭來，作者沒有提出從根本改變策略的要求，也未強調營養的影響，反而是加倍強化抗癌之戰的隱喻。他提出能夠「整合敵方特性和軍械設備的資訊，精準繪製所有潛在戰場和戰區、天氣和其他環境因素的地形圖，搭配所有相關地理位置的友軍及其能力的調查」的「軍事戰場」策略。簡單來說，他呼籲要有更精練的作戰方案，但仍然是依靠科技來了解癌症和藥物。

　　作者並未貶抑對抗癌之戰的努力，卻要求對我們已知的部分有更多科技化的應用：「雖然抗癌之戰和殺死癌症的神奇子彈這樣的雙重隱喻很實用，但由於癌症科學和藥物有卓越進步，現在我們必須提升這個雙重隱喻。」作者沒有質疑神奇子彈的前提（此前提是說每一種特定疾病可由特定藥物治癒且沒有副作用），鼓勵我們發明更完美、更專一、不會打中目標以外其他任何東西的神奇子彈。假設這種東西真的存在（不小的假設），我很好奇要花多久時間才能找到它？

　　同時，這場戰爭已經是全球的戰爭。在另一篇《柳葉刀》的文章中，世界衛生組織國際癌症研究機構的保羅・維尼斯（Paolo Vineis）和克里斯多福・懷爾德（Christopher P. Wild）提出理由證明：「中低收入國家（癌症）負擔的比例逐漸增加……需要採取緊急行動……（而且）初級預防是對抗癌症最有效的方法。」

　　我同意他們的三個論點。然而，他們只提到初級預防的策略，而我會補充一點：**該考量相同營養方案對癌症治療的影響了。**

如果我們的初級預防策略沒辦法納入最強的癌症研究結果（包括與營養相關的研究結果），那個有條不紊、架構齊全的介入措施，便永遠沒辦法發揮最大的功效。抗癌之戰將在全球繼續累積驚人的參戰人數，並耗費極大的資源和關注。

被矇住眼的醫護人員

我可以整天批評癌症研究學者的策略，但絕不能忘記其他生物醫學成員。如果疾病專家學者是躲在地下碉堡鑽研敵人防禦能力的軍師，醫師就是戰場上英勇的戰士。請注意，我沒有要責怪任何人，而是針對整個體系，還有整個體系對營養的忽視。這些戰士因為武器、思想和行動受到限制，正為了敗仗而戰。有了手術刀、藥丸和輻射，他們沒辦法想到（或理解）草莓、馬鈴薯和紫萵苣對健康的影響。

他們怎麼可能想得到呢？美國沒有任何一所醫學院訓練營養專科醫師。在可以申請保險給付的大約一百三十個官方醫學專科之中，不包含營養。**醫護人員是健康照護的第一線，負責提供大眾資訊和治療，但是他們不會因為營養服務獲得保險給付，也未曾獲得營養帶來的醫學奇蹟的相關教育。**這就好像遮住他們的眼睛，使其原地轉圈，然後要他們帶路。那麼他們在黑暗中被絆倒了，也不足為奇吧？

> 近幾十年來，癌症的發生率稍有下降是因為吸菸相關的肺癌減少，但整體而言我們仍在打敗仗。

失利的抗癌之戰比任何我能想到的例子，都更能顯現出當代對於營養和疾病的看法。與社會健康的大趨勢一樣，我們頑固的堅持並未帶來好結果。近幾十年來，癌症的發生率稍有下降是因為吸菸相關的肺癌減少，但整體而言我們仍在打敗仗。

有些人可能會想，面對如此竭力的苦戰，我們會更開放地接納替代

療法，結果卻完全相反。儘管傳統的癌症預防和治療方法無效，整個醫學體系還是緊抓不放。營養幾乎未曾受到關注，任何關於營養值得關注的建議也會受到質疑。

　　想要知道營養為什麼會被忽視，還有為什麼這樣的看法持續至今，只要檢視關於營養和疾病（尤其是癌症）之間關係的研究史，就會有幫助。在這段歷史中所形成的重要型態，往往超越我們的意識，主宰了我們的看法和習慣。

---

❶撰寫本書時，我告訴紐西蘭的採訪者，那些允許直接對消費者進行藥物廣告的國家，其法規正在改變。

❷這是我的專業數學家朋友戴蒙・戴馬斯（Damon Demas）博士，所推導出的數字。

❸雖然我認為美國人的飲食型態特徵是過量，但也有某些常見的缺乏──缺乏植物才含有的纖維、維生素和礦物質。

❹儘管這些數字只是概略值，我還是謹慎行事，只提供保守的估計結果。舉例而言，雖然營養會影響慢性下呼吸道疾病，卻很難估計受影響的人到底占了多少百分比，所以我選擇保留原本的案例數。至於醫療疏失的部分，我用較低的醫療疏失死亡人數估計值（二十五萬例，雖然估計高達四十四萬例）來計算。此外，我還沒提到前六大死因之外的許多可預防的疾病（最值得注意的大概是第二型糖尿病，可藉由營養治療將近一〇〇％的個案）。

Chapter 2

被遺忘的古老健康智慧

懷念往昔美好時光的人，記憶力一定糟透了。

——富蘭克林・皮爾斯・亞當斯
（Franklin Pierce Adams）

我在緒論中提到的插曲，也就是我在一九八二年美國國家科學院參與撰寫的飲食與癌症報告，還有莫名的反對聲浪，那正是我專業生涯的關鍵時刻，不僅使我的天真破滅，也顯現出有關蛋白質的飲食建議將會引發爭議，而且還因此讓我在接下來幾年有許多要探索的問題。這段插曲促使我思考了機構在散播資訊時扮演的角色、機構內部持不同意見者的責任，以及科學進步的痛苦副作用。最重要的是，這促使我更深入研究營養與疾病研究的歷史，尤其是與癌症相關的研究史。

如同國家科學院委員會的其他人，我以為我們在飲食、營養和癌症關聯性的發現相對來說比較新穎，科學中的新思想自然會引起批評。畢竟，我們的報告中引用的大部分都是一九六〇和一九七〇年代發表的研究；而引用的研究論文當中，最早的是一九三一年所發表。儘管如此，我還是感覺到我們受到的回應中有一些什麼值得進一步探討，畢竟我們的報

告很新穎，但面臨的批評卻遠超過所該承受的程度。在我看來，這個故事除了新科學與舊科學的對決之外，還有更多劇情。事實上，批評似乎超出理智，發自內心又強烈，而且顯然與食品業的利益相關，尤其是含有動物性蛋白質的食品。

最終，我探查過往，試圖一窺究竟。我鑽研營養與癌症的歷史，希望能夠更深入地了解背景，從其他更有利的位置，以個人及專業的角度，思考我遭受到的批評。一九八五年至一九八六年，我在牛津大學進行為期一年的休假研究，正好有完美的機會做這件事，真是再好不過了！

隨著我對歷史鑽研得越深，便盡可能多讀原稿和報告。那一年，我大部分時間都泡在四座圖書館裡：牛津的博德利圖書館（Bodleian Library）、維康圖書館（Wellcome Trust Library），以及倫敦的英國皇家外科學院和皇家內科學院。

當時，我不確定癌症和營養兩個專科有哪些部分及何時開始重疊，所知道的部分也很少、很粗淺。所幸，我沒花太久時間就找到起點：康乃爾實驗室的博士後研究員湯姆・歐康納（Tom O'Connor）❶讓我注意到弗雷德里克・霍夫曼（Frederick Hoffman）的《癌症與飲食》（1937）。

❦ 一個做保險的癌症研究專家 ❦

我從未聽過弗雷德里克・霍夫曼，但《癌症與飲食》卻是十分優秀的一本書，這本書有七四九頁，還列出大量參考文獻，探究營養與癌症相關的可能性。

出乎我意料的是，這本書快速又明確地證實，我們在一九八二年提出的國家科學院報告，不是什麼新的概念，關於營養與癌症的研究早就

做過了。我初步瀏覽這本書時，對於霍夫曼的徹底研究印象深刻。他說：「除了摘要之外，我本人從頭到尾仔細讀過每篇著作，以確保不會遺漏任何重要的觀察結果。」他繼續說，他的回顧僅限於大約兩百個機構，因為他「既沒有力氣也沒有時間造訪其他圖書館，去擴充和補充完整」❷。

讀到這篇文章讓我大開眼界。僅限於兩百個機構？支持一九八二年國家科學院委員會結論報告的科學基礎，出乎意料地比我們想像的更深，甚至更廣。

我想，這層體悟背後是關於科學本質的寶貴教訓和警告。如今，「開拓者」往往無法研讀所有範疇的科學文獻，他們往往太過沾沾自喜，以為自己的發現是絕對創新；國家科學院委員會也犯了這樣的錯，我們自以為對過往文獻的調查相對來說算是很詳盡了，事實上也只搔到皮毛。

無論是詳盡的內容或專業的呈現方式，霍夫曼的《癌症與飲食》都是無價的資源，但也引發許多疑問。

催生美國癌症協會的要角

首先，弗雷德里克・霍夫曼是誰？為什麼我從來沒聽過這個人？他在一九四六年去世，距離我們於一九八二年發表報告僅相差二十五年，但他對我來說卻是個謎樣的人物。我讀越多本他的著作，對於他的消失就越感到困惑。無論如何，他是我見過的最有生產力又專業的科學家之一，但是很難找到關於他一生的細節。不過，我確實發現有另一位作者弗朗西斯・西弗（Francis Sypher），他在二〇一二年的期刊文章也問了為何霍夫曼在死後突然被遺忘的類似問題。

我快速說一下關於他生平的一些已知細節。

霍夫曼在一八八四年從德國來到美國。他幼年顛沛流離，顯然不是出身富貴——事實上，他讀不起中學，也從來沒上過大學。他年少時，曾

渴望環遊世界學習新事物；也許是為了維持這樣的生活方式，他打過各種零工，直到在紐澤西州紐華克的信用保險公司找到正職工作才安頓下來，一做就是四十年。

　　儘管他沒受過正統的教育，但由於統計方面的天賦，讓他變成精算工作的不二人選，包括計算和預測疾病風險。他顯然相當擅長這件事；實際上，他極其出色，以至於能夠晉升到專業統計的更高階級，最終成為美國統計協會的主席。

　　從這些生平經歷來看，我們大概可以知道為什麼他在癌症研究史上沒沒無名。他可憐的移民成長經歷、錯失接受典型教育的機會，再加上後來的局外人身分。最令人驚奇的是，他不顧這些重重阻礙而達到的成就。他的敬業不在話下，而他的產出成果肯定足以與當時有權限的研究人員匹敵──根據弗朗西斯・西弗所言，他發表了「一千三百篇著作，包括二十八篇一百頁以上的重要著作」！

　　在他專業生涯的早期，他對「多塵」行業對呼吸系統疾病（例如結核病和「花崗岩石材業的塵肺症」）的影響特別感興趣（多塵行業是指工人會暴露於大量粉塵的職業，包括噴砂工人、石墨礦工和地毯加工廠的工人）；他在這個領域的貢獻對職業災害相關勞動法規有很大的影響，因此，他還是美國全國結核病協會的創會會員。

　　不過，癌症引起了他的注意，尤其是在他專業生涯最高峰的時刻，就針對這個主題撰寫了十六本書，估計還發表了一百篇專業文章。他一開始的方向是嘗試了解：**為什麼從二十世紀開始癌症發生率增加這麼多？為什麼美國本土和國際間的癌症發生率差異這麼大？**

　　一九一五年，他出版了一本多達八二六頁的書來處理這個問題，記載了世界大部分不同地區的癌症發生率。八年後，他研究美國和其他地區二十個城市及地點，並對照各年齡層的癌症死亡率。我認為這項研究最有

趣的細節是，他調查了各類食物被攝取情形，包括「綠葉蔬菜、新鮮水果、穀類、白麵包、濃縮和罐頭食品、肉類、糖、鹽等」。

霍夫曼另一項引人注意的生平事蹟，就是他後來雖然銷聲匿跡，卻是創立美國癌症協會（American Cancer Society〔ACS〕，創立時名為「美國癌症控制協會」〔American Society for the Control of Cancer〕）非常重要的角色。

一九一三年，他在美國婦科協會進行一場備受期待的演講，主題為「癌症的威脅」，他在演講中表達了對癌症發生率逐漸升高的擔憂。這場演講直接促成美國癌症協會的成立，如美國癌症協會在亞特蘭大總部大廳展示櫃的照片所示。

在這場演講中，霍夫曼建議「應該要分析營養對於誘發癌症的影響」。他也呼籲要提高積極度：「現在是全國要注重預防和控制（癌症）問題的時候了。」在二十四年後出版的《癌症與飲食》中，他對於營養對癌症的影響抱持更堅定的立場。他說，當時的證據「完全足以證明，從最一開始就要把癌症視為與飲食和營養有關的問題」。

> 從最一開始就要把癌症視為與飲食和營養有關的問題。

為什麼霍夫曼會被集體遺忘？

也許你對於此一大膽斷定營養與癌症之關聯性的宣言，感到很驚訝。過去幾十年來，癌症研究與治療的現狀遵循著完全相反的思考路徑進行。從我最一開始進行研究的時候，在發現霍夫曼之前，癌症並未被視為與飲食和營養有關的問題。

打從我的專業生涯一開始，直到現在，癌症一直被視為與遺傳因素有關的問題，相關討論都集中在引起突變的環境毒素（突變原）上，這一

點符合癌症是由特定的局部作用物質引起的假設（接下來我會對癌症的局部理論著墨更多）。同樣的，主流完全是局部治療方案。

飲食及營養因素與癌症的發生和治療有關這件事，與既有的觀念相去甚遠，而且當時和現在的許多專業人士都拒絕這個觀點，但有一位權威人物，即促成美國癌症協會成立的核心人物，卻宣稱相反的概念！很顯然，有些事情改變了。

我再一次感到好奇，為什麼我們從來沒聽過這個消息？霍夫曼在很多方面參與美國癌症協會的成立，由此可知，他的故事遠不止是一位被遺忘的統計學家。隨著時間過去，一位才華洋溢但不引人注目的專家可能會被遺忘，這合情合理，肯定也時常發生。

然而，霍夫曼是引人注目的公眾人物，引人注目到足以發表那場演講，許多人將之視為美國癌症協會的創會演講。他是一位被遺忘的統計學家，也是一位被遺棄的領袖。他呼籲要多加研究營養對癌症的影響，還有他提出的證據全都被忽略了，**<u>好像是有人下令這麼做一樣。</u>**

也許你認為霍夫曼的消聲匿跡有另一種解釋。也許在一九八〇年代，美國科學院委員會這些人調查有關癌症和營養的文獻時，他的想法已經過時了嗎？也許這些想法在現在更是過時了呢？也許他的發現經不起時間的考驗，後來被證實都是錯的？這些都是很好的假設問題，卻都不符合歷史證據。等我們更深入了解之後，你就會看到他的很多觀察結果都歷久不衰，有些甚至完全預言了未來。

霍夫曼在一九一五年關於癌症死亡率的大型研究，絕對是經典之作。這篇研究引用了五百七十九個資料來源，在其中的前二二一頁詳盡呈現統計方法學和結論。同時，他對於使用年齡標準化數據的重要性有重要的看法；使用年齡標準化數據是一種調整數據的方法，用來解決人口年齡分布的差異，目前在進行流行病學研究時，已廣為使用此法。這篇研究本

身就令人印象深刻，遑論還為首次美國癌症普查奠定了基礎。換句話說，霍夫曼的工作非但不是無關緊要，還為該領域的未來發展打了地基。

一九二三年，他統籌舊金山癌症調查，並且在接下來十一年間發表了九篇報告。在這項調查中，他首先分析菸草的影響，最終得出結論：「在這個國家和其他許多國家觀察到的肺癌案例增加，某種程度上可以直接追溯到更常見的吸菸行為和吸入香菸煙霧。毫無疑問的，後者增加了罹患癌症的危險性。」他也針對女性吸菸的成長趨勢提出警告。

當然，這些觀察結果對於現在的我們來說顯而易見，但霍夫曼在溫德（Wynder）、格拉罕（Graham）、多爾（Doll）與希爾（Hill）發表關於吸菸和肺癌的經典研究的二十年前，就有這個研究結果，比美國衛生署長的吸菸報告還早了三十三年，而且比辯論吸菸和肺癌之關係的一九八〇年代早了五十多年，我也是在一九八〇年代才首次發現霍夫曼的著作。

知名的牛津流行病學家理查・多爾爵士（Sir Richard Doll）在一九五〇年代發現吸菸和肺癌之間的關聯性，因此被正式提名諾貝爾獎好幾次，但當我問他知不知道霍夫曼在一九三〇年代的研究，他卻完全想不起來。我幫助他回想之後，他確實記得霍夫曼，但只記得是「那個做保險的」，又是一個說明科學家往往沒辦法好好記錄和回想起前人研究結果的例子，有時候如果前人並非出身知名科學機構，科學家就看不上他們的觀點（我自己有時候也會這樣）。儘管如此，霍夫曼的著作仍經得起時間考驗，這不是說他的研究結果沒有爭議性，而是說他領先於時代。

他對癌症和飲食有什麼評價呢？他的論點很明確，「過多的營養」是癌症的「主因」或「至少是最重要的促發因子」。**所謂過多的營養，是指工業化國家民眾過量攝取的豐盛食物，尤其是肉類。**

「過多的營養」是癌症的主因或至少是最重要的促發因子。

74

對毫不知情的自己感到羞恥

我讀到霍夫曼的書時，已經擔任這些主題的實驗性研究學者二十年以上，他的著作和我在研究中觀察到的結果，有許多相同之處（雖然這些對醫界而言是可恨之處），使我感到著迷。

但是，我對這些平行事物的第一個反應並不是歡喜或滿足——不，身為一個科學家，我覺得很丟臉，這些內容在一九三七年就發表了，而且還回顧了這麼長、這麼詳細的研究史，而我卻從來沒有聽聞過！

我很困惑又很擔心，但主要是對於這麼巨大又集體的遺忘感到很羞恥。一九一三年至一九三七年間，幾乎沒有人在癌症因果關係上貢獻的知識能夠超越霍夫曼，而我們卻毫不知情。甚至在今天，我沒辦法找到任何一篇霍夫曼關於吸菸的文獻，或者他在一九三七年所寫的關於飲食和癌症的偉大著作。

那個時期的癌症研究巨頭，顯然願意讓他收集癌症普查數據，但不把他收集到的數據當一回事。 荷蘭格羅寧根大學的病理學教授迪歐曼（H. T. Deelman）在一九二六年莫洪克湖的美國癌症協會研討會上，承認霍夫曼一九一五年的巨作「優秀且非常實用」，但接著開始攻擊霍夫曼沒有權力詮釋這些數據。

根據迪歐曼的說詞，霍夫曼「擅自說自己是癌症研究學者的一員」，就已經僭越了統計學家的職權。在同一場美國癌症協會研討會上，他重申英國腫瘤移植❸研究者厄尼・巴什福德（Ernest Bashford）的懷疑論調，巴什福德表示世界各地癌症比率的統計數據（如霍夫曼所引用的數據）並不可靠（巴什福德宣稱，愛爾蘭的癌症發生率統計數據不如英國準確，來自更貧窮國家的統計數據甚至更不準，不過，我從來沒有找到任何可信證據支持這種依靠推測而來的否定論調）。

簡單來說，迪歐曼否認癌症和飲食之間有絲毫關聯。他無視霍夫曼

和其他人的成果，說他們的結論是「似是而非的陳述」，然後還對他們說：「想辦法證明你們寫的東西吧！」我覺得這很諷刺，因為：第一，他不願意考慮人家已經提供的統計數據；第二，他的目標始終被排除在這類會議之外。

霍夫曼和其他關於營養及癌症的研究學者，帶來什麼威脅呢？根據我的專業生涯受到的相似反對聲浪，我可以想到很多可能性。

他們的觀點跟我的觀點一樣，會威脅到外科的市場嗎？他們的觀點傾向素食主義（雖然不一定總是明確掛上這個名稱），得罪了社會主流規範，讓主流人士看起來膽小怕事又軟弱嗎？有沒有可能是因為外科醫師和其他醫師單純無法理解那些他們沒受過相關訓練的複雜營養問題，於是忽略並詆毀飲食、營養和癌症的報告？

單就霍夫曼而言，他在舊金山研究的第八年年度報告得出的結論是「現今主要的飲食錯誤，包括攝取過多的蛋白質和……糖」，這觸怒了相關食品業嗎？

> 現今主要的飲食錯誤，包括了攝取過多的蛋白質和糖。

可能是他對其他主題的看法造成的嗎？他針對各種有爭議的主題發表演講和著作，包括節育、公共衛生政策、國民健康保險、種族，以及職場法規。他個人因為討論這些問題而得罪了同儕嗎❹？

他威脅到業界屬意的那些與大眾溝通的方法，因此破壞了美國癌症協會和大英帝國抗癌機構（British Empire Cancer Campaign，簡稱為BECC）這些機構的角色嗎？

美國癌症協會常務董事喬治・索珀（George Soper）對於如何看待癌症機構的角色，表達得非常清楚。他認為，癌症機構應該只能由醫師（尤其是外科醫師）來發展、管理和發布消息，並擔任癌症公共資訊的主要來

源（如果不是唯一來源的話）⑤。因為霍夫曼不屬於任何醫療機構，所以他的著作就被否定了嗎？儘管這讓他有更大的自由去探索可能做的任何假設，他這個局外人就不受到機構尊重了嗎？

另外，此類相似的問題，是否也適用於二十一世紀整體的癌症研究和健康照護呢？

我不是說霍夫曼沒有缺點；把他神化絕對是一個很危險的錯誤。儘管如此，他的確是當時和近期癌症研究學者的強力助攻。他和許多同儕不同，沒有對營養抱著先入為主的思想而進入癌症研究領域。在許多情況下，他非常謹慎，不會過度延伸自己的觀點。他從不宣稱自己說的就是證明，而總是鼓勵要進行進一步的研究。

他在一九二四年展開並於一九三七年發表報告的大型案例對照研究中，結論是發現沒有證據可以支持吃肉對癌症風險的影響。這不是說他為吃肉辯護，只說明他是一位稱職的科學家。該研究中大約有九九％的案例和對照對象都吃肉，因此讓他不能做出任何方向的結論。

在某些狀況下，他可能太過保守了。一九二五年，他建議當代的手術、放射治療等治療措施和早期診斷，是當時控制癌症最好的辦法。這是依據支持那些措施的既有數據而下的結論（那些數據從許多方面來看都大有問題，我會在第三章說明）。不過，他不同於大部分同儕，不怕重新評估自己的觀點，甚至還會重新評估統計數據在某些狀況下的實用性。一九二七年，他對於使用癌症存活資料來評估治療方法一事開始動搖。研究墨西哥的統計數據時，他「傾向於認為，將非惡性腫瘤診斷為惡性的錯誤，比其他情況更常見」。

如果不是因為癌症研究界的健忘，那麼今天他們會如何看待霍夫曼？他們會怎麼看待他願意採取新的觀點、從不隨便下結論，且通常保持開放的態度？這種靈活性是否在本質上就與主導該領域的心態不相容？基

於另一個理由，我們不應該把霍夫曼神化：**靈活、心胸開放、警惕等特質，原本就是一位稱職的科學家該有的特質，不必是天才或聖人**——這些應該要變成我們看待所有研究學者的標準。一個靈活和心胸開放是例外而非常態的地方，並非真理的沃土。

再說，今天的癌症研究界如何看待霍夫曼的同儕和前輩呢？

❧ 與「營養過剩」最相關的是蛋白質 ❧

隨著我對歷史鑽研得越深，便盡可能多讀霍夫曼所引用的著作。結果，我發現許多其他優秀的前輩也花了時間鑽研關於營養與癌症方面的類似問題。這些問題到我「長大」的時候，顯然已經算是犯規、禁忌，光是提出這些問題就會損害我在同儕中的聲譽，這表示在霍夫曼的年代，關於癌症和營養研究的討論受到更多限制，這樣的討論是不實際的。在我所調查的年代，不論真實存在或只是想像，確實存在著專業聲譽的問題，影響了霍夫曼能說、不能說什麼話，他無疑遭遇許多限制。但是早在霍夫曼之前，尤其是十九世紀，關於具爭議的資訊有更開放、豐富、活躍的交流。

透過霍夫曼審閱的兩百年文獻，許多食物被控訴會造成癌症發生。然而，主流建議僅是避免「營養過剩」（也就是霍夫曼提出警告的「過度營養」）。

七十二歲卻覺得還能再活三十年

營養過剩不是單指熱量過多，也指某種類型的食物吃太多。就單一食物類型而言，最常見的建議是反對吃肉，還有鼓勵吃更多的蔬果。根

據霍夫曼的說法，蛋白質是與營養過剩最常相關且首要相關的單一營養素。就最後這一點，霍夫曼引用了威廉・蘭貝（William Lambe）和十九世紀早期的文獻。

威廉・蘭貝是倫敦皇家內科學院的院士。他在一八〇九年和一八一五年提出警告：「避免吃過量的食物，尤其是肉類和其他蛋白質製品。❻」他提出兩

> 避免吃過量的食物，尤其是肉類和其他蛋白質製品。

次申請，想要在倫敦知名的米德爾塞克斯醫院（Middlesex Hospital）研究「蔬食」對乳癌病人的影響，但兩次都被他的同事否決了。他們認為蘭貝是個怪人，許多人鄙視他倡導的無肉飲食（「素食」這個詞直到十九世紀中葉才開始使用），包括拒絕他提案的米德爾塞克斯醫院的癌症醫師。

蘭貝是一個重要人物，也是癌症與營養關聯性研究的先驅，卻因為被徹底排斥而無法發揮所有潛能。不過，這不表示他的建議沒有被支持或應用。在他那個年代備受尊敬的約翰・阿伯內西（John Abernethy）建議：「應該適當嘗試蘭貝醫師推薦的（飲食）療法的力量。」

蘭貝醫師說，他在十八歲以前一直「不太健康」。當時，他「終於」（在一八〇六年二月）做了「他一直以來想做的事：完全放棄動物性食物以及所有相關食物，並繼續限制自己完全只吃蔬食」。他寫道，他「從未發現這種改變帶來任何微小的實際後遺症……力氣、身體和精神也沒有變差」。

根據蘭貝另一個朋友和同事的說詞，蘭貝在七十二歲的時候——

看起來依舊很有紳士風度、年高德劭……他告訴我……他現在比四十歲的時候更健康……（而且）就像活到現在這把歲數一樣，他覺得自己好像可以再活三十年……雖然他已經

七十二歲，每天早上還是可以從他家走三英里到鎮上，直到晚上才回家。

除了個人生活以外，後來蘭貝「開始運用他的飲食法治療癌症病人」，這也是阿伯內西支持的做法。阿伯內西認為「人體可以被蔬菜完美地滋養」，「體質的所有重大變化，更可能是透過飲食和生活方式的改變而達成，而不是透過藥物來實現」，蘭貝的飲食「對於已知藥物無效、手術只能暫時緩解疾病的病人而言，是希望和安慰的來源」。不過，儘管知名的阿伯內西如此支持，蘭貝的同事還是拒絕他的研究提案兩次❼。

癌症是營養的疾病

霍夫曼認為，最早「將癌症視為營養疾病的第一個明確指標」，是由約翰・休斯・貝內特（John Hughes Bennett）在一八四九年所提出，而不是蘭貝。

貝內特是愛丁堡大學的臨床醫學資深教授，他的研究主題是癌症和體脂肪的關係。他說：「過多的細胞發育（如癌症所發生），必須透過減少最初供應基本顆粒和細胞核的脂肪元素的量，才能有實際改善；透過推理可知，減少肥胖和脂肪形成的趨勢，似乎能對抗癌變趨勢。」簡言之，那些可以減少脂肪形成的行為（包括飲食）應該能降低癌症增長的風險。

一八六五年，他仍相信腫瘤的生長與「過多的營養」有關，並且增加了更多確切的建議：「癌症……腫瘤本體……大部分是脂肪，目標應該是減少食物中的這種成分。」就這些觀點而言，現代證據支持了他的說法，已有大量證據證明肥胖和癌症的關聯。當然，他的看法並非完全牢不可破。根據現代證據來看，他建議控制體脂肪一定要減少攝取脂肪，是過度簡化了。

貝內特在一八四九年的著作後記中，推薦喬治·馬奇爾萬（George MacIlwain）於一八四五年出版的書，馬奇爾萬是另一位將癌症與過度飲食連結在一起的研究學者暨醫師，並且因為「油脂、脂肪和酒精」對肝臟有毒，所以強烈警告不要吃。馬奇爾萬進一步觀察到，「關於（癌症的）成因，我至少肯定是以下其中一種狀況，不是食物含有異常的東西，就是一些消化器官以某些異常的方式對食物作用，或者兩者皆然。這是無庸置疑的！」

我覺得馬奇爾萬很獨特，因為他思考的是所有飲食對癌症的作用，而不只是特定的營養素。毫無疑問，他和貝內特對飲食脂肪有許多相同的擔憂，但他關注的點沒有那麼單一。

蛋白質暴食

數十年過去，醫界談論飲食對癌症的作用時，並沒有改變的跡象。英格蘭英國皇家外科學院的約翰·蕭（John Shaw）在一九○七年建議，多攝取蔬食並減少使用動物性食物、酒精、茶、菸草和控制癌症的藥物。一年過後，英國皇家外科學院的成員羅傑·威廉斯（W. Roger Williams）出版了關於癌症史的鉅作，主張營養應該在癌症研究中占重要地位。根據霍夫曼的說法，這本書是該領域的經典：「癌症文獻的新時代，以絕對公正的方式審查整個主題，寫出最重要的癌症經典。」

根據威廉斯的敘述：「可能沒有任何一個因素比過度飲食更足以影響易罹病者的癌症爆發。」對於過度飲食的擔憂，就現在的我們來說聽起來很熟悉。為了鑽研這一點，威廉斯針對的目標是：「暴食蛋白質（尤其是肉）是這個時代的特徵，而蔬菜攝取不足和靜態的生活型態則是其他的促成因素。」（我很好奇，威廉斯會對一個多世紀以後的現在肉類攝取量，以及更誇張的暴食，有什麼看法？）

威廉斯的書中最後有趣的一點是，他強調癌症的環境源和移民對於癌症風險的影響。癌症在美國與世界各地分布不均，也是霍夫曼很感興趣的主題。結合關於移民的研究（如第一章所提到），疾病分布不均顯示癌症與生活型態因素（也可以稱為「環境因素」）有關。

多年前也有相似的觀點，一八四六年，另一位知名的醫師暨研究學者沃爾特・海爾・華許（Walter Hayle Walshe），呈現癌症死亡率數據，證明癌症根本是「文明」病。

三百五十年前就在呼籲
❧ 以飲食預防及治療癌症 ❧

我當然可以整本書都寫這些人及其最偉大的著作，但我想我已經表明了自己的觀點：研究和相信營養會影響癌症的形成（實際上，若說是「影響疾病的形成」會比較中肯），已有悠久的傳統。

如果這個領域的進步，像大家常說的一直都很緩慢，那是因為至少有一部分科學家團體既不努力又興趣缺缺。然而，途中有許多障礙，比如威廉・蘭貝提案要研究飲食對癌症的影響，卻被其他外科醫師否決；比如被遺忘的霍夫曼；還有好多這樣的例子。

明明就有大量的證據存在，但主事者抱怨這些問題沒有可信的證據，往往還主動忽略證據並造成阻礙。 我並非說這是徹頭徹尾的陰謀，卻是歷史上的事實。

我還可以引用這個時期許多人的研究。雖然不夠完善，但就我自己回顧的早期文獻看來，霍夫曼的《癌症與飲食》只摘錄了一小部分關於營養和癌症的討論（大約占二〇％至三〇％）。

劑量為六○○毫克）。在那前後，其他許多化學物質也都被列入考慮（例如一九一二年的硒和一九一三年的呼吸代謝性抑制劑，以及可以染色但不摧毀活體細胞的重要染色劑）。這些化學物質的共通點是什麼呢？沒有可信證據證明它們對人體的功效。

在根據「科學原則」的「合法」化學治療實務，以及江湖郎中兜售的非科學性產品之間，有一條非常細的界線。誰有權利來決定這條線要劃在哪裡呢？舉例而言，誰批准可以從靜脈注射鉛當作治療呢？最明顯的是，大家對於找到特定癌症解藥的決心如此強烈，強烈到美國癌症協會願意對危險的化學物質安排試驗。

在那幾年，證據是否正當、是否合乎正統標準，完全取決於假藥是誰開的。簡言之，沒有誰可以正當宣稱新穎又即興發揮的化學治療領域有充足的證據❸。

外科手術

最後，儘管當代支持外科手術的證據遠近馳名，弊病卻不亞於支持放射治療和化學治療的證據。支持外科手術的證據弊端包括：

▶對於及早診斷，無法進行統計控制（及早診斷讓外科醫師能及早採取行動，卻不會讓外科手術變成更好的治癒方式，也沒有提到長期存活率；不過，達到三年或五年「存活」的可能性確實有增加）。
▶對非致命性癌症和致命性癌症的權重相當。
▶用較多可動手術案例的組別和較少可動手術案例的組別做比較，來判定存活率。
▶將復發的癌症被歸類為「新發生的」癌症，那麼先前的手術就不會被視為失敗。

儘管如此，依據現代證據來看，這些研究結果有許多觀點都是獨一無二的。以下是幾篇可貴的研究：

▶一八一一年，英國皇家外科學院的院士暨癌症實務觀察的作者約翰‧霍華德（John Howard），還有接下來一百七十五年的其他許多作者（包括一九三二年湯姆森〔W. B. Thomson〕的大量評論），都主張便祕是癌症的重要預測因子。霍華德經過四十年的癌症實務後主張這個觀點，而這些學者的共識是植物性食物可以預防便祕（現在的觀點也是如此）。多年以來，結腸癌和其他西方疾病與便祕的這種關聯性，一直被歸咎於膳食纖維攝取不足，膳食纖維是植物才含有的營養素，正如丹尼斯‧伯基特（Dennis Burkitt）在一九七五年所評論的。

▶一八四九年，約翰‧休斯‧貝內特建議營養標準應該包含上下限值，也就是說「一方面，我們應盡一切努力使營養向上提升至超過平均水準（以減少結核病的風險）；另一方面，降到最低水準（以減少罹患癌症的風險）。」

▶一九〇一年，J‧布雷斯威特（J. Braithwaite）認為癌症的三個主要導因分別是：鹽、營養過剩（尤其肉類），以及「滋養無效的老舊細胞」。

▶一九〇五年，弗朗西斯‧海爾（Francis Hare）描述：「專業上長久以來的老觀念是，惡性疾病的增加，與世界糧食供應變得更廉價、品質更好，有某種程度的關聯。」這是長久以來的老觀念？

▶一九〇八年，稍早提過的羅傑‧威廉斯證實，當時「營養良好」（也就是包含更多肉類的豐富飲食）與癌症、心臟病、糖尿病、關節炎和膽結石之間的平行關係。

▶一九三二年，湯姆森宣稱，「食物在癌症研究中絕對非常重要。」這在一九三二年……就絕對非常重要？他也擔心「許多外科醫師、放射科醫

師、化學治療醫師會嘲笑食物可以導致、抑制或治癒疾病這個概念，他們堅信術後和放射治療期間要盡快讓病人接受常規治療」——就這點而言，一點也沒有改變。癌症專業人士繼續忽略營養的影響，極度依賴手術、放射治療和化學治療，我們往往聽到住院病人在手術後接受「常規治療」。

值得強調的是，這些十九世紀和二十世紀的癌症專業人士，如同一九八二年的國家科學院報告，只是滄海一粟。關於飲食、營養和癌症的文獻，可以追溯到非常早之前，遠超過當代讀者所想，至少可以追溯到古希臘和中國；我知道的時候也相當驚訝。

弗朗西斯·海爾說，營養與癌症的連結是長久以來的老觀念，絕對正確。**我們只是忘了這個古老智慧。**

一九八〇年代，當我探索這個主題的時候，主流信念就是「癌症是與營養毫無關聯的遺傳性疾病」，時至今日依舊如此。關於其他生活方式相關疾病的研究和治療，也充斥相似的觀點，但一路回溯到一六七六年，理查·韋斯曼（Richard Wiseman）的結論是：癌症「可能是飲食的錯誤引起，味道強烈的（acrimony）❽肉類和飲品，是消化❾方面的第一個錯誤，在腸道無法矯正這個錯誤，使刺激物質的影響繼而進入血液中」。他推薦的治療方式呢？執行徹底的「飲食和生活方式調節，建議戒掉可能讓血液受刺激的鹽、味道強烈的肉類」。

就是這個，醫師早在三百五十年前就呼籲以飲食介入措施來預防，甚至治療癌症！但是誰記得他們的忠告呢？

這回到第一部分的核心主題，而且再加上新的難題。全食物蔬食飲食質疑了關於疾病導因和治療的普遍看法及主流敘事，所以具有爭議。不過，顯然這些看法不總是普遍，這樣的敘事也不總是主流。雖然本章提及

的許多歷史人物，不是提倡跟我一模一樣的全食物蔬食飲食，但傳達的主要訊息卻是相同的：**我們吃下的食物的確會造成影響，包括何時發生癌症，以及哪些食物在這方面特別有害（尤其是含動物性蛋白質的食物）**。這個概念變成禁忌的過程，值得更多的關注，也引發許多疑問：

▶科學的歷史是如何被記錄和保存？

▶為了研究這段歷史，已經做出哪些努力？

▶在科學中如何形成論述，還有這個過程有隨著時間而改變嗎？

▶論述如何影響研究的問題和經認可的研究方法？

▶研究結果如何呈現給大眾？

　　我對這些問題的關注越多，就越發現我們的健忘可以追溯到癌症機構的建立，而癌症機構對於塑造以上所有方面都擁有巨大的權力，包括了歷史、教育、論述、研究問題、可接受的方法、與大眾的交流等等。

❶湯姆‧歐康納現任愛爾蘭科克大學的資深教授。

❷霍夫曼撰寫一九三七年的著作時，已經受帕金森氏症所苦大約十年。

❸在這些研究中，會把一種動物的腫瘤組織移植到另一種動物身上，看看腫瘤是否還會生長。

❹他最早有關非裔美國人死亡率趨勢的工作受到了批評，但沒有當代證據證實這項工作造成他受到排斥或者與他在癌症方面的工作有關。

❺背後的理由不言而喻。如霍華德‧李林塔爾（Howard Lilienthal）所言：「醫師是思想開通的一群人，至少原則上相信早期並徹底根除惡性生長物。」（相對於其他替代方法，如營養）在英國，另一位癌症專科醫師甚至宣稱政治宣傳會影響癌症的控制。

❻這是一九〇八年羅傑‧威廉斯逐字引用的評論，霍夫曼可能改寫了威廉‧蘭貝對吃肉的強烈觀點，因為我在蘭貝的書裡找不到這一段。然而，這準確呈現了他發表在其他著作中的觀點。

❼現在，兩百年後，威廉‧蘭貝申請對乳癌病人執行的試驗終於在進行當中。我兒子湯姆和媳婦艾琳都是醫師，終於在對第四期的乳癌病人進行經過專業認可的研究。這項新的研究是由他所屬的機構，美國羅徹斯特大學醫學中心，謹慎的研究倫理委員會核准。等待這項核准既漫長又不容易。在專業癌症界，大家依然懷疑蘭貝稱為「蔬食」的營養，是否可能與癌症有任何一點關係，尤其是成為一種可能的治療方式。審查委員會針對此新提案要求的條件是：只能將全食物蔬食飲食做為傳統藥物治療的輔助進行試驗，而不是單獨以全食物蔬食進行試驗，這讓我們看到醫界謹慎的父權主義。即使對於選擇單純採取全食物蔬食飲食的人，醫方還是堅持要一併使用「經過證實」的化療藥物。遑論這些藥物的效果可能高度可疑，也可能未經證實。

❽對味覺或其他身體感官有刺激性；近義詞有pungency、irritancy、acridity。

❾在胃腸中消化（食物）。

Chapter 3

靠手術痊癒了嗎？

> 哲學並非理論，而是活動。
>
> ——路德維希‧維根斯坦（Ludwig Wittgenstein）

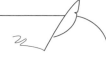

過去有許多評論者承認營養是造成癌症的重要因素，這是重要且具有啟發性的見解，但只能引導我們走到這裡。

顯然，營養與癌症的連結，以及當代關於癌症和其他經濟發展中國家常見疾病的研究及治療，已經不可同日而語，但問題依舊持續存在：**是什麼改變了呢？**

❧ 有人吃很多肉也沒得癌症啊？ ❧

為了要解釋為什麼對於營養的主張一直都被忽略，我們必須更仔細地了解早期關於營養和其他競爭做法的思辨。我們從這些思辨中發現許多問題，其中一個問題對於接受或拒絕營養的角色影響最大：「癌症是局部的疾病，還是體質的疾病？」最早的時候，癌症專家對此問題進行

了爭辯，因為它決定了研究方法的各個方面，包括從預防到治療、從實驗性研究到教育和公共政策的制定。

首先，我們來定義這些詞彙。

局部的疾病？體質的疾病？

所謂局部的疾病，是指侵犯身體特定部分的疾病，而且有特定的成因，因此可以精確地處理；關鍵字是「特定」、「專一」、「精確」。癌症局部理論的早期支持者認為，癌症是由獨立且可鑑別的因素所致，如傷口、細菌、寄生蟲和病毒（如今，癌症研究學者把重點放在單一基因突變或單一環境毒素，就反映了相同的原則）。

這種信念必然的結果是，認為可以局部（並簡單地）治療癌症，而在這種思辨的最早期，「局部」治療就是指手術。

我們很容易就可以理解為什麼這個理論會受到歡迎。除了外科醫師有權有勢，而且這個理論很單純，很對理性思考的胃口之外，也適用於診斷疾病（「這種癌症是乳癌，而且是特定物質所造成」）和規劃治療（「摘除乳房就是除掉癌症」）。

另一方面，癌症的體質理論主張疾病有更深層的來源，可能涉及複雜的代謝途徑，而營養發揮作用的特徵就是複雜的代謝途徑。局部理論的基礎是特定的致癌物質，相較於此，體質理論的基礎則是較難找到致病的導因。

局部理論主張的是傷口、細菌、寄生蟲或病毒等因素，但早期的體質理論擁護者認為病因遠超過於此，甚至主張有多重致病因素的可能性。我們從許多文獻中看到癌症可能是多重因素所致的論點：

▶一八八八年，羅傑・威廉斯（第二章曾提到）引用了英國外科醫師坎貝

爾·狄摩根（Campbell De Morgan）的文獻，狄摩根觀察到不管有多少老菸槍得了唇癌或煙囪打掃工得到陰囊癌，「多數人都不會癌變，偏偏你就會。」狄摩根贊成局部理論，但諷刺的是，他的這段陳述和威廉斯的詮釋，肯定表示在唇癌和陰囊癌的例子當中有更難察覺的因素，甚至還是多種因素綜合而來的結果。

▶一九二四年，J·E·巴克（J. E. Barker）醫師提出假說，認為癌症是缺乏維生素造成的，而另一位醫師，安德里亞·拉巴利亞帝（Andrea Rabagliati）的回應是：整體飲食扮演更重要的角色（由於不久之後發現了多種複雜的維生素與其他因素有協同作用，因此任何有關營養對癌症的影響之主張，都採納多重因素的論點，並支持疾病的體質理論）。

▶在一九○七年和一九一二年，R·羅素（R. Russell）強調癌症有多重導因。儘管他列出攝取動物的肉是主因之一，但也提出明智的警告：「若沒有合併其他刺激物質，動物的肉本身看來未必會造成這麼多癌症。」

　　就最後一點來說，我的實驗結果和其他人的證據都符合羅素所說的。**攝取動物性蛋白質與癌症風險之間的關聯性很強，但不能劃上動物性蛋白質就等於疾病的等號**（有些人會攻擊這個假想敵，但這個根本不是我的論點）。

　　其實，攝取動物性蛋白質對於癌症有直接和間接的影響。其中一個間接的影響是，一個人吃越多動物性食物，就會吃越少可以預防癌症的植物性食物，而植物性食物才含有抗氧化物、纖維和其他具保護力的營養素。本書緒論中有關營養素的評論，便仔細說明了這一點。特別要注意的是，動物性食物實際上不含有相當重要的抗氧化物、複合碳水化合物和維

> 動物性食物實際上不含有重要的抗氧化物、複合碳水化合物和維生素。

生素（除了最近食用植物性食物的動物組織中，有時可以發現少量的抗氧化物和維生素）：

營養成分

成分	植物	動物
抗氧化物	只有植物會製造	幾乎沒有
複合碳水化合物	只有植物會製造	沒有
維生素	植物製造	幾乎沒有
脂肪	大約9～11%	大約15～20%
蛋白質	大約9～11%	大約15～20%

*加工食品就不一定了，可能更糟。

　　營養觀點與主張局部理論者採取的外科手術方法大不相同，是一種極為複雜又相互關聯的過程。主張營養會影響癌症的成因或預防的人，必定會考慮多重因素；早期的評論對此提出許多細節（甚至提出許多不確定之處）。

　　弗雷德里克・霍夫曼曾經記載，盧修斯・鄧肯・布克利（Lucius Duncan Bulkley）在一九二一年承認營養在癌症因果關係中的角色，但卻未提醒「想要理解並正確治療屬於癌症的全身疾病，這確實是一個基本因素，人們需要對代謝和營養相關複雜過程有非常廣泛的認識」，霍夫曼自己在一九二三年提出疑問：「如果可以找到造成癌變的『單一』導因，那這個導因很可能是多重條件因素造成的。」

　　霍夫曼在一九二四年、一九三三年和一九三七年重申了這個觀點，也引用法蘭克福大學病理研究所所長伯恩哈德・費希爾－沃塞爾斯（Bernhard Fischer-Wasels）的說法，他在一九三五年強調了營養的複雜

性。先前提到的羅傑‧威廉斯也承認多重因素的重要性，一九○八年，他主張反對用單一方法來解決這麼複雜的生物問題（例如當時正在推廣的化學治療）。想當然耳，他著墨甚多的「過多的」營養，包含無數的營養素以高度複雜的因果途徑交織作用。

並非排斥手術，而是治療選擇應該不只這一項

我們在歷史上看到的是兩種幾乎相斥的理論。然而，這些理論未必完全不相容。舉例而言，我們可能將癌症視為體質疾病，但仍然依靠手術處理腫瘤帶來的危機，尤其是有足夠證據顯示，所切除的癌症為獨立性，也就是所謂良性或未擴散的腫瘤。**差別在於如何看待疾病的導因，還有如何安排術後的下一步。**

擁護局部理論的人把重點放在避免環境中特定的致癌因素，無論是有毒化學物質（毒物）、病毒、傷口皆然，並且將切除腫瘤視為戰勝癌症；他們未曾把營養視為癌症預防或治療當中重要的部分。相反的，擁護體質理論的人基於許多原因（不單純是癌症）也會避免環境中的毒素和病毒，術後還會針對他們所認為的癌症根本原因進行處理，例如營養。

這兩種理論有些互斥，因為如果完全採納體質理論，就會大幅降低任何局部治療方案的需求。同樣地，完全採納局部理論，體質治療方案也沒什麼發揮的空間，即使是做為補充措施也一樣。正如完全採納體質理論會令人懷疑局部治療方案的必要性，完全採納局部理論會減少我們對於疾病體質導因和治療的關注。限制癌症專業人員只能秉持其中一種觀點，就會大幅減少治療選擇的廣度和多樣性，對大眾而言無疑是一大損失。

限制癌症專業人員只能秉持其中一種觀點，就會大幅減少治療選擇的廣度和多樣性，對大眾而言無疑是一大損失。

✿ 早點割掉腫瘤就沒事了嗎？ ✿

　　這兩種癌症因果關係理論爭戰了一個世紀以上，如果你想一下相互競爭的根本信念和各種觀點，就知道肯定會爭戰更久。早在一七八四年，愛丁堡的班傑明・貝爾（Benjamin Bell）就主張乳癌是局部的疾病，最好的治癒方法就是手術。

　　但是，一八一六年，約翰・阿伯內西醫師不同意這個觀點，而差不多時期的威廉・蘭貝和約翰・霍華德也是。阿伯內西表示：「如果本身體質就容易罹病，而且容易罹患重病，在最好的時機開最好的刀，帶來的只有恥辱。」

　　數十年後，一八四四年，約翰・休斯・貝內特在法國外科醫學會於巴黎的研討會上的報告指出，法國醫師尚・克魯維耶（Jean Cruveilhier）重申以下觀點時屈居弱勢：「癌症總是與體質不良有關，局部疾病是果而不是因，先去除果，因依舊存在，這是相當荒謬的做法。」但是如你所能預期，外科醫師一直偏好癌症局部理論，克魯維耶的同事也一樣。他們主張：「最應該遵守的實務規則，就是越早割掉（腫瘤）越好。」換句話說，他們擁護符合其做法的觀點。

　　整個十九世紀，這些學者持續以差不多的方式來回爭辯。倫敦病理學會在一八七四年贊助關於癌症是局部疾病或體質疾病的辯論時，喚起了對此事的較高意識，彰顯了這在未來醫學上是多麼重要的主題。這場倫敦的辯論會沒有得到任何結論，無論如何，最後依然是一場僵局，很大的原因是，吸引人又單純的局部理論依然受到許多人青睞，尤其是外科醫師。

　　一八七九年，R・米切爾（R. Mitchell）談論局部理論時說：「每種特定疾病的起源和存在，都取決於單一且不可分割的導因，而非綜合多

種的導因。」最大的兇手（或至少最常被拿出來講的兇手）包括檳榔、煙囪的煙灰和燒熱的陶瓷菸斗。每一種都被認為會造成不同類型的癌症（口腔癌、睪丸癌、唇癌），而且全都被外科醫師欣然接受❶。

先前提到的布克利巧妙地表明他那年代的人對癌症單一原因的狹隘觀點，他說：「相關研究一直在尋找某些外部原因，例如寄生蟲病（以及『局部傷害和刺激』），但根本是徒勞。」

✿ 多出來的對手——放療和化療 ✿

假若當代醫界流行外科手術，局部理論就不可能被推翻。手術不會突然消失，也不會退讓給著重於營養控制的理論。如果能給予強調疾病因果關係的體質理論更多關注和資源，它最終可能會獲得勝利，從而改變歷史，但現實並非如此。

十九世紀末，思辨強烈動盪並斷然偏向局部理論，而非逐漸偏向體質理論。這不是因為當時已經證實體質理論是錯誤的，而是外科因為兩項新興科技而擁有特別的優勢：放射治療和化學治療。

此後，體質理論支持者的對手不再只有外科醫師，還有新的一群放射科醫師和化學治療醫師。這些科技採用的治癌方式與手術治療相同，精準又局部瞄準疾病，使得那些與癌症因果關係複雜代謝作用纏鬥不休的人更屈居弱勢。

化學治療和放射治療崛起之後，體質理論逐漸式微。局部理論這一方贏了，自此之後，局部理論的主導地位對人類的影響就越來越大了。

雖然我們很容易陷入這場思辯更抽象和理論的層面，或者對簡單與複雜的吸引力進行哲學思考，但絕不能忘記背後的人為因素。最重要的

是，有無數生命因為無效的癌症預防和治療方案而喪命。任何曾經以病人、醫師或親友的身分和癌症打過交道的人，都受到二十世紀初的「進步」所影響。

但就像現在一樣，也有許多專業人士不僅其觀點被忽略，還因此受到懲罰。布克利在八十三歲的時候因為批評外科手術，而被他的專業學會（美國癌症研究協會）開除；霍夫曼的開創性研究以及對於美國癌症協會的成立有多麼重要，但在歷史上卻完全不曾留名。

我也相信，傲慢對這場思辯有很深的影響，加速了外科手術、放射治療和化學治療的主宰。

相信極複雜的疾病可以透過非常簡單的辦法治癒，實在很天真，但更可能只是傲慢。

這種態度一直持續到最近，正如著名的癌症研究學者瓊・奧斯托克（Joan Austoker）談論乳癌手術時那樣。麥可・希姆金（Michael Shimkin）大概是當時近半個世紀癌症領域最具影響力的代言人，他在一九五七年再次提倡這個觀點——傲慢又再一次草草打發了其他觀點。

早期掛心於複雜營養因果關係的科學家，真的沒有提出一些什麼嗎？局部理論的支持者往往主張體質理論不夠聚焦，甚至不能稱為科學。這樣的看法讓我們看到科學只吃一套辦法，就是封閉又傲慢的辦法。紐約聯合門診醫學院暨醫院的班布里奇（W. S. Bainbridge）在一九一四年的著作《癌症問題》當中展現前所未有的傲慢：「外科技術已經發展到如此完美的程度，我們保證可能透過外科處置來治癒疾病。」（我們不久就能看到外科處置有多「完美」）班布里奇繼續指責懷疑的人是「愚昧……膽小、怕刀子的人」。

好吧，我想這已經超越傲慢了。這是公然的謬論，是針對局部理論批評者的人身攻擊，而不是針對批評本身，因此就邏輯上來說就是攻擊。

❧ 主流治療方案成功了嗎？❧

　　儘管局部理論獲勝，首選治療為人稱頌，但在二十世紀初期支持外科手術、放射治療和化學治療的證據，實在不怎麼樣。

放射治療

　　放射治療在接近二十世紀初開始被運用，是在患部（如腫瘤）施用高度聚焦的放射線殺死癌細胞。在接下來的四分之一個世紀，放射治療引起相當大的興趣，卻沒有強力的證據支持。這類研究之中，最大型的研究是外科醫師查爾斯・L・吉勃遜（Charles L. Gibson）回顧紐約醫院一九一三年至一九二五年之間五百七十三個各種癌症的案例。他的結論是：「我個人的臆測是，放射治療未曾達到任何實質的改善。」

　　儘管有此結論，對於放射治療無來由的希望還是不斷延燒。美國癌症協會全國委員會會議紀錄指出，該組織在一九一四年和一九二一年發現有必要抑制大眾的樂觀看法。

　　一九二五年，美國癌症協會常務董事喬治・索柏（George Soper）坦言英國放射治療的失敗。同一年，霍夫曼和其他人提出一連串的報告，指出過度暴露於放射線，與癌症風險增加和其他嚴重傷害有關。

　　然而，到了一九二八年，美國癌症協會不再嘗試限制大眾對於放射治療的信心；事實上，他們發表一則備忘錄來消除大眾的恐懼，如此一來，放射治療的信徒就能繼續發展更好的產品。

　　到了一九三〇年代，形容放射治療的狀況最貼切的說法是：

▶對於在實驗室培養的癌細胞採取特定的放射治療行動（即標靶式放射治療）可以抑制細胞生長。

▶放射線同時具有致癌性（造成突變而促發癌症）和抑癌性（摧毀細胞而限制癌症，但僅在放射線束足夠聚焦限縮的情況下）。

▶如果針對放射生物學規劃謹慎的研究，最終可能會找到關於放射治療效果的實用資訊。

當代關於放射治療的證據讓人印象不深，甚至可以說是不存在。比較放射治療相對於手術的病人存活率，大概是令人印象最深刻的研究了。不過，我接下來會分析這類研究的重大弊端，所以來自這類研究的數據看看就好。

化學治療

同時，化學治療是一種多半使用高毒性化學物質殺死癌細胞❷的治療方法，而關於化學治療這個新興領域的支持證據幾乎不存在。事實上，我們很難分辨化學治療與當時的江湖郎中、庸醫和好心但被誤導的醫師所用的一大堆假藥。

值得注意的是，在時代變革之際，化學治療的概念越來越受歡迎，更有必要在江湖郎中的假藥和合格醫師的治療之間劃下正當的界線。表面上這聽起來是好事一樁──只有傻瓜才會覺得花力氣掃除江湖郎中的假藥有問題，對吧？你可能會這樣想。但我們至少應該嚴格把關，**杜絕「合格醫師」提供的假藥**，看看他們究竟提供了什麼樣的治療。

我們這麼做之後，卻得到不樂見的結果。

一九二六年，美國癌症協會在紐約莫洪克湖舉辦一場重要的研討會，評估化學治療的證據。根據美國癌症協會副主席暨哥倫比亞大學臨床病理學教授弗朗西斯・卡特・伍德（Francis Carter Wood）所言，當時最好的化學治療是由靜脈注射膠體鉛的布萊爾・貝爾方法（一次療程的最高

▶對於非手術案例，醫師不願意計算緩解的案例數。

　　儘管相關數據有這些嚴重的弊端，還是有很多人宣揚外科手術的成功。外科手術的頭號粉絲要屬康乃爾臨床外科教授霍華德‧李林塔爾，在一九二六年莫洪克湖的美國癌症協會研討會上，他主張關於外科手術最優秀的報告包括先前提到的查爾斯‧L‧吉勃遜、外科醫師艾莉西斯‧莫施科維茨（Alexis V. Moschcowitz）和格林伍德（M. Greenwood）的報告。然而，這些資料來源，尤其是前兩份報告，被李林塔爾給扭曲了。

　　在比較李林塔爾在研討會上關於吉勃遜之研究的說詞，以及吉勃遜自己的說法後，我發現李林塔爾的說詞是明顯不實的陳述。

　　吉勃遜是紐約醫院康乃爾分部的外科醫師，他的報告中記載了一九一三年至一九二五年間五百七十三個各種癌症案例的追蹤史；關於外科手術以及許多人用來支持外科手術的證據，以下是他的看法：

　　「我們一直活在統計謬誤的虛幻幸福中……我們該毫不猶豫地摒棄所有比較舊的數據，而所謂的根治手術，只有在經過最詳細的檢查並確認沒有轉移病灶後才該進行。」

　　不過，李林塔爾完全忽視這些說法，曲解了吉勃遜的資料，做出完全不同的結論：「接受手術者在既定時間內存活的機會，是相同時間長度內沒有接受手術輔助者的兩倍。」他繼續說：「報告中許多案例都是手術技巧和外科判斷的典範，結果都極為出色。」

　　結果都極為出色？這與吉勃遜的說法天差地別：「關於癌症手術令人沮喪的現況，我們沒看過更糟糕的報告了。」

　　我在這裡當事後諸葛，好像在看他們對話一樣，對照這些片段看出這些報告的差異。不幸的是，吉勃遜無法以相同的方式為自己的報告結果辯護，因為他甚至沒有被邀請參加一九二六年的美國癌症協會研討會。儘

管他是大部分這類詳細研究的開創者和作者，卻被排除在外。可恥的是，他強力的研究結果也被排除在外。李林塔爾很明顯知道且願意在吉勃遜缺席的時候，「分析」（誤解）他的著作，所以吉勃遜被研討會排除在外，顯然不是單純的失誤。

同樣地，李林塔爾的論文也莫名地省略了莫施科維茨等人在紐約西奈山醫院的研究（這項研究也在研討會上受到讚美），不難看出李林塔爾的動機。

李林塔爾首先讚美（後來被認為很可怕的）霍爾斯特乳房根除術（Halstead mastectomy），然後總結：「現代手術通常能夠成功根除局部病變，這一點已得到證明，很多案例死於遠端轉移，肯定不是復發。」他宣稱轉移肯定不是復發，這一點和莫施科維茨的說法完全矛盾，莫施科維茨的論點是：我們無法肯定地分辨復發和轉移。莫施科維茨也提出警告，存活率「並不像大家草率檢閱文獻所看到的那麼好」。

同時，此時期反對外科手術的報告❹包括羅伯特‧貝爾（Robert Bell）、約翰‧蕭和布克利的報告；瓊‧奧斯托克的回顧中也記載了其他異議。

考量到這些批評、當代和更近代對這種做法的分析回顧、支持手術卻有弊端的數據，還有對整件事強烈的感情用事和偏差，外科手術（還有放射治療和化學治療）在二十世紀初期的優勢，顯然不能單就功績來判定其勝利或具正當性。

❧ 營養只能「預防」疾病，無法救命嗎？❧

癌症的治療比癌症的預防還要更急迫、更個人化。因此，將癌症視

為局部疾病進行局部治療時，會趨向手術、化學治療和放射治療等比較聚焦的治療方式。在十九世紀晚期（甚至是現在）不可能以營養做到這件事，一部分原因是：即使有多種營養素能夠集中作用，我們卻還未發現這些營養素。

因此，隨著對局部理論的理性接納日益普及，加上治療的急迫性，營養與癌症之間的關聯性就不被視為治療癌症的可能方法；營養對體質或生活方式的影響，充其量只能幫助預防癌症。然而，營養在預防癌症方面可能的作用，最終引導出幾種人類研究：

▶比較各種營養型態和各種飲食習慣的群體的癌症死亡率。

▶假設可獲得某種食物的條件維持不變，則比較死亡率隨著時間變化的趨勢。

▶觀察移民、飲食攝取趨勢和癌症風險之間的相關性（即遷移並採取新飲食習慣的個人或群體，其癌症風險是上升或下降）。

▶至少有一項非常大型的案例對照研究（如霍夫曼的研究）。早期（一九一三年至一九一四年）的實驗性動物研究也顯示，攝取較低熱量可以大幅降低移植的腫瘤組織的生長。

過度的營養會從細胞層級引發腫瘤生長，最終腫瘤會獨立生長或展現出「增生力」。

移民對癌症風險的影響，是癌症與生活型態和環境的關聯性最可靠的證據，這也是霍夫曼、威廉斯、羅素和其他許多人最屬意的一種證據。最常見的假設是「過度的」營養會造成癌症。他們還能如何解釋人群中最「健壯」且看似健康的群體，發生癌症的比率最高呢？

一九〇八年，威廉斯提出，過度的營養會從細胞層級引發腫瘤生

長，最終腫瘤會獨立生長或展現出「增生力」。就腫瘤生長的內外在因素而言，他說：「過去我們可能低估了外在因素刺激腫瘤形成的價值；不過，就癌症生長的整體過程來看，腫瘤的形成就像正常的生長過程一樣，通常是由內在因素主導。」在此，「內在因素」是指複雜的代謝功能；換句話說，是指疾病的體質來源。

此證據並沒有說營養是深奧難解的事；這是當時癌症研究和教育協會中最有力的領導者一直以來都知道的事。

霍夫曼在一九一三年促成美國癌症協會創立的那場「癌症的威脅」演講中，說得相當清楚。他對新的協會提出十項建議，大部分是鼓勵改進記錄不同群體癌症盛行率的統計程序，但他也針對如何判定癌症導因，提出兩項非常具體的建議：「準確確定癌症相關職業災害的發生率」以及「分析營養對於誘發癌症的影響」。而在E‧H‧里格尼（E. H. Rigney）撰寫的協會史中，霍夫曼也特別說道：「既然錯誤的飲食可能是癌症發生的致病因素，就應該以嚴謹又能得到結論的科學方法……調查癌症病人的飲食。」

然而，雖然新成立的協會支持霍夫曼對發展統計調查的建議，卻忽略了研究營養和環境因素的建議。自此之後，美國癌症協會就一直採取這樣忽略的模式。

營養理論在英國也相當出名。大英帝國抗癌機構對宗教修會進行關於飲食和癌症的一項重要研究，並於一九二六年主張「某些很有地位的英國醫界人士」非常重視營養，此外，「有關飲食和癌症這個主題的文獻，包含數百本書籍。」

可惜，回到我們關注的重點，一切都變了，直到十九世紀末，癌症因果關係的局部理論成為主流，而這種主流明顯反映出當時和從今以後的醫療實務。

外科手術、化學治療和放射治療都沒有可信證據的支持，卻大行其道，這證實了權威教條的力量；摒棄其他有證據存在的方案，也證實了長期以來壓抑爭議觀點的趨勢──到了二十世紀早期，隨著幾個癌症機構發跡，這些趨勢甚至更為明顯。

❧ 不容異議的四大癌症機構 ❧

目前為止，我們看到進入二十世紀時癌症因果關係的局部理論如何勝過體質理論，以及如何影響我們的治療方式和不負責任地誤解數據。

為什麼這場戰役中許多參與者從癌症研究史上被除名，以及為什麼關於癌症因果關係和治療的相同理論與實務其實有問題卻持續至今，都可以藉由二十世紀初幾個有力的癌症機構成立而得到答案：帝國癌症研究基金會（Imperial Cancer Research Fund，簡稱為ICRF）、美國癌症研究協會（American Association for Cancer Research，簡稱為AACR）、第二章介紹的美國癌症協會，以及大英帝國抗癌機構。當時無法避免這四個機構的力量，至今依舊如此。

幾乎所有關於癌症研究的專業活動，都是由這些機構發展、資助和控制，除了其中一個：美國國立衛生研究院的美國國家癌症研究所，它是由美國癌症協會和美國癌症研究協會的領袖們成立，並由美國政府全權掌控，以納稅人的稅金資助。

儘管可能相當顯而易見，但重要的是要記住，機構在一開始只是一群志同道合的人，但隨著時間流逝，志同道合的一群人往往會變得越來越氣味相投。這是**人性**：屬於任何團體的人都會尋求和諧與穩定，專業機構也比較鼓勵從眾團結，而不是突出的個人意見。即使在許多具自我

認同的局外人群體中（我想到的是各種反文化運動），最終分成小團體的過程也是如此。從眾團結加上巨大的力量，就是一件可怕的事，不僅限制大眾的意志，機構也容易趨向自保、停滯。即使機構中絕大部分的人立意良善，也會發生這樣的情形。

獨立且思想自由的人之間的辯論，可能既激烈又有爭議（例如十九世紀關於癌症因果關係的體質理論和局部理論的辯論），但將之與那些地位已經建立的機構之內部相同辯論比較，至少對於少數觀點更為寬容。持少數觀點的人害怕被報復，於是比較無法表達，畢竟沒有人想要被專業機構排除或驅逐，如此一來，辯論本身的性質也發生了變化──總是得跟隨團體的風向；獨立的個體降成一丘之貉，自由的思想被群體思想掩蓋（我會在第五章著墨更多）。

這聽起來很淒涼，但大部分知名的癌症學會正是這種模式的最佳示範。在英國和美國，這些機構都是由少數而專門的醫界團體發起並控制的，他們一致偏好疾病因果關係的局部理論，以及自己的治療方案。他們沒人相信威廉斯在一九〇八年以及霍夫曼在一九一三年提出的關於營養研究的建議，也不是例外，更不足為奇。

我必須說，他們會忽略這些建議，不僅僅是陰謀，也是更多常見的人類缺點綜合交織，如固執、偏見和從眾。由於這些有意識和潛意識的力量，他們安於更偏向自己喜好的建議。同時，他們也很明顯被營利因素影響，因為疾病局部理論有利於產品的行銷，所以支持疾病局部理論。

那麼，為什麼沒有機構起身支持癌症因果關係的體質理論呢？

儘管營養方面的證據充足，但化學治療和放射治療等新興領域能夠持續發展識別度高的抗癌產品，潛在利益比較好。

此外，由於新的化學藥劑和抗癌科技發展，適合市場所需的智慧財產保護，籌募資金就變得更容易。

最後，大眾沒有理由不信任四大癌症機構——雖然現今大眾常常質疑健康照護系統，但上個世紀的風氣並非如此；我們那時候還比較稚嫩，比較信任機構，還沒有那麼多人受到慢性病的殘害，結果便是，幾乎沒有任何勢力可以抵擋相關機構對社會健康的影響，也沒有人質疑它們的過分影響。

腫瘤發生率統計vs.癌症移植研究

厄尼·巴什福德是帝國癌症研究基金會第一位研究主任，也負責規劃組織的原始研究計畫，沒有誰比他對於英國癌症研究的影響更大了。他對於癌症因果關係的局部理論也相當感興趣：一九一四年，他否定霍夫曼提出癌症比率在西方世界逐漸增加的主張；他提到自己和J·E·莫瑞（J. A. Murray）在一九〇五年撰寫的關於癌症統計的帝國癌症研究基金會報告，報告的結論正如我在第二章中提到：愛爾蘭的癌症發生率統計數據不及英格蘭準確，而英國以外較貧窮國家的癌症發生率統計數據甚至更不可靠。

根據這樣的統計數據詮釋，巴什福德宣稱，營養假說非常仰賴群體特徵的統計分析，所以有很嚴重的缺陷，英國一點也不必擔心。這對於巴什福德和英國而言相當可惜，因為它純粹是推測而已。

這份報告還進一步指出：「從（帝國癌症研究基金會的第一份報告）已知的事實可以預期……飲食對於人類各個種族的癌症發生率沒有重大影響。」除了單純依據數據來源國家來推翻數據的準確性，巴什福德和帝國癌症研究基金會如何證明忽視癌症與營養相關的大規模統計研究是合理的呢？

我們可以由報告的其他部分，看出巴什福德和莫瑞別有用心。他們宣稱：「已經證實癌症只會透過實際的組織移植經由實驗傳播。」還有「試圖透過統計方法（例如癌症普查）建立零星癌症案例之間的關係是沒有用的。」

現在，如果你聽了之後覺得很困惑，不要擔心，你應該覺得困惑！說起來，追蹤腫瘤發生率的統計工作與腫瘤植入研究有什麼關係呢？這兩個論點之間沒有明顯的衝突；那為什麼會互斥，甚至完全相互競爭？

為什麼巴什福德和莫瑞要在這份報告中設下討論癌症移植研究的論點？當我發現帝國癌症研究基金會當時的研究重點特別著重在腫瘤移植研究，而巴什福德個人的研究完全都是這個主題時，一切就說得通了。

巴什福德和莫瑞忽略統計研究，其實與這類研究本身無關，而是和他們自己已經建立的研究方向，以及學會的研究方向有關。宣稱那些來自愛爾蘭和世界上其他較低度開發國家的數據不太準確，就是在走旁門左道，讓大家不要認真看待這些統計結果，或者讓移植研究及統計分析結果之間產生有意義的連結。

無論這樣的偏差從何而來，他們堅持在一篇看似無關的癌症統計報告中宣揚腫瘤移植研究，聽起來很像是高階主管遵循公司政策的說明。在我看來，巴什福德和莫瑞對於老老實實的營養評估，甚至其他與帝國癌症研究基金會既有研究方向不合的任何觀點，一點興趣也沒有。

❧ 漠視營養還不夠 ❧

在整個第一次世界大戰期間，這種偏差持續主導英國的癌症研究。然而，醫療專業人員擔心帝國癌症研究基金會太專注於實驗室研究，而

未投入足夠資金到臨床研究上。為了滿足這個需求，另一群醫師籌組了大英帝國抗癌機構。

在一九二三年，大英帝國抗癌機構成立後的第一年，幕後有許多政治操作。英國醫學研究委員會（MRC）祕書長華特・莫利・夫列契（Walter Morley Fletcher）要求控制新成立的大英帝國抗癌機構，包括其宣傳和公開活動，以有效操控大眾接收到的關於癌症和治療的訊息。藉由同業公會的協助，他在一年內就取得控制權，因此能夠把大英帝國抗癌機構的資金導向英國醫學研究委員會偏好的癌症研究領域，尤其是導向他自己的放射生物學研究上。

由於大英帝國抗癌機構的研究主題受到英國醫學研究委員會管制，該機構幾乎沒有發表關於營養與癌症的文獻（無論是支持或反對），也是理所當然了。不過，仍有兩個突出的例外：一九三〇年出版的《癌症的真相》，還有四年後外科醫師約翰・波西・洛克哈特－穆莫利（John Percy Lockhart-Mummery）撰寫的一篇報告。這些報告中的第二份報告特別反對營養研究：「有各種建議主張癌症的發生與某些食物或缺乏某些食物有關，但沒有證據支持這種想法，還有大量證據駁斥這種想法。」

既然大英帝國抗癌機構早期幾乎完全漠視營養，我覺得這段引述很有趣。為什麼他們突然覺得必須大聲疾呼關於營養的事呢？他們被營養假說逐漸增加的證據威脅到了嗎？我只能這樣推測，但是從洛克哈特－穆莫利的報告中，似乎可以看出策略有變化。漠視營養觀點一段時間之後，大英帝國抗癌機構似乎打算更積極地抹黑營養觀點。

大英帝國抗癌機構破壞營養支持證據的其他作為，通常既笨拙又狡猾。舉例而言，該機構聲稱「目前為止用來測試這些理論的動物實驗性研究，完全是負面的」；然後，該報告對於「所謂的癌症地理分布不均」提出質疑。如此強硬地拒絕營養假說，與較早在一九三〇年《癌症的真相》

中聲明的主張相呼應：「沒有任何可靠證據支持食用或不食用任何特定飲食，會導致癌症發生，而且有確切證據顯示嚴格素食者的癌症發生率沒有差異。」顯然這些主張大多是虛假的，不僅如此，也讓我們體會到霍夫曼在《癌症與飲食》中所哀嘆的整個體系心胸狹隘和不容異己。

這些大膽的結論憑藉的是一九二六年柯普曼（Copeman）和格林伍德的研究。這項研究是大英帝國抗癌機構本身委託執行，宣稱未發現攝取素食飲食之特定宗教修會的癌症發生率有差異。想當然耳，我對這個研究非常感興趣；但我發現，這不是反對營養的可信研究，而是我所讀過最壞心的誤解研究（不過我知道現在有一些研究也是半斤八兩）。死亡證明數據顯示，遵循素食飲食的宗教修會癌症比率較低，但這些死亡證明數據以各種方式被曲解：

▶作者竄改死亡證明（即重新命名死因），還有計入「可能的」案例，人為增加素食者修會檯面上的癌症比率，但在計算一般群體的癌症死亡率時，卻沒有如此調整。
▶當他們發現實踐素食主義的歐洲大陸修會組別癌症發生率只有二〇%至四〇%，就摒棄其數據。
▶他們用不相關的統計類比來進一步模糊數據，聲稱實踐素食主義的修會比實際上的更多。
▶由於他們有意貶低素食主義的主張，所以根據霍夫曼對北美原住民的研究做結論，但此結論與霍夫曼本人得到的結論完全相反。

即便柯普曼和格林伍德已經這樣做了，他們的研究數據仍顯示最嚴格實踐素食主義的宗教修會癌症案例最少，且被歸類為「極罕」發生或根本沒有。

很顯然地，作者沒有注意到這一點。他們的結論是：「關於某些常見飲食攝取會影響癌症的發生有許多看法，但這些看法僅由經常引用的模糊偽統計證據支持，細讀我們的報告，可以使大多數公正的人相信這些看法沒有任何科學價值。」

❧ 啟發乳房根除術的「離心擴散」論 ❧

談到這些學會及其偏見，就很難不提到他們最著名的領導者們，比如大英帝國抗癌機構成立時的英國醫療協會主席查爾斯・柴爾德（Charles Childe）。一九二三年，他宣稱：「我們所知道最重要的（癌症）相關事實，就是癌症最一開始是局部的，而病程是從局部起源點離心擴散。」這聽起來很熟，對嗎？這是疾病的局部理論，被學會權威冠上「真相」之名。

反對統計，偏愛個別病例的研究

柴爾德繼承了山普森・亨德利（W. Sampson Handley）的早期觀察結果，持有離心擴散的概念（即疾病從單一中心起源點擴散〔局部疾病的起源〕）。

亨德利是一七九二年米德爾塞克斯醫院癌症病房非常有影響力的外科醫師，他的離心擴散理論是對極複雜問題的極粗淺解釋，但儘管如此，這個理論仍然具有非常大的影響力。根據瓊・奧斯托克的回顧，這個理論成為十九世紀末威廉・霍爾斯特（William Halstead）「可怕的」乳房根除術的科學依據。

除了發展離心擴散理論之外，山普森・亨德利還堅決反對大規模統

計研究，或是可以同時辨識許多危險因子在許多人之中普遍程度的統計研究（這與疾病的局部起源理論相反）。一九三一年，他對這些研究及許多可能提出的營養假說表示質疑。他對癌症因果關係局部理論的堅持，反映在他偏愛焦點狹隘的研究方法上。

亨德利反對統計研究，而喜歡「針對個別疾病案例的病患進行研究」。他還引用了米德爾塞克斯醫院外科醫師查爾斯·摩爾（Charles Moore）的手術成果。

根據亨德利的說法，摩爾的手術證實了因果關係的局部理論：「一八六七年，（他）表明腫瘤術後復發的原因不是器官或體質不良，而是由於未完全清除原發腫瘤及其周圍的衛星結節。」我們很容易就可以看到，這個理論如何強調早期且完全清除所謂的原發腫瘤，甚至啟發霍爾斯特運用乳房根除術。

大力宣傳會增加癌症風險的放射治療

亨德利慶祝「鐳局部治療」的成功一事，代表局部理論的進一步成功。關於這一點值得再說一次，一九二五年，霍夫曼和其他人表明放射治療會增加癌症的風險，在過去的幾十年，甚至亨德利的美國同儕團體美國癌症協會，也一直試圖抑制大眾對放射治療的樂觀態度。但如同在他前後的許多人，亨德利不受這些異議左右。事實上，他繼續在一九五五年的著作《癌症的發生和預防》中，毫無保留地表現對局部理論的偏好。他也在那本書中透露出對大英帝國抗癌機構之類的學會，其傳播的威權主義資訊控制和「直接公共宣傳」的熱愛。

儘管他把這種宣傳定義為該學會的「次要」使命（與推廣外科手術相比），但在討論宣傳的潛力時卻毫無保留。（說他是很會帶風向的人或許會更恰當？）

大肆批評營養不夠科學

營養與癌症假說在英國的命運,在一九三六年健康教育和研究委員會發表其對於癌症研究的調查時落定。

這項調查的作者毛里斯‧貝多‧貝里(Maurice Beddow Bayly)輕描淡寫地否定了營養:「我們不用浪費太多時間,因為作者過去在兩大研究體系執行的研究中,未發現任何可能被尊為『科學』的東西。」但如我們所見,數十年來的研究(包括實驗動物研究、人類群體研究和實證研究)都顯現出癌症與營養的關聯。

談到這裡我再次想到,自大的科學守門人選擇性地無視某種類型的研究,還有機構規範的威力——所謂機構規範的威力,是指這些組織僅依據一件事是否符合自身利益,而將其定義為科學或不科學的無上能力。

上述的組織把「科學」限定為符合局部理論的研究,使局部理論就此變成癌症界的主要立場。這種機構規範只是為了鞏固權力結構而存在,如此一來,像貝里這樣具有影響力的醫師才能維持完全掌控。於是,英國的「大型研究體系」中沒有營養的戲分,既不足為奇,也不是反對營養的論據——這只是這些機構的政治手段,也進一步證明了他們的偏見。

最後,即使營養關聯性的證據並非來自大英帝國抗癌機構或帝國癌症研究基金會,但相關證據確實存在。貝里顯然認為必須處理一部分證據,尤其是證實飲食對腫瘤生長有所影響的動物研究數量漸增。但是他又再次否定這些研究結果,主張動物研究「無法產生任何有價值的結果,實驗若不能產生有價值的結果,就是愚蠢可笑……耽誤科學知識發展的悲劇……肯定沒有必要評論這種蠢事的科學價值」。

肯定沒有必要評論?然而,他無法抑制自己的評論,就像一個衝動的腹語師,在科學和劇本之間搖擺掙扎,結果脫口而出「愚蠢可笑」和「蠢事」兩個詞。

因手術而痊癒的癌症病人不超過十分之一

在美國，美國癌症研究協會和美國癌症協會，與英國組織一樣，遵守創會元老如教條般的研究偏見：這兩個機構都否認營養對癌症發生的影響。這個教條貫徹在各種層級的研究資助、實驗方法的選擇，以及著作出版上，也延續到一九三七年美國國家癌症研究所這個政府機構的成立。美國國家癌症研究所成為世界上最主要的癌症研究機構，時至今日仍屹立不搖。

從美國癌症研究協會早期領袖的專業背景，可以讓我們能夠清楚明白這一點。一九〇七年的十一位創會會員中，有九位是外科醫師或病理學家，沒有任何一位擁有任何營養相關背景。美國癌症研究協會和帝國癌症研究基金會很相似，相當迷戀腫瘤移植研究的新浪潮。他們尤其對於英國和美國兩群學者的研究內容感到相當興奮，希望研究人員能透過研究腫瘤移植發現某種癌症免疫力。

我可以理解這些早期研究有多吸引人，但是因此排除營養相關作用的研究並不正當，況且其他研究方向並沒有面臨到這麼多的阻礙。事實上，美國癌症研究協會把很大的重點放在外科手術、X輻射、鐳、「苛性（鹼液）藥膏」，以及追求具有抗癌潛力的生物材料，讓化學治療這個仍在設法立足的新興領域趁勢崛起。

值得注意的是，對抗癌藥的關注可能源自於G・H・A・高維斯（G. H. A. Clowes，他是美國癌症研究協會創會會員中唯二不是外科醫師也非病理學家的其中一人），他主張癌症是由病毒引起。高維斯的例子正好讓我們看到在這些研究組織中的代表有多重要：高維斯位列創會會員，很可能就直接促成加速尋找具有抑制癌症生長潛力的免疫治療——可惜的是，沒有營養界的代表參與。

具有顯赫背景和完美聲譽的醫師，卻只因為主張手術有不足之處，就被美國癌症研究協會開除了。

美國癌症研究協會對於營養的輕視還不僅止於忽略，他們對於異議的容忍度極低。布克利就嚐到了這種苦頭，他是紐約皮膚與癌症醫院的首席管理者暨第一位院長，雖然有顯赫背景和完美聲譽，卻只因為主張癌症有手術以外的治療方式而被美國癌症研究協會開除。我們非常清楚地看到：布克利的孤軍小反叛（如果可以稱之為反叛的話）不特別引人注目，也沒有煽動性。他只是在大部分同儕相信外科手術是神聖完美的處置時，說出外科手術的不足之處（尤其是乳房手術）。根據霍夫曼的書，布克利也質疑為什麼營養「從來不曾接受過公正且完全理性的試驗」。兩年後，他依據更具說服力的證據，更有信心地重申這個觀點，他引用了超過三十五位癌症外科醫師的治療結果，結論是因外科手術而痊癒的癌症病人不超過十分之一。

❧ 會惹到美國癌症研究協會的兩項大罪 ❧

我不確定美國癌症研究協會生氣的是布克利提倡營養這件事，還是他提出反對外科手術的證據。我懷疑兩件事都是吧，因為這兩件事對他們而言都是十惡不赦的大罪。雖然霍夫曼早期有參與，後期對研究也有貢獻（如第二章所提到的），美國癌症協會比美國癌症研究協會更不能容忍營養假說。儘管霍夫曼從未真正受到歡迎，他在美國癌症協會內部和周圍的工作仍然持續下去，使他的地位令人印象深刻，卻不是讓人看到協會的公正性。協會肯定很想把他排除在外，但這位傑出的統計學家在進行那場創會演講之後，已經在美國立下了名聲。

此外，霍夫曼的努力不懈也不保證能得到美國癌症協會領導者的支持和尊重。儘管他沒有完全沉默，但他提出的建議只被選擇性地接受，他的影響也只有極小的成效。

他一直被疏遠，也未曾得到應有的榮譽。舉例而言，當他獲頒美國癌症協會第七年度的克萊門特‧克利夫蘭獎章（Clement Cleveland Medal）時，並未提及他針對營養的貢獻和建議；很可惜，當時他因為健康狀況不佳而無法親自領獎。

霍夫曼之前的六位美國癌症協會獎章獲獎者當中，有四位是媒體和募款人士及組織，兩位是科學家。詹姆士‧尤英（James Ewing）是其中一位科學家，也是一九一三年學會的創會會員之一、康乃爾醫學院的病理學教授。尤英同時也是美國癌症研究協會的知名創會會員，以及一九三七年美國國家癌症研究所之國家癌症諮詢委員會（NCAC）的原始會員。

換言之，在二十世紀的最初四十年，癌症圈的科學家非常之少，更沒有其他科學家的影響力能超過尤英；既然如此，他在霍夫曼之前得到克利夫蘭獎章也是理所當然的，而且符合美國癌症協會的優先次序。在專門討論尤英的研討會上，威爾契（Welch）強調尤英受到表揚是因為「充分證明了透過根除性手術或放射治療可以得到顯著改善的治療結果」。

另一位在霍夫曼之前獲獎的科學家是弗朗西斯‧卡特‧伍德，他是哥倫比亞大學癌症研究所的所長。伍德和尤英一樣，也代表美國癌症協會參加國家癌症諮詢委員會，他的研究方向符合主流治療，尤其是布萊爾‧貝爾（Blair Bell）的膠體鉛治療法。又一次，伍德、尤英和大金主們在霍夫曼之前得到克里夫蘭獎並不令人意外，遊戲規則就是這樣定的。

在大局之中，獎項本身並不重要。一百年後的今天，我不能替霍夫曼說自己是受害者，重要的是這些事情讓我們看到這些機構在發展階段的偏差。

✿ 決定研究方向的有錢大爺 ✿

　　美國癌症協會直到一九四〇年代才有自己的正式研究計畫，但它對癌症領域的論述有極大的掌控，進而確保了所有癌症研究的共同控制權（與美國癌症研究協會一起），直到美國國家癌症研究所成立為止。

　　最重要的是，美國癌症協會也控制資訊的流向，決定在什麼情境下適合辯論什麼主題。這個權力在美國癌症協會對美國國家癌症研究所的參與尤其明顯，也就是美國國家癌症諮詢委員、《癌症研究期刊》（*Journal of Cancer Research*，現名為《美國國家癌症研究所期刊》〔*Journal of the National Cancer Institute*〕），以及影響深遠的首次莫洪克湖研究研討會。

　　關於癌症最重要的辯論，還有關於這些辯論的決定因素，往往出現在這類期刊和研討會當中。國家癌症諮詢委員會的七位初始會員，由美國癌症協會選拔了四位，再加上主席。

　　尤英和其他後來成為國家癌症諮詢委員會會員的人，在準備莫洪克湖研討會的講者名單時，排除了霍夫曼和批評放射治療的查爾斯·L·吉勃遜這些局外人，一點也不令人意外。

　　既然研討會的重點放在詮釋癌症統計數據和死亡趨勢，就不應該排除霍夫曼。

　　然而，出席的三十一人不是外科醫師就是病理學家，或者是臨床醫學專業人士。其中沒有營養學家，只有一名統計學家，而且還是實際上不為人知的統計學家。

　　尤英在演講中貶抑那些關於營養和癌症的建議是「類醫學文獻」，並且展現他對標靶式放射當作治療方法的喜好，也就是說，他在這個方法上投注了自己專業生涯的大量心力。

✤ 人類健康最大的威脅 ✤

一九八六年，當我在牛津從一大堆營養和癌症研究歷史中鑽出來的時候，對這些事情就有了全新的看法。

回顧這段歷史令我印象深刻，關於營養和癌症最珍貴的信念之形成，原來一路上遭受到這麼多阻撓，其中許多阻撓還持續至今，而且來源可疑。

有些人可能會說，這段歷史比我在本書中提及的更深遠，而且肯定更加混亂，這一點我不否認。但歷史一直以來都比我們能敘述的更為深遠而混亂，不是嗎？

我也不打算理解癌症研究界的各種不合理；雖然我在這裡凸顯出幾個重點，如受到過度簡化的詮釋方式吸引、專業偏見無所不在，以及機構的威力等，但也許還有其他原因使得營養與癌症的研究順位被放在這麼後面——舉例而言，飲食一直以來都與傳統和階級地位有關。我不知道確切的影響程度，但可能這些及其他因素也對於排斥營養假說有很大的影響。

為了讓這段論述簡潔易懂，我不得不挑選要包含的事件和報告。我大可以引用更多作者、醫學權威和科學家的文獻來加強，但我盡可能依據以下兩點來決定：個別作者的重要性，以及我是否能夠讀到第一手資料。希望如此一來能更妥善呈現這個領域並更精準反映作者的觀點。

大部分人並沒有邪惡的陰謀

雖然我心中有這些限制，卻注意到一些確實存在的模式：

❶理論決定實務，反之亦然。局部理論戰勝體質理論，使得外科手

術、放射治療和化學治療勝過營養，而且成功運用局部治療（即使只是短時間成功）顯然也強化了我們對局部理論的信念。

❷接著，**實務促使機構成立。**如果在十九世紀早期有更多臨床專家認真看待「蔬食」，他們可能會成立自己的研究機構並為研究籌募資金。

❸最後，**機構圈形成論述，包括國家政策、相關理論和實務。**機構圈的偏差傾向於他們最熟悉的理論和實務，也正是這些理論和實務造就了他們，於是惡性循環就這麼永遠持續下去。當他們要保護那些會帶來經濟利益的做法時，最會這樣做。

有非常多人遵循這樣的模式，其中許多人的確立意良善。我對這些人的看法很簡單：他們的良善立意經過體制化了；他們的勇敢作為和博愛精神被封印了；他們被困在迴圈裡，接收消息的學會也是如此；最重要的是，他們忘記自己的體制化。

在這些機構成立的最初幾年，體質理論和營養觀點被忽略、不受歡迎、不被獎勵；後來，就直接被遺忘，甚至因為偏離被稱為科學的內容，而從機構的歷史被抹去。

> 對於人類健康最大的威脅，不是我們稱為「治療」的無效方法和方案（儘管它們可能代價高昂且會造成損傷），而是影響更大的遺忘行為。

未來，我們可能會說，對於人類健康最大的威脅，不是我們稱為「治療」的無效方法和方案（儘管它們可能代價高昂，而且會造成不容忽視的損傷），而是影響更大的遺忘行為。

相關機構如此嚴苛對待異議者，不是因為該機構的參與者（研究人員、政策制定者等）有邪惡的陰謀。

最主要的原因是，這些人無視或遺忘了過去——他們無從得知在他們之前的相關重要事件。

五年以上的研究就被說「過時」

這是所有科學家都面臨到的問題，但對於研究生物學上複雜的疾病（比如癌症）時特別不利：**我們太過注意短期間的未來，太過注意設計問題和研究計畫，卻不夠注意於調查和整合過去的教訓。**

在我專業生涯早期，大家普遍認為進行任何新的研究計畫之前，應該回顧過去的文獻，至少要回溯過去好幾十年。現在，似乎任何出版超過五年以上的東西就會被視為過時，甚至不相干。隨著越來越多人進入研究領域，出版的速度和數量都增加許多，「歷史」被壓縮到只要考慮過去短短幾年就好。

我四十幾年前到華盛頓特區以外的美國實驗生物學和醫學學會聯合會總部進行休假研究的時候，就嘗試面對這個問題。我在那裡被任命為國會聯絡代表，負責監督國會中的生物醫學研究經費。那是很艱難的工作，所涉及的遊說和政治運作遠超過我所能忍受——坦白說，我做得很差，不太能勝任這個角色。

無論如何，身為第一位擔任這個職位的學者，他們要求我彙總自己的想法、經驗與對繼任者可能有用的任何實用指導。考慮到我所工作的環境，其中大多數人的重點都放在不久的將來，幾乎沒有人會思考過去的教訓，所以我提出一個有點胡鬧的建議：我們中止所有新的美國國立衛生研究院研究經費（固定發放的薪資除外）五年，把時間和資金投入於舉辦研討會並討論上個世紀的經驗教訓上。

我建議應該先去了解過去的路徑，才能為生物醫學研究的未來找到新方向。

我的資深同事認為這個初生之犢的想法很瘋狂。每個人都知道研究界雖然很狹隘，但一切剛好進展順利，不需要進一步討論，而且任何這樣的討論都會阻礙科學向前發展最重要的動力（卻從不介意這種力量把我們帶到什麼境地）。

最後，聯合會不願意發表我的論文，而我屈服了。他們的看法是，這樣的陳述只會凸顯美國國立衛生研究院的無能；而我覺得，他們說得的確沒錯。

但是想想看，這是四十年前的事！我們現在有更多科學資訊要整理、詮釋和應用，而當中大部分在未來將不為人所知；大部分在付梓之後就被遺忘。

即便如此，科學的巨輪仍持續運轉，卻不是像輪胎一樣在地上向前滾動，而是被懸掛固定在機構的框架上，永遠而多餘地轉動著。

今天的研究和治療，必須符合不斷縮小的範疇。我毫不懷疑，如果有可能把營養的力量提煉成單一、可識別的東西（比如藥丸或醫療處置），那營養觀點會得到更多的支持和擁護者。同時，一百多年前由局部疾病理論主導的老舊治療方案雖然無效，卻仍繼續主導癌症領域。

然而，如果這些從一開始就是有效的治療方案，如果結果真如某些評論家所言「極為出色」，那麼我們可能完全不會有第一章中介紹的所謂抗癌之戰。

實際上，戰爭一發不可收拾！

🌿 砸大錢，或是放棄治療？ 🌿

我們現代而「先進」的癌症治療法，帶來無比糟糕的成本，還經常

有致命的身體創傷。根據二〇一四年的估計，每次門診化療的平均成本大約是兩萬美元；住院化療的成本高達兩萬六千美元。

更糟糕的是，這些成本增加的速度，比平均生活費增加的速度還要快，所以現今**許多病人必須在放棄治療和為了用藥而花大錢之間做出困難的抉擇**。

而且令人厭惡的是，這個富裕的國家有這麼多人民只為了活下去就得損失巨額錢財，而我相信大多數人願意這麼做。

但正如我們所見，許多治療的效果值得懷疑。

二〇〇四年，澳洲和美國研究團體聯合評估關於二十二種癌症的龐大資料體，結果顯示我們的「治療」根本不是治療。與不治療相比，使用細胞毒性化療藥的病人，五年存活率平均只增加二・一％，絕大部分只是安慰劑的作用。

如果這樣還不夠糟，近期歐洲藥品管理局的報告指出，二〇〇九年至二〇一三年間經許可上市的癌症藥物中，大部分（五七％）沒有任何證據顯示**「可改善病人的生活品質（質）或壽命（量）」**。與此同時，仍有許多藥物被稱為**「突破性的治療」**而上市。

用這種「質或量」的門檻來判定成功與否，既不明確也不嚴謹，甚至無法用來鑑別短期和長期的作用，而且調查期間上市的大部分藥物都沒有顯示出有這些好處。

我們的癌症「藥物」毒到用藥的病人上完廁所之後得沖兩次水。這很重要，因為**治療後藥物會留在體內大約四十八小時，而且可能傷害到家裡的健康者。**

進一步來說，如果這種「藥物」會傷害到健康者，那它對使用的重病病人可能會怎麼樣呢？

簡單來說，即使好幾十年過去，我們治療癌症的能力還沒有改善。

我們只有「更新」一百年前的無效治療，而這全都是因為我們持續誤解和忽略了營養對於造成疾病以及可能治療這個疾病的影響。

❧ 替代方法 ❧

主流文化敘事主張飲食和疾病只有極小的相關性，全食物蔬食飲食及其研究證據卻觸犯到這一點，所以具有爭議。在先前兩個章節中，我們已經針對癌症的脈絡來討論過這一點，但大概所有疾病都被這種文化敘事主導。

我傾向根據在這個領域的專業知識，以及一九八〇年代中期在牛津發現的豐富歷史來討論癌症。但是請不要誤會：相同的重要教訓也適用於其他疾病領域。

在此我想說的是，宏觀來看，這種敘述相對比較新穎。沒有無可爭辯的證據足以證明我們對局部導因和局部治療的唯一信念是正確的。二十世紀早期的證據無法支持局部導因和局部治療的唯一信念，現今的證據也是如此。

為什麼我們付出這麼高的代價，還要堅持這個唯一的信念？難道現在不該像威廉・蘭貝在兩百年前提出的那樣嘗試一下嗎？

全食物蔬食飲食具有爭議，是因為它再度挑起有關局部疾病和體質疾病的古老辯論。

今天的現狀讓這個辯論停歇，但支持全食物蔬食飲食的研究卻非如此，這些研究建立起營養與疾病之間的連結，使得古老的爭議來源復活，而這是現狀想要繼續遺忘的古老爭議。

但全食物蔬食飲食不僅考驗了殘敗的疾病照護體系（我將在第二部

分討論），還考驗了傳統上對於「良好」營養的理解，尤其是關於動物性蛋白質的傳統觀念。

---

❶ 順帶一提，現今的證據顯示，暴露在一般濃度的單一致癌物質之下，很少（如果會的話）足以增加癌症的風險；像米切爾這樣早期的研究學者當時還不知道，但是今天許多愚昧專業人員仍然擁護支持單一致癌化學物質的可疑證據，就沒什麼藉口好說了。

❷ 如果你有聽過類似說法，那非常好；放射治療和化學治療背後的前提是相同的：癌症無法逆轉，只能殺死。

❸ 令人欣慰的是，這個時代並非完全徒勞。急於開發化學藥物，尤其是荷爾蒙來治療癌症，讓大家對理論癌症生物學研究的興趣日益濃厚。

❹ 貝爾醫師在多年實務後拒絕執行手術，當他試圖告訴同事自己對手術的失望時，卻遭遇極大的敵意並受到其他專業人員排斥。不斷嚴重受挫之後，他寫了一本書訴說這段故事，只在極少數重要的圖書館有館藏。找到他的書之後，我還得割開兩處書頁沒裁開的地方；顯然，我是他的書放在牛津大學博德利圖書館八十年來的第一位讀者！

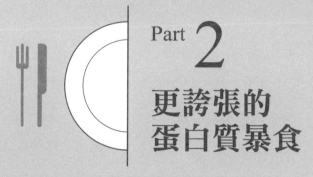

Part 2
更誇張的
蛋白質暴食

Chapter 4

別叫我們「不吃好東西」

> 除了我自己的困惑，我給不了任何人任何東西。
>
> ——傑克·凱魯亞克（Jack Kerouac）

我希望眼前的問題可以簡單一點，這樣只要寫三章就夠了。我希望我們可以單純地說：「好哇！營養對於生病以及促進健康有非常大的影響，我們現在就著手處理吧！」可惜不能這麼說。

正如我們對於營養和疾病的看法（或所沒有的看法），受到可疑的說法牽制了一個世紀以上，我們對於營養科學本身的態度也是如此。

正如以往，異議會被駁斥，現在依舊如此。這表示即使大家公認營養對於疾病和健康有很大的影響，許多人還是非常困惑，到底最好的營養應該是如何？

想想你自己的經驗，應該可以想到很多例子。關於健康和營養，幾乎到處都是造成分歧和困惑的論述。然而，我們對於健康和營養的看法非常重要，因為這直接或間接決定了我們偏好的飲食，只是要定義現代飲食是非常不容易的。

無論你喜歡二十一世紀的原始人飲食法、高脂緊急備戰狀態飲食法、人類會用火之前的純素飲食，還是把這些飲食法拼湊組合起來的其他流行飲食法，都可能看過這些流派的死忠信徒及反對者。此外，許多倫理、環境和宗教因素也會影響我們的飲食選擇，如同當前的政治局勢，我們正身處僵局，想要打破僵局需要完全顛覆思考，不只是關於飲食的看法，還有對於健康和營養的更深層觀點。

在關於飲食的辯論中，我光是參與並提出科學證據，就與他人交戰過好幾次。我尊重不要食用動物的倫理論點，但我對於動物性蛋白質的看法只是依據它與人類健康相關的證據而來，向來與動物福祉無關，所以有各種社運人士因此批評我。對於某些提倡嚴格素食的人而言，即使關於健康的證據符合他們不傷害動物和不殺生的主張，他們也會忽視或否認實驗性實驗室動物研究所得到的證據。

當然，我遭遇過更多來自辯論另一方的批評和急躁言行。如同我過去寫到，一九八九年在南韓首爾的世界營養大會研討會中，在我上臺報告自己的研究時，楊弗農（Vernon Young，一位非常具影響力的研究學者，麻省理工學院的食品科技與營養教授）就在觀眾席上大聲說：「柯林，你說的都是好的食物，但別叫我們不要吃好東西！」他當時所說的食物，當然就是含動物性蛋白質的食物，這是我人生最初幾十年鍾愛的食物，也是我的酪農家庭賴以為生的食物。

如果楊教授依據科學批評我的簡報，將會激發更積極且有成果的交流，也許我們能因此更靠近真理和智慧。

事實證明，他的實際批評更具啟發性，凸顯了營養科學長久以來的核心問題：**營養科學常常與和證據無關的「好」食物、「壞」食物價值判斷綁在一起。**這些價值判斷從何而來？理想狀況下，這些價值判斷理應來自營養科學。然而，就經驗來看並非如此。有許多因素造成我們認為什麼

是、什麼不是「好食物」。即使有證據顯示食物會造成疾病，但宗教、環境和倫理考量都會影響我們的看法；不可否認，階級地位和文化是飲食偏好的指標；長久以來，食物也與財富和出身地區有關；食物的滋味當然更是有影響。

顯然，許多關於食物的價值判斷，並非純粹科學的結果，如果以為科學本身總是可以凌駕在這些判斷之上，實在是太天真了。由於強大、受歡迎的食品業並不缺乏用於資助有利研究的現金，所以我們無法阻止強化這些價值判斷的「證據」產生。

> 許多關於食物的價值判斷，並非純粹科學的結果。

✻ 可疑的三五％蛋白質攝取量安全上限 ✻

想必楊弗農不認為自己是蹩腳的科學家，但他肯定會因為本（營養科學）末（他所謂的「好」食物）倒置而羞愧。可惜的是，當許多像他這樣的人把這種態度帶入營養學最具影響力的領域，後果就不堪設想。舉一個相當有破壞力的例子——

二〇〇二年，楊教授擔任食品與營養委員會（FNB）的主要營養素小組委員會的主席，負責首次建立飲食蛋白質的「安全上限」（upper safe limit，簡稱為UL）。他們把飲食蛋白質的安全上限設為攝取總熱量的三五％，這是一個相當驚人的數字，在當時和現在的科學來看都不合理，對人類健康有相當大的傷害，所以老實說——很不恰當。甚至，在眾多學術報告中，沒有證據支持這項現在已經廣為人知的建議。

建議每日營養攝取量，是指人體平均需要多少量才能維持最佳的健

康狀態，食物與營養委員會在一九四三年首次提出此估計值，往後每五年修訂一次，而食物與營養委員會建議每天攝取的熱量要有一〇％來自飲食蛋白質。

三五％的飲食蛋白質攝取量安全上限也很不實際——因為我們必須攝取極大量的動物性蛋白質才能達到這個門檻。

蛋白質占熱量一〇％（建議量）與蛋白質占熱量三五％（上限）的飲食，就生物學的角度來看差異極大。只攝取植物性飲食（植物至少含有八％至一〇％的蛋白質）就能達成前者，而後者則必須攝取幾乎純肉食才能達成。

所以，兩者都認同，就等於兩者都不認同。實際上，這個建議等於沒用，你想吃多少蛋白質就吃多少吧！這個建議有雙重功效，**既保護產業，又讓消費者有虛假的安全感。**

當然，科學的寬容度就沒有那麼大了。科學清楚說明，「蛋白質占熱量三五％」與「蛋白質占熱量一〇％」的飲食，所帶來的健康結果天差地別，我會在接下來幾章進一步討論，如果你願意，也可以在我過去的書中讀到更多細節。證據相當清楚：

❶即使少量攝取動物性蛋白質，慢性病風險也會增加。

❷吃比較多動物性食物，相對就會吃比較少可以預防疾病的植物性全食物。

❸植物性食物可以提供所有必需的蛋白質。

❹實驗室動物研究發現，有許多生物機制可以說明「吃較多動物性食物」和「吃較少植物性食物」所帶來的傷害作用。

研究證實，飲食蛋白質攝取量只要增加到二〇％（比三五％少得

多），就會增加❶各種嚴重健康問題（包括癌症），攝取量每增加一％，風險就相對隨之增加（這通常被稱為劑量反應）。

將建議上限值設為三五％的食物與營養委員會成員中，有兩位是我的朋友。我在讀完新聞稿之後詢問他們，他們似乎不知道委員會有做出這樣的結論。

其中一位朋友喬・羅德里克斯（Joe Rodricks）是美國食品藥品監督管理局（FDA）的資深科學家暨管理者，一開始對這個上限值的支持證據（或者因為沒有支持證據）具有很強的防衛心，這相當合理，但當我提出質疑時，他終於承認：「柯林，你知道我完全不懂營養。」如我所知，他的專業其實是毒物學！我在委員會的另一位朋友兼同事表示，他從來沒看到三五％這個數字發布在新聞稿中，他說肯定是因為委員會要總結業務時有太多東西要讀，所以漏掉了。

新聞稿中開宗明義提到三五％的上限值，這會引起很多問題，究竟是誰寫了這項令人生病的建議，又是什麼時候寫的呢？他們徵詢了委員會其他多少成員的意見？食物與營養委員會的領導者該負多少責任？他們和業界的關係具有多少影響力？

這其中的確與產業有關係。食物與營養委員會主席卡伯托・加札（Cutberto Garza）跟我很熟（至少就我們的爭論關係而言）。他主掌康乃爾大學（我的學術娘家）的營養科學系長達十二年，他的觀點始終與乳品業的利益相投。

有一次在魁北克的國際營養大會上，他代表雀巢集團進行辯論；雀巢集團是世上最大的食品公司，自一八六六年成立以來一直主導乳品業。

另一次，他和成立飲食指南諮詢協會（Dietary Guidelines Advisory Committee）的幾個聯邦機構，被責任醫療醫師委員會（Physicians Committee for Responsible Medicine）以未披露利益衝突為由，成功提起訴

訟，委員會認為飲食指南諮詢協會十一名成員中，有六名（包括加札）與乳品業和蛋業有不當關係（加札也是飲食指南諮詢協會的主席）。就加札本身而言，個人薪資遠超過機構設定的通報門檻，而帶頭的機構並未公開這一點❷。

楊弗農也是如此，他在二○○二年擔任食品與營養委員會主要營養素小組委員會的主席時，也任職於雀巢的理事會。

食品業對營養科學的影響深遠，這些案例不過是冰山一角。

二○一八年，我在紐澤西營養與飲食學會（Academy of Nutrition and Dietetics）進行演講時，先對在座三百位營養師進行投票調查，想要了解他們對於飲食蛋白質安全上限的看法。絕大多數（七○％～八○％）營養師認同且似乎接受三五％的上限，但三五％是科學證據支持的數字的三倍！

> 三五％蛋白質安全上限，是科學證據支持的數字的三倍！

正是這三百位營養師在負責大眾的營養嗎？就算不是有心如此，卻有這麼多善意的營養師被嚴重誤導了。我們能夠怪他們嗎？公認的權威機構竟用這些謊言培養出他們的專業。

更嚇人的是，食物與營養委員會建立的安全上限，已經從根本上影響公共政策的發展。每一天，它損害了數百萬美國人的健康，包括學校營養午餐計畫的三千萬學齡兒童和相關機構，還有婦女、嬰兒及兒童營養補充特別計畫❸的八百萬名參與者。

我認為，不該說這是少見的例外。如果這麼說，就是低估了營養界面臨的問題影響有多大、多嚴重。我對於在整個專業生涯中遭遇的抵制，以及關於飲食偏好的激烈辯論，已經司空見慣，但它們卻都是根本危機的徵兆。

用疾病來比喻，這些「腫瘤」的來源和治療已非局部的問題，而是

體質的問題。這些狀況及其他例子，都證實我們的社會關於營養的說法有瑕疵，增加了剝削的機會，而這個領域的領導者本身就是主要的剝削者。

因此，由於相關體系早已經無法有效運行，在體系內改革的時機已經過去了，我們不能只是袖手旁觀，等待體系的救贖。

如果體系還有自我修復的能力、如果整個運作過程還有用，那麼三五％的飲食蛋白質建議安全上限值，早在二十年前就會受到質疑了——仔細檢查證據後，早就會發現它們不符合科學；作者與產業的關係將被公開，甚至受到法律審查。

但是，當食物與營養委員會以及美國農業部的飲食指南諮詢協會的主事者，都是相同的一群人時，比如像加札那樣，就不可能做到良好的審查和制衡。

如果機構能夠有效發揮功能，絕不可能讓同一個人同時擔任這兩個職務，既制定營養的特定建議（食物與營養委員會），又把這些建議制定成飲食總攝取量的指南，尤其是這個人最近並沒有公開他和乳品業之間的密切關係。

❦ 吃得適量就沒問題？ ❦

在上述及其他的許多例子中，光是專業人員之間的訊息就已經十分混雜、偏頗且不實，又怎麼能期望大眾得到正確消息而維持健康呢？更何況像這樣的政府建議，不是我們唯一的營養資訊來源；我們也從生活叢書、雜誌、廣播和廣告等各種媒體，接收到關於營養的訊息。現今大眾受到的「營養教育」大部分是分歧的訊息，而且幾乎沒有任何分辨訊息真偽的技巧。

我們有學過辨別的技巧嗎？

根據二〇一三年的橫斷性研究，研究學者用問卷探討德州啟蒙教師（Head Start teachers）的「營養相關知識、態度和行為」，答案是否定的。啟蒙教師是這類研究非常適當的研究對象，原因是他們站在兒童早期教育的第一線，服務那些受到營養相關疾病所苦的低收入社區。此外，全國的啟蒙教育中心早已將健康飲食列為首要事項，由受調查教師的態度可以看出來，其中大部分人（九二·七％）同意「學習食物與健康之間的關係相當重要」這句話。

基於第一部分討論到的理由，由於相關機構的觀點，讓整個社會沒有完全了解營養對於疾病形成和治療的影響，所以我懷疑他們會認為營養有多重要，不過有件事是確定的：這些人都心懷善意，又想要了解營養基礎知識。

可惜的是，五分之四以上的啟蒙教師同意「很難知道哪些營養資訊可以相信」這句話或對其感到不確定，而且正好有五分之四的啟蒙教師不是體重過重就是肥胖。基本上，他們絕大部分對於營養還有所帶來的健康狀態，感到非常困惑。從問卷其他部分看到的情況也是如此。詢問五個基本問題來測試他們的營養知識時（例如：何者含有比較多熱量：蛋白質、碳水化合物或脂肪？），只有三％的人答對四題，沒有人五題全對。

我認為啟蒙教師的意圖和困惑都很正常，他們反映出現今一般大眾的狀況，而除非我們改變做法，否則未來一般大眾仍依舊如此。可怕的是，有許多強大的利益團體希望看到這些趨勢繼續下去。**困惑的消費者會成為容易受騙上當的消費者，容易受騙上當的消費者就會肥了食品、藥品和補充品等產業的荷包。**

在二〇一五年《公共衛生》（*Public Health*）期刊的文章中，紐西蘭研究學者珍娜·荷克（Janet Hoek）提到，一九五〇和一九六〇年代的菸

業也有相同的現象，菸業的策略是：質疑科學家的信譽和動機，提出相反的「專家」觀點，進而成功引起吸菸者的困惑，逐漸削弱科學家的力量。菸草公司及現今食品業的邏輯非常單純：與其為一項有毒的產品辯護，不如使大眾困惑還比較輕鬆（而且比較有效）。

> **有權力的產業不能說服我們完全停止關心自己的健康，所以他們才更要煽動困惑。**

有權力的產業不能說服我們完全停止關心自己的健康，消費大眾永遠都想要得到關於改善健康的資訊。因此，產業最好的選擇是煽動困惑，直到最終我們良好的判斷力都被決策疲勞給消耗殆盡為止。越多作者、講者和健康知識網紅競相爭取你的注意，行銷環境就越好；枝微末節越被誇大（比如把重點放在某些自以為的營養素或植物性化合物），正當的科學越被歪曲或斷章取義，業界就越容易重新包裝我們的壞習慣，將之變成最新、最快速又方便的食品販售給我們：「為我們量身打造！」

這些資訊的確合理或部分正確，但只有在斷章取義、獨立拿出來講的時候才是如此（但這可不是大自然運作的方式），所以才會發生這些問題。結果，對於沒有接受過科學訓練的人來說，很難分辨可以相信什麼。

產業似乎比我們更了解人類心理學的這個方面。他們了解並依賴人們心中感到混亂時產生的認知偏差與合理化，正如不斷重複的陳腔濫調：「每個人早晚都會死」、「任何東西都有毒，取決於你怎麼看待它」，還有「所有東西適量就沒問題」。第一句乍聽是對的，卻完全放錯重點：好的營養素與無止境地延緩死亡無關，而是與健康、圓滿的生活有關；第二句則是極端的謬誤：說了等於沒說；第三句則是癡心妄想到極致，說得好像適量的海洛因也是健康的一樣。這三種說法都很常見，全都反映出我們屈服於這麼多衝突的營養資訊。

這些資訊鞏固了現狀，對於行銷人員而言是一大福音。

✤ 全食物蔬食飲食的爭議 ✤

在我們能夠突破上述的狀態之前，營養科學依舊停滯、凌亂，而且未被充分運用。現在已經有一大堆「主義」（-ism），如素食主義（vegetarianism）、純素主義（veganism）、肉食主義（carnivorism）、魚素主義（pescatarianism）、果食主義（fruitarianism）等等，依照過去的狀況來看，當我們再加上新的標籤，這些標籤只會帶來困惑，而不是讓我們更清楚地了解事實。

「全食物、植物性」是可能被不肖商人濫用的另一個標籤，但正因為「全食物、植物性」及其描述的飲食方式能夠破壞本章提到的趨勢，我認為這樣再好不過了。

全食物蔬食vs.節食

首先，它質疑節制飲食的流行觀念，所以可以顛覆這個趨勢；一般流行的飲食法都只要短期忍受痛苦，就可能達到一定的減肥效果，但全食物蔬食飲食比較像是包含飲食的生活方式，可以做為健康生活的長期準則，而不是透過懲罰式的捷徑達到膚淺的改變。

全食物蔬食vs.「好食物」

其次，全食物蔬食飲食生活方式能夠顛覆現狀，更中肯的理由是，它迫使我們長期判斷什麼是和什麼不是「好食物」。它不譴責決定個人飲食偏好的許多因素，卻能引發我們質疑這些因素。我再次想起楊弗

農拜託我不要剝奪他喜歡的食物，我的一位老朋友兼老同事迪克‧華納（Dick Warner）教授也是如此。華納教授是屠夫的兒子，他在康乃爾大學完成學業後，謀得動物營養學的教職。他的專業領域是動物性蛋白質的營養特性，他在我的專業生涯中相當重要，尤其他在一九五八年到一九六一年擔任我的博士研究諮詢委員會聯合主席時所給我的指導。十四年後，我重返康乃爾大學的教職研究人類營養，我們對於動物性蛋白質的關注已經大不相同，雖然我們的互動很少，但依然如往昔一般愉快。

我回到康乃爾大學幾年後，迪克‧華納到我的辦公室來討論一個私人問題。他已經接受過幾次心臟繞道手術，想要更了解我的研究。當時，我每年都會在自己的班上邀請小克德威爾‧艾索斯丁（Caldwell Esselstyn Jr.）醫師來演講，內容是講他以低脂全食物蔬食飲食成功治療心臟病患的臨床經驗，所以我邀請迪克來聽。

迪克聽了演講後，下定決心要適度改變自己的飲食。一年後，他主要以火雞瘦肉取代其他肉類，把脂肪攝取量降低到總熱量的一〇％至一二％，感覺好很多。你看，他想要改善健康，但是不想放棄吃肉。

一年後，當迪克聽完艾索斯丁的第二場演講後，在聚會時把我拉到旁邊討論他的想法。他是虔誠的教徒，所以跟我提到《舊約聖經》裡的一些段落。他引用〈創世記〉第一章二十九節，神說：「我將遍地上一切結種子的菜蔬和一切樹上所結有核的果子，全賜給你們作食物。」大洪水之後，又在〈創世記〉第九章三節說：「凡活著的動物都可以作你們的食物。這一切我都賜給你們，如同菜蔬一樣。」迪克引用第二段，告訴我他只是順從神的旨意吃肉。

現在，我對宗教還是不太了解，也無意貶低迪克的信仰。我知道迪克不僅是衛理教會的領袖，在生活其他各方面也是非常有原則的人。事實上，他在大學監察單位擔任要職，這個單位負責監督個人權利並幫助解決

爭端。有一次他打電話告訴我，他在學校裡聽到關於我的一些比較激進的評論，但想跟我說他會全力支持我，而且他很尊敬我的正直。最令我印象深刻的不是他的聖經研究，而是有許多不同的因素爭相影響他的飲食：個人健康考量、科學證據和宗教解讀。

他的選擇受到了許多個人因素的影響，但誰不是這樣呢？無論你相信動物是為了我們而投生於此、提倡動物權利，或者處於中間模糊地帶，我們所吃的食物都帶有個人專屬的意義。我了解並尊重人們選擇的自由。迪克‧華納的選擇與我不同，但我認為他擁有善良又有愛的靈魂。

全食物蔬食飲食具有顛覆力，是因為它會激起迪克‧華納的故事所讓我們看到的那種推論方式。這種飲食首先涉及的不是選擇，而是科學，因此必然使我們的選擇受到質疑，甚至是那些非常敏感的選擇。反對動物性蛋白質的證據，不是反對你的信仰或味蕾的證據，而是趨使我們更清楚了解營養科學的證據。

全食物蔬食vs.營養困惑

我想，這是全食物蔬食能夠顛覆本章討論之趨勢的第三個且最重要的理由。純素飲食也會顛覆肉品業和乳品業，但**全食物蔬食飲食會顛覆當今營養現狀最普遍的特徵：混亂**。全食物蔬食飲食資訊的支持證據單純有力，因而清晰明確。

這樣的清晰明確也許看來沒什麼，但其實是很重要的事。只要現狀趨向混亂，「清晰明確」就會是迷惘的消費者的一線生機。

當困惑變成常態，任何邁向清晰明確的舉動，就是一種抗爭。從各方面都可以看出我們深陷混亂，從營養專家的實務到啟蒙教育計畫，各處比比皆是。營養資訊相當令人困惑，因為營養學科當中許多最有影響力的行動者和領導者本身都感到困惑。他們對科學證據的詮釋，顯然受到公然

腐敗的產業影響，但也受到個人偏見的影響，而這些偏見本身可能就是大眾的說法共同造成的廣泛影響所致。

如同社會其他部分，營養專家受到各種考量影響，而我們對於食物的價值判斷也參雜了這些考量。我們很容易有防衛心、對某些食物有固執的依戀，還有對於「好食物」和「不好的食物」有矛盾的看法。專業人員和大眾一樣，也是受這些困惑所影響。

換句話說：當產業、學術界和政策都把我們帶往同一個方向、帶往困惑，那任何趨向清晰明確的事物都是公然挑釁、具有爭議。任何顛覆我們內心珍視的關於「好食物」之說法的事物，都會引發爭議；但那些說法其實常常在潛意識層面汙染我們的思維。

營養界有一個例子特別能夠證實大眾的困惑，證實我們有多容易受到這類說法影響，還有改變有多困難，那就是動物性蛋白質的例子。過去和現在的癌症研究，都充分舉例證明我們的社會並未將營養不良與疾病連結在一起，而動物性蛋白質的例子則凸顯出我們對於營養的困惑，而且此困惑還可能有極大的增長空間。

---

❶請記住，群體研究中觀察到的高風險不單純是動物性蛋白質造成的；攝取較多動物性蛋白質，也會大幅改變其他營養素的攝取。總體而言，這些改變有非常可觀的影響。

❷負責該案的律師告訴我的。

❸這個計畫除了其他服務之外，還提供參與者補給食物和有關健康飲食的一些資訊。

Chapter 5

蛋白質真是營養之王？

> 這寒夜會把我們都變成傻子和瘋子。
>
> ——威廉·莎士比亞（William Shakespeare）

一八三九年，研究學者在實驗室發現，如果犬隻的食物中缺乏某種重要物質就會死亡。這是我們首次發現氧氣之外的重要物質，同時也引起必需營養素的概念：我們的身體無法製造這些營養素（例如：脂肪、碳水化合物、維生素和礦物質），所以必須攝取這些營養素才能維持健康。這種新發現的物質如此重要，因而被命名為「蛋白質」（protein），源於希臘文的proteios，意思是「最重要的」。而它不僅雷聲大，雨點也不小。

🌿 動物性蛋白質成了「萬王之王」🌿

在此之前，荷蘭有機化學家格哈德·穆爾德（Gerhard Mulder）把蛋白質描述成：「有機界所有已知物質當中，無疑最重要的一種。沒有

它，我們的星球上就不可能有生命。透過使用蛋白質，生命的主要現象才得以發生。」不久後，德國農業化學和有機化學的奠基者賈斯圖斯·馮·利比希（Justus von Liebig）把蛋白質描述成「生命本身的材料」。利比希可以說是史上最有才華的生物科學家；在至今仍以利比希為名的機構中，有七百位傑出的學生在進行研究。

四十年後，利比希的學生、德國的卡爾·馮·沃特（Carl von Voit）在建議攝取蛋白質方面附和了他的觀點。沃特本身的影響力就相當大，時常被尊為「飲食學及營養學之父」，他建議攝取含有大量蛋白質的飲食，建議的量實際上超過他本身的研究所證實的量。在該研究中，他觀察到每天五十二公克的蛋白質就足以維持健康，但他最終建議的量卻和七位同事一樣是兩倍之多：每天一一八公克（同事們建議的量則是每天一〇〇公克到一三四公克）。這些早期的營養權威提到的蛋白質，其實說的是動物性蛋白質。

> 每天五十二公克的動物性蛋白質就足以維持健康，卻建議要吃一一八公克。

現在，如果你人很好，可能會姑且認同這些高高在上的權威人士。你可能會想，也許他們從來沒想過攝取過量的可能性，所以做出這樣大器的建議，希望即使是攝取量比此建議少的人，也能吃下足夠的蛋白質。或者，你可能會說他們誇張的建議既不正當又魯莽（如果不算是不負責任的話）。無論如何，他們都大肆宣揚蛋白質的好處。早期關於蛋白質的評價相當誇張，所以這一點都不足為奇。

沃特的其中一個學生馬克斯·魯伯納（Max Rubner）因為在能量代謝方面的成就（還有他創造了「熱量」〔calorie〕一詞）而出名，他宣稱蛋白質是「文明本身的交流」。另一方面，文獻記載，印度的一名英國醫學顧問馬凱少校，在各種原住民當中最偏好孟加拉部落的人，因為他們攝

取最大量的蛋白質；攝取較少蛋白質的人被說成「軟弱的娘娘腔」，他還說世界上其他沒有攝取足夠動物性蛋白質的種族是「低等種族」。具有高度影響力的美國營養研究學者H·H·米切爾（H. H. Mitchell）也是如此，他發展出確認動物來源蛋白質營養價值的標準等式 P141 。

　　無論擁護者的動機是什麼，這些早期的看法帶來驚人的後果。這些人畢竟是該領域最有影響力的人物，承繼這些知識的人無以計數。為了讓你對於他們的影響有多大具有概念，我們來看看沃特的另一個學生：W·O·艾瓦特（W. O. Atwater）。艾瓦特在美國農業部創立了第一個營養計畫，這個計畫在一個世紀之後依然影響著該組織（美國飲食指南諮詢協會）的所作所為；現今在營養科學界的專業榮譽，是美國農業部每年舉辦的艾瓦特紀念演說。

　　處在這個體系之內或其本身，原本都不是問題，只要該領域能夠逐漸進步，且在早期沒有過度熱衷於蛋白質，就無所謂。不幸的是，**這樣的狂熱無論在當時或現在都太超過了**，儘管後來有許多研究證實了這一點，但這個領域卻還是固執又無能，沒辦法跳脫早期的狂熱。

　　在艾瓦特之後，從第二次世界大戰期間至今，美國農業部的營養學家透過各種食物和營養計畫持續支持高蛋白質食物，尤其是動物性食物（肉、奶、蛋類）。在一九四三年發表的「基本七大類食物」指南中，建議成人每天攝取二至三杯牛乳，兒童則是每天三到四杯；三至五顆蛋；至少一份的肉類、乳酪、魚或禽肉；適量的蔬菜、水果、全麥麵包；以及偶爾攝取乾燥的豆類、豌豆或花生。

　　這些建議原則上與今天的建議無異，不過現在美國農業部支持攝取更大量的膳食蛋白質，這只能靠攝取更多動物性蛋白質才能達成；不妨回想一下我們在第四章談到的三五％上限值 P126 。

　　儘管卡爾·馮·沃特和同一輩的人在十九世紀晚期設定的過量攝取

蛋白質，帶來了許多後果，卻仍立於不敗之地，而且沒有趨緩的跡象。美國人攝取的蛋白質依舊**遠超過經證實可維持最佳健康狀態的量（攝取了總熱量的一七％～一八％，對比建議的八％～一〇％和可以打平流失的氮所需的五％～六％）**。

儘管蛋白質需求量和建議量，都曾使用不同的測量基準來表示（例如每公斤體重的公克數、每日公克數），但最適當的標準表示方式依然為「占總熱量的比例」，這與所攝取的飲食類型有關。我們應該避免建議特定的量：特定的量只會讓人更加困惑，進而暗示了蛋白質獨立而分離的活動，卻不區分動物來源和植物來源的營養活動，而且還會促使大家攝取蛋白質補充品。

相較於植物性蛋白質和其他營養素，動物性蛋白質居於首位，這件事已經成為常態，幾乎到了強迫的地步。無論是有意識或無意識，我們心裡或多或少都會這樣想。所以，幾乎每個吃植物性飲食的人，都會被問到要怎樣獲得蛋白質，而不會被問說要怎麼獲得維生素B_{12}或其他任何重要的營養素。

蛋白質就是王，而動物性蛋白質又是最尊貴的萬王之王，所有鄉巴佬的夢想，正統、有教養、威武的王。這個地位的勢力擴及我們的科學測量、語言和政策，我們持續盡全力維持最早以來對動物性蛋白質的讚頌，並將動物性蛋白質優於植物性蛋白質這件事合理化。

❧ 動物性蛋白質比較「優質」嗎？ ❧

動物性蛋白質的信徒往往斷言動物性蛋白質比植物性蛋白質更具「營養價值」。儘管科學家有不同的詮釋方式，大家還是常常對營養價

值有這種既定概念。比較常聽到的說法是：動物性蛋白質是「優質」的蛋白質。

我在本章會交互使用「優質」和「營養價值」這兩個詞。不過，若想要了解「動物性蛋白質比較優質」的看法從何而來，我們必須回顧一下開端。

蛋白質的效率和可用性

從發現蛋白質的最初十年至今，許多科學家想要發展客觀方法來判定不同蛋白質的相對價值，包括植物性和動物性蛋白質。我們完全可以理解這個目標，但事實證明，就實務上來說這是充滿缺陷的目標，因為大家都是用自己偏好的方法來強調偏好的食物具有價值，尤其是動物性食物。

最早且可能是最初階的方法是「蛋白質效率比」（protein efficiency ratio，簡稱為PER）。一種食物的蛋白質效率比，等於體重增加量除以蛋白質攝取量，也就是測量不同蛋白質促進身體生長的效率。儘管蛋白質效率比大多是農業而不是人類健康方面的研究學者在使用，依舊是值得參考的數字，因為蛋白質效率比反映出我們對蛋白質的迷戀如何擴及關於人類健康的推論。

蛋白質效率比法的重點，在於使生長最大化（蛋白質效率比值最高的蛋白質，會帶來最多可售商品和利潤）。無論如何，提到人類健康，用這種方式來測量營養價值的缺點顯而易見。這種方式認為「最快的生長速率就是最理想的生長速率」。

到了二十世紀，更廣泛使用的蛋白質品質測量方式，是蛋白質的「生物價」（biological value，簡稱BV）。一九二四年，伊利諾大學畜牧學教授H‧H‧米切爾發展出生物價，用來描述攝取特定蛋白質後，體內留存的蛋白質比率。大致上，應該可以用生物價來測量使用各種蛋白質的

效率。生物價的假設是留存在體內的氮都被好好利用，不過時至今日，依然沒有科學文獻來證實這個假設。我們也很難忽略米切爾對動物性蛋白質的特別偏好。如同在印度工作的馬凱少校，米切爾把蛋白質攝取量看成決定種族地位的因素。他在一段記載中說，有些種族沒有攝取他認為足夠的動物性蛋白質，所以比較「低等」。

雖然在關於蛋白質對人類健康重要性的探討中，往往不會直接引用生物價和蛋白質效率比，但是根據經驗，生物價讓大眾普遍認為動物性蛋白質優於植物性蛋白質，所以我特別提出來說明。

更近期又發展出「胺基酸分數」（amino acid score，簡稱為AAS）。想要了解這種測量方式，必須先知道蛋白質是由長鏈的胺基酸構成，就好比一串珠子。一個人吃下蛋白質後，會在腸道中把它們分解成個別胺基酸，經腸道吸收之後，才會重組成新的蛋白質以供自身使用。胺基酸分數測量的是各種食物蛋白質的胺基酸排列方式，與身體重組來使用的胺基酸排列方式，兩者的相符程度如何。動物性蛋白質所含的胺基酸量和比率，與人類最相近，而植物性蛋白質則否（因為人類也是動物，所以這一點不足為奇）。

胺基酸分數的支持者認為，動物性食物的蛋白質使用起來比較有效率，於是有了前述認為動物性蛋白質比較「優質」的看法。一般而言，動物性蛋白質包含一組比例和順序正確的九種胺基酸，我們無法自行合成這九種胺基酸，所以必須攝取。順帶一提，如果我們按照這個測量方式的邏輯，得到結論會是「最優質的」蛋白質就是來自人肉的蛋白質，可以在感恩節大餐吃吃看！而每種植物性蛋白質都會缺乏九種必需胺基酸中的一種或多種，所以被稱為「低等」。

就核心概念而言，以胺基酸分數測量蛋白質的品質，跟過去以蛋白質效率比和生物價測量其實沒什麼兩樣。雖然胺基酸分數比較具體，就技

術面而言也令人印象比較深刻，但最終測量的還是同一回事：效率和可用性。長期以來，這種對於效率和可用性的偏好，往往決定了我們偏好的評價方式。

想當然耳，測量方法不只這三種。一種食物的「蛋白質消化性校正後胺基酸分數」（protein digestibility–corrected amino acid score）也可以用來測量胺基酸，同時考慮到從腸道吸收到血液的胺基酸量，透過消除消化過程中發生的變化，來調整胺基酸分數法。此外，也有測量氮平衡和淨蛋白質利用率的方法。我不需要深入說明這些方法，因為**這些方法的立足點都是相同的錯誤假設：蛋白質在被消化並吸收到血液裡之後，被身體利用的效率越高，健康成果就會越好，所以就越「優質」。**

無法證明的假設

往往被忽略且令人不安的事實是，這個假設並沒有根據。就好像假設生長速度越快就等於越健康，假設「吸收越好或留存越多，就是越適當」根本沒有道理。要做這樣的假設，就必須有把握留存的氮和（或）胺基酸全都被妥善利用，但**我們無法證明這件事**。

我們也沒辦法單看動物性食物所含蛋白質的特定作用（就像這些特定測量方式一樣），而是必須看這些食物對人類健康所起的更大作用。食物中的動物性蛋白質，往往和其他許多物質綜合在一起，包括會造成問題的物質，例如膽固醇與飽和脂肪。確實，這聽起來很奇怪，但我們對於蛋白質的價值評估當中，已經認定蛋白質完全沒有已知的健康風險。更不用說除了加速身體生長之外，體內累積的蛋白質也會增加癌症生長的速率、血清膽固醇濃度和心血管疾

> 除了加速身體生長之外，體內累積的蛋白質也會增加癌症生長的速率、血清膽固醇濃度和心血管疾病的風險。

病的風險。既然不斷有大量的人因為這些有害疾病而死亡或失能，你可能會認為我們要以更精確的方法來評估蛋白質的品質。

「優質」的風險

甚至我們認為的動物性蛋白質的益處，也可能是誤解。以生長為例，大家在證實「優質的」動物性蛋白質會讓豬隻和大鼠生長速率變快之後，就推斷對兒童也可以如法炮製。這可能是對的，而且成長對於兒童的確特別重要。成長茁壯除了是健康的必備要素，在世界上許多文化中也給人優越和強健的印象。

然而，**兒童時期的身體生長率，未必表示成年之後身高更高、身體更健壯**。雖然童年早期的疾病和其他影響，也會讓成年期的身高下降，但我們最終的身高仍與遺傳傾向密切相關。在排除這些世界貧困地區比較常見的問題後，其實童年飲食中就算沒有動物性蛋白質，也能達到健康成年人的平均身高。

此外，「優質的」動物性蛋白質造成童年快速成長，未必代表能長成比較健康的成人。

確實，攝取「優質的」動物性蛋白質，會增加生長荷爾蒙，造成性早熟、性荷爾蒙濃度較高，並且增加生殖器官癌症風險。可惡的是，幾十年來在評價蛋白質品質的時候，都忽略了這些有充分證據的不良作用。

我在一九七〇和一九八〇年代對實驗大鼠的研究計畫（在《救命飲食》也有詳述）中，反覆建立實驗大鼠攝取較大量牛乳酪蛋白的能力，結果與高癌症發生率相關的生長荷爾蒙大幅升高。相對的，大量的「低等」小麥蛋白質有相反的作用。由於「缺乏」離胺酸這種胺基酸，小麥蛋白質預防了癌症發生（我們知道這項改變源於缺少離胺酸，因為恢復攝取離胺酸之後，癌症的生長就恢復到與攝取酪蛋白相同的程度）。

換句話說，動物性蛋白質會增進癌症的生長，此外，除非將胺基酸組成「改良」成與動物性蛋白質相仿的濃度，否則原始型態的植物性蛋白質不會增加癌症的生長。

❦ 比加工肉的致癌性更嚴重 ❦

根據這些營養價值的測量方式，許多外行的節食者和一般健康專業人員，會延續動物性蛋白質是「優質」蛋白質這種說法。這也不是他們的錯，畢竟誰不想用具有證據的方法來客觀判斷品質呢？無論我們有沒有注意到，但大部分人比較偏好可以量化的品質測量方式，覺得比較有安全感，即使這些測量結果有很大的缺陷也一樣。其實定性分析比較恰當，但當我們的量化越精確，就越覺得自己像是正宗的科學家，也更能吸引迷戀數據的社會大眾。

不論在什麼情況下，我們賦予蛋白質的生物價值，其實並非完全無用。但經過一個世紀的教育後，我們習慣錯誤解讀這些數據了。

舉例而言，植物性蛋白質被賦予的價值比較低，其實告訴我們一些實用的資訊。植物性蛋白質的胺基酸組成有限，反而讓身體能夠依生物學的偏好來控制自己的使用方式——這其實是一件好事，而不是匱乏。不過，

> 植物性蛋白質的胺基酸組成有限，反而讓身體能夠依生物學的偏好來控制自己的使用方式——這其實是一件好事，而不是匱乏。

我們把身體對於植物性蛋白質的生長反應較低，誤以為是設計缺陷。相反的，我們把動物性蛋白質的作用視為帶來良好健康的潛力，把效率視為優點。

我們不斷重複「越多越好」，儘管我們知道，一般植物性飲食者與雜食者相比，不太會體重過重，也較不會罹患生殖器官癌症（與其他癌症相比）和心血管疾病，但我們仍會錯誤解讀這些「價值」。

我覺得，這些錯誤是由錯誤的思維模式造成的，我們的思想誤導了語言，又被這些語言進一步加深培養。因此，為了超越這些錯誤，先超越最初讓我們落到這個地步的語言，會有所幫助。我們得做到這樣，才有辦法進步。

除了「優質」的標籤，有幾個健康權威的例子可以說明語言如何繼續讓我們停滯不前。例如，聯合國世界衛生組織（WHO）的國際癌症研究署（IARC）在二〇一五年把加工肉品標示為致癌性，把紅肉標示成「可能致癌」這件事。這個組織的影響力有多大可想而知，這對全世界而言是個大消息。

我個人對引起這種標籤的研究的看法，與研究學者的看法以及媒體對它的報導方式有所不同：我不太在意加工肉的致癌性，而是比較擔心所有來源的動物性蛋白質的促癌作用，還有相對應的植物性食物匱乏，及其複雜的交互作用❶。

我在國際癌症研究署演講兩次之後，可以向你保證，**這些科學家不願意相信營養在癌症因果關係當中扮演任何角色。他們的官方目的是批判食物中可能的化學致癌物質，而非食物本身。**事實上，在二〇一五年的公告發表之前四、五十年，就有報告首次指出，肉類可能與癌症風險增加有關，這已經不是什麼尖端概念。因此，我對二〇一五年的公告有點驚訝，還有點懷疑。

而且更長遠來看，國際癌症研究署在二〇一八年更新這些研究結果時，再次提醒大眾：「紅肉含有高生物價值的蛋白質和重要的微量營養素，例如維生素B群、鐵質⋯⋯和鋅。」在有充分證據證實不含紅肉的飲

食可以提供相同營養素的情況下，如果紅肉並非更安全、有效，為什麼國際癌症研究署反其道而行，讚揚他們認定「可能致癌」的食物呢？除了長時間對化學致癌物質的顧慮，以及對營養的漠視之外，也許是因為——即使有各種矛盾，他們還是無法看破動物性蛋白質所謂的生物價值？

如此混雜的訊息相當常見。二〇一七年，一篇關於紅肉攝取和慢性腎臟病的文獻中，摘要第一句就說「紅肉是高生物價值蛋白質的重要膳食來源」，但接著又表示「慢性腎臟病（CKD）患者限制紅肉攝取量……可減緩腎臟病惡化」，而且可能是「降低常伴隨慢性腎臟病之心血管疾病風險的好方法」。要知道，這些內容出現在同一篇摘要裡！這些科學家在壓力下掙扎，在自己的研究結果和持續一個世紀以上的教條之間拉扯，我實在覺得他們很可憐，這樣的心理遊戲會讓任何人心力交瘁。

既然有國際癌症研究署的報告，我想再問一次，這些科學家為什麼要一直巴著「較高生物價值」這樣過時的說法呢？想必具有高生物價值的蛋白質，應該會來自可以預防和逆轉❷腎臟病、心臟病，並且經證實可以抗癌的食物，而不是可能致癌的食物囉？來自權威機構和知名研究團體的數百篇研究報告，不斷重複有缺陷的「優質」論點。這已經深深植入我們的語言，也深深植入我們的信念之中。

我們選擇性濫用的語言，帶來非常深遠的影響。我們用正向的概念為不好的營養習慣辯護，例如高氮蓄積（nitrogen retention）、高使用效率、高身體生長速率、高生產效率，以及解除毒性物質的酵素高度活動，同時不斷忽略負面的部分，例如高血膽固醇、較差的體能表現、較高的癌症和心血管疾病風險、組織隨著年齡退化、代謝性酸中毒、活性氧化物質形成，以及血清雌激素和生長荷爾蒙偏高。**我們早該停止了。**

簡言之，我希望再也不要聽到「優質」這樣的字眼跟動物性蛋白質牽扯在一起。老實說，這只是個迷思。

✤ 紅嬰症——蛋白質真能餵養全世界？✤

　　除了滲透科學方法、語言，還有大眾的觀感之外，動物性蛋白質也受益於被誤導的政策好幾十年。至少早在卡爾・馮・沃特推薦的時候開始，我們的判斷力就已經被「害怕缺乏蛋白質」給蒙蔽。這份恐懼甚至演變得受到國際關注，從我專業生涯早年開始的許多全球衛生政策就可見一斑。

　　在一九三〇年代，有一種稱為「紅嬰症」（kwashiorkor）的嚴重營養不良首次出現在科學文獻中，它與缺乏蛋白質最是密切相關，於是「缺乏蛋白質」一直是那個世紀個人研究和機構關注的焦點。

　　發現紅嬰症數十年之後，中美洲與巴拿馬營養學會（INCAP）成立，負責處理全球各地的營養不良情形，尤其要透過攝取足夠的蛋白質，幫助解決兒童營養不良的問題。中美洲與巴拿馬營養學會是由福特基金會、洛克菲勒基金會資助，最初由二十世紀後半葉世界最知名的營養學家，麻省理工學院的尼文・斯克林肖（Nevin Scrimshaw）教授主持，所以很快就變成世界領先的兒童營養機構。

　　參與的個人和相關機構，一直以來都懷著好心，但他們對蛋白質的過分關注仍然大有問題。即使是紅嬰症這個疾病本身及其盛行率，一直以來也可能被誇大了。我早期在菲律賓研究兒童營養不良時，也曾說過紅嬰症是蛋白質缺乏造成的，直到我四處打聽卻找不到任何看過此疾病病因的明確證據的醫師為止。其他少數評論者也對於過分強調蛋白質對該疾病的影響有所質疑。儘管如此，在發展中國家仍不斷聽到「蛋白質落差」這件事，並且相當熱衷又急切地想要提升蛋白質攝取量。

　　當時，一般認為牛乳蛋白最能彌補蛋白質落差，但牛乳蛋白相當昂貴。因此，斯克林肖教授與同事結合了多種植物性蛋白質（玉米粉、大

豆粉、棉籽粗粉及食用酵母），做出以穀物為基礎的替代品，模擬牛乳的蛋白質組成。這項替代品為植物性的事實並不是重點，只是成本考量罷了。中美洲與巴拿馬營養學會並未提倡全植物食物，而是主張攝取植物碎粉的調製品，因為它可能與牛乳極佳的胺基酸組成十分相近。這項產品叫做INCAPARINA，名字有點老套，在問世五十年來，營養學家調整並測試了相當多次，運用範圍也相當廣泛。直到二〇一〇年，瓜地馬拉有八〇％的兒童在一歲前都會被餵食INCAPARINA，以防缺乏蛋白質。

可惜，這些努力大多徒勞了。二〇一〇年，中美洲與巴拿馬營養學會的農業科學與食品部前部長里卡多·布雷桑尼（Ricardo Bresanni）❸，對該學會五十多年來的歷史寫下評論。儘管這份報告大抵上讚揚了健康的植物性補充品，卻沒有提供確切證據證明INCAPARINA對營養不良的兒童有益，並且避重就輕地說：「因為同時經濟狀況一直不斷在改善，很難知道INCAPARINA對消除一般人口營養不良所帶來的確切影響。此外，用單一解決方案來解決多面向的複雜問題，實在還有許多未知數。」這些結論聽起來既平衡又合理。我由衷認同最後一點：**期待用一個簡單的解決方式（補充蛋白質）來解決一個複雜的問題（廣泛的營養不良）是非常荒謬的想法**。但是，這再次引發我們提出相同的問題：為什麼從中美洲與巴拿馬營養學會創立以來，核心工作與重點就是放在蛋白質缺乏上呢？

我不是說發展中國家沒有營養不良的危機，或者這種危機已不復存在。只是在質疑處理這種危機的方法，尤其是偏重於蛋白質，會使大家對於動物性蛋白質的價值迷思持續下去，並透過中美洲與巴拿馬營養學會這種計畫而廣為流傳，且流傳甚久。

除了發放補充品，中美洲與巴拿馬營養學會也對於發展營養方面的「專業知識」有很大的影響。這件事的連帶效應很大：如果中美洲與巴拿馬營養學會「特有的」專業知識包含關於蛋白質攝取的錯誤看法，無論全

世界的營養和健康專業人士立意多麼良善，這些具誤導性的看法就會融入他們的「專業知識」之中。

我對於動物性蛋白質的歷史及其在營養學領域主導地位的其他詮釋持開放態度。然而，毫無疑問，這種營養素對於營養專業人士的想像力具有長期且異常強烈的控制力，而且我真的是說「想像力」，因為蛋白質的神聖地位絕對不是源自科學。

如果我的詮釋正確，可能預期看到什麼局面呢？數十年來，國際與國內政策失衡地偏向蛋白質缺乏？營養建議失衡地偏向高蛋白質攝取量，比如第四章所提到食品與營養委員會的三五％上限？學術界、研究經費，甚至國際援助都具有排外心態？龐大的蛋白質補充品產業？採取植物性飲食的人不斷被問：「你要怎麼獲得蛋白質？」

這聽起來很熟悉吧？

✿ 發現肝癌與動物性蛋白質有關 ✿

我在酪農場長大，我家生產肉類、牛乳和雞蛋，只要時間許可，我就會打獵、釣魚，還有設陷阱誘捕。因此，我比大部分營養學家更能理解對動物性蛋白質的鍾愛。對於動物性食物的著迷，一直都存在我的骨子裡，甚至存在於我的DNA之中；我母親常常很驕傲地說：「我的中間名是『肉』。」她努力餵養並照顧全家，包括每餐提供動物性蛋白質給我們。後來，當我到康乃爾大學求學，博士研究主題則是如何改善動物性蛋白質的產量。總而言之，我和動物性蛋白質的羈絆很深，總是偏好於動物性蛋白質。

我提及這些過往，只是想要強調我們對營養的信念能夠多麼根深蒂

固，我們多早就採納這些習慣（或者更確切地說，這些習慣多早就接納我們），以及我們有多容易毫無疑問地接受它們。

我從小就相信動物性蛋白質的價值，後來接受到的教育也告訴我要接納並與學術界同儕秉持相同的信念。雖然在酪農場長大，使我從小耳濡目染這些觀念，但事實上，對動物性蛋白質的崇敬是相當普遍的事。無論我們是透過「營養價值」的衡量，還是單純透過母親把食物端上餐桌的愛心，來證明動物性蛋白質的正當性，所有人都已經相信動物性蛋白質的好。這個信念已經根植於有意識和無意識之中，所帶來的結果不言而喻。

正如其他許多人，基於上述相同理由，我相信動物性蛋白質比植物性蛋白質更好。我飢渴又開心地買下「高營養價值」的帳。說得更好聽一點，我的前半生就是依靠動物性蛋白質！我到處留意，不斷看到這些測量以及對動物性蛋白質優越性的根本信念，如何主導集體思維。我在博士學位論文研究中，以及第一次教授「家畜的飼料與餵養」課程時，使用生物價測量——甚至我的博士研究指導教授也是屠夫的兒子！

我的專業生涯早期是為菲律賓的兒童營養計畫工作，這項計畫由美國國際開發署資助，和前述中美洲與巴拿馬營養學會的工作很類似。正如尼文・斯克林肖及其麻省理工學院的同事，我和資深同事查理・恩格爾（Charlie Engel）要找一種便宜的牛乳蛋白質的植物性替代品，來處理早期兒童營養不良的問題。

我們一開始選擇了花生，但後來發現花生會受到黃麴毒素這種強力致癌物質汙染，而黃麴毒素會造成實驗大鼠罹患肝癌，這令我們十分擔憂。麻省理工學院小組也遇到同樣的問題，並且進行實驗，探查能否以化學方式用鹼去除黃麴毒素，結果並不可行。後來，我們的團隊甚至製造出自己的植物性蛋白質補充品，與INCAPARINA類似，命名為NutriBun（恩格爾博士的配方）。

尤其值得注意的是，我們與麻省理工學院小組走上相同的路，都在實驗室中研究蛋白質功能的基礎知識，還有蛋白質在「開發中」國家兒童營養計畫中的角色，不過最終卻得到非常不同的結論。

兩個小組都反映出國際營養社群針對全球（尤其是貧窮國家）蛋白質落差仍待解決的更宏觀對話。但是，當我們遇到類似的困難，無論是關於蛋白質的實驗室基礎知識還是實際應用，很快就能看出我對於蛋白質不斷發展的興趣，與麻省理工學院小組大不相同。

我在菲律賓及回到美國後檢測受到黃麴毒素汙染的花生時，注意到兩個現象：菲律賓幼兒罹患肝癌似乎與攝取動物性蛋白質有關聯性，以及一個印度研究團隊檢驗了黃麴毒素、肝癌和動物性蛋白質之間關係的研究結果。我綜觀了不太可能放在一起考量的情境，發現動物性蛋白質在肝癌發生過程中扮演令人驚訝的角色。我特別好奇黃麴毒素引起的癌症生長，是否可能因為動物性蛋白質而加速。當然，這使我們在菲律賓的專案面臨嚴重問題，也使我處於困境。我可以繼續倡導相同的高蛋白質攝取量，把這些煩人的問題拋在腦後，或者可以盡我所能探究這些問題，即使最後可能還是徒勞無功。

回首過去超過六十五年的努力，可以清楚看到我選擇的道路，還有一路走來所達到的成就。煩人的問題總是再帶領我遇到更多煩人的問題，當這些問題與個人偏見有關，提出這些問題就更加重要了。所以，我究竟發現了什麼呢？

在實驗室，**我發現動物性蛋白質會大幅增加實驗性癌症的生長（但植物性蛋白質不會）**；我發現，無論是在癌症早期的發作階段，還是在後期的增長階段，至少有十種生物學機制的證據都可以解釋這種動物性蛋白質作用；同時，我還發現許多國際相關性研究也證實——動物性蛋白質（或代表性營養素，如飽和脂肪，通常會和動物性蛋白質同時存在）與多

種癌症、心血管疾病和其他慢性病之間存在線性關係；甚至，我從介入性研究獲得確切證據，這些研究證實了「不含動物性蛋白質的食物，可以逆轉心臟病、糖尿病和其他疾病」。

> 動物性蛋白質（或代表性營養素，如飽和脂肪，通常會和動物性蛋白質同時存在）與多種癌症、心血管疾病和其他慢性病之間存在線性關係。

這些證據中，有些會不同於大家長期認為好的科學與證據看起來應該如何的情況，我會在第三部分來討論。在此我想提的是：在我專業生涯的某個時刻，無論是因為天真、笨拙還是其他缺陷，不經意破壞了大家最神聖、心照不宣的約定俗成，而這個約定俗成是具有百年歷史的動物性蛋白質崇拜，它正束縛著營養領域的所有研究人員。營養界對我這些結論的回應，證明了動物性蛋白質在集體想像中具有不可抹滅的烙印。

如我所說，有一位同事說我「徹底背叛了」營養研究界的同業。此外，為我在維吉尼亞理工學院第一份教職寫推薦函的艾爾菲・哈珀（Alf Harper）教授（當時我們在麻省理工學院共事）在私人信件裡把我罵了一頓，他說我是「自食惡果」。也許這個指控有點道理，因為有時候我注意到同儕會以奇怪的斜眼看我，或者在他們眼中看到恐懼，好像我遺漏了只有他們才知道的一些重要端倪。

不吃肉的「沙發馬鈴薯」
贏過肉食運動員!?

你可能很好奇，為什麼沒有更多人批評沃特和那個年代的人提出了這麼不恰當的建議，而這些建議讓我們過度攝取蛋白質持續至今。當

然，我肯定不是唯一一個反對的人。事實證明，科學界的某些局外人確實曾質疑早期的這個教條。只不過，他們都被遺忘了，或者從「正史」上被抹去。

低蛋白質飲食與運動表現

其中一個局外人是羅素‧齊坦登（Russell Chittenden），他是耶魯大學的教授，也是美國國家科學院的成員。他有兩本關於營養的傑出著作，並且在第一本書中引用了幾位同事的研究結果，他們的報告顯示低量蛋白質（每天二〇～四〇公克）就足以維持良好健康（切記，沃特及其同事提倡的是每天一〇〇～一三四公克）。

不過，齊坦登不僅建議低蛋白質飲食可行，實際上還倡導低蛋白質飲食可以改善健康（由於當時「蛋白質」一般是指動物性蛋白質，齊坦登這樣的研究學者所說的「低蛋白質」通常是指極少量的動物性蛋白質）。

齊坦登做了一項實驗，對象是預備軍官訓練團計畫的耶魯大一新生，在他們每天攝取少於五〇公克的蛋白質（主要是植物性蛋白質）的飲食幾個月的前後，進行十五項身體強度和耐力測試，結果及平均值如右頁上表所示。如你所見，學生攝取低蛋白質飲食

> 學生攝取低蛋白質飲食之後沒有變虛弱，反而每個人的分數都有顯著進步。

之後沒有變虛弱，反而每個人的分數都有顯著的進步。

第二項研究中，齊坦登招募身材健壯的運動員，他們一開始的平均分數是四九一〇分，接近第一組研究對象的後測分數。

曾經運動過的人都知道，最大幅的進步往往發生在剛開始訓練的階段，但是採取齊坦登的低動物性蛋白質飲食後，即使是訓練有素的運動員，分數也有顯著進步。

名字	十月	四月
布羅萊斯	2560	5530
科夫曼	2835	6269
柯恩	2210	4002
佛里茲	2504	5178
亨德森	2970	4598
勒文塔爾	2463	5277
莫里斯	2543	4869
奧克曼	3445	5055
希爾尼	3245	5307
斯泰爾茲	2838	2838
祖曼	3070	5457
	2790	5102

名字	一月	六月
G・安德森	4913	5722
W・安德森	6016	9472
貝里斯	5993	8165
卡拉漢	2154	3983
多納修	4584	5917
雅各布斯	4548	5667
申克	5728	7135
史戴波頓	5351	6833
	4910	6612

不只有你對這些結果感到很驚訝。長久以來，大家都誤以為運動員的表現及恢復需要依靠高蛋白質飲食，即使到今天都還有這樣的迷思。

齊坦登的實驗顯示結果恰好相反（這可是一個世紀以前的實驗），想要表現良好，不需要依靠高蛋白質飲食。**無論原本的健壯程度如何，低蛋白質飲食都可以改善表現。**

如你可以想見，齊坦登的研究結果遭到同事批評。大部分常見的批評是說，如果他的研究對象攝取高蛋白質飲食的話，表現會更好。為了驗證這個假說，你也會想要測試高蛋白質飲食組的體能表現，並比較結果。

所幸，耶魯的另一位教授厄凡・費雪（Irvine Fisher）做了這項測試（見下頁的圖表），比較了「攝取高蛋白質全肉飲食的運動員」和「攝取低蛋白質無肉飲食的運動員」。除了這兩組運動員之外，還設了第三組：「攝取低蛋白質無肉飲食的靜態生活者」。

無肉飲食組（即攝取植物性飲食的人）的研究對象之中，過去兩年內都沒有吃肉，大部分人已經遵循植物性飲食四至二十年不等。結果他們表現得怎麼樣呢？令人印象深刻，第一項耐力測試顯示：「無肉飲食組的表現優異，即使是食肉組的最高紀錄，也只略高於無肉組平均分數的一半。」無肉組在另外兩項測試也都表現得比較好。

有趣的部分是，攝取無肉飲食的靜態生活者（這些「沙發馬鈴薯」主要吃的東西是……呃，馬鈴薯），表現也比吃肉的運動員更好。作者考慮到可能不僅是肌力和耐力在發揮作用，推測也許無肉組更想證明自己的理論而「盡最大努力刺激食肉組」。費雪描述的例子是「一位耶魯長跑者」與「採取齊坦登飲食的教授」並肩競爭。儘管（或者因為？）長跑者採取高蛋白質飲食，在誰可以抬手臂最長時間的測試中卻無法贏過教授：「他的手臂沒幾分鐘就開始抖，在八分五十四秒的時候手臂漸漸掉下來……這讓他非常難堪。」同時，教授比他多維持這個姿勢三十七分鐘。

第一次耐力測試：水平舉臂					
食肉運動員		無肉組			
		運動員		靜態生活者	
名字	分鐘數	名字	分鐘數	名字	分鐘數
L.B.（Yale）	6**	H.（Bat. Cr.）	6	J.T.C.（Bat. Cr.）	10
F.O（"）	7**	N.（"）	6	E.L.E.（"）	10
C.H.C.（"）	7	A.B.（"）	10*	E.H.R.（"）	15
R.M.B.（"）	7	J.（"）	10	A.J.R.（"）	17
R.Ba.（"）	7	J.P.H.（"）	12	S.E.B.（"）	27
G.（"）	8	B.S.S.（"）	13	＋I.F.（Yale）	37
F.S.N.（"）	8	S.（"）	13	P.R.（Bat. Cr.）	42
W.J.H.（"）	9*	H.O.（"）	18*	J.F.M.（"）	51**
E.J.O.（"）	10	＋W.B.B.（Yale）	16**	H.G.W.（"）	80
J.H.D.（"）	10	C.H.（Bat. Cr.）	17	C.E.S.（"）	80
R.Bu.（"）	10	R.M.M.（"）	18	J.E.G.（"）	98
H.A.R.（"）	12	O.A.（"）	21	A.W.N.（"）	170
C.S.M.（"）	14*	S.A.O.（"）	32	E.J.W.（"）	200
R.（"）	18	M.（"）	35		
G.K.（"）	22*	D.（"）	37		
		W.W.（Yale）	63		
		W.（Bat. Cr.）	75		
		＋G.S.D.（Yale）	160		
		C.C.R.（Bat. Cr.）	176*		
平均	10		39		64

Bat. Cr.＝巴特爾克里克療養院的醫療人員及其他工作人員；Yale＝耶魯大學教職員生

*耐力極限。**幾乎到達極限。＋費雪標註偶爾吃肉的無肉組成員。

「運動員」的定義是（食肉者之中）接受運動訓練的人，以及（無食肉者）基於個人因素接受訓練的人。

齊坦登和費雪關於低蛋白質飲食及其對運動表現影響的重要研究，已經是一百多年前的事。當時，還有其他現代運動員在改變飲食（攝取較多植物性全食物、較少動物性食物）之後表現更好的例子。

運動員對《救命飲食》的回響

二〇〇五年，就在《救命飲食》出版一個月後，優秀的高爾夫球選手蓋瑞‧普萊爾（Gary Player）徵求我的同意並且在高爾夫頻道（Golf Channel）談到這本書；他懇求所有美國人都要讀這本書。差不多同一個時期，最長壽的奧運得獎摔角手暨康乃爾法學院畢業生克里斯‧坎貝爾（Chris Campbell）邀請我向他帶領的美國奧運拳擊隊演講；坎貝爾本身就是完全素食的運動員。

二〇〇七年，美國國家美式足球聯盟（NFL）賽季的一開始，最優秀的足球邊鋒、堪薩斯城酋長隊的湯尼‧岡薩雷茲（Tony Gonzalez）打電話給我，說他已經讀過這本書，改變了自己的飲食，然後體驗到好處。這是他第十一個賽季的開始！儘管承受球隊和聯盟官方營養師的壓力❹，岡薩雷茲依然邁向偉大的成功。二〇一九年初，他名列美式足球名人堂。在岡薩雷茲破紀錄出場職業盃十四次、異常漫長的十七年專業生涯，並且締造數次空前紀錄之後，毫無疑問地，我認為全食物蔬食飲食絕對能夠維持他始終如一的世界級表現。

自從這些指標性人物與我接觸的那一刻起，我受到更多世界級運動員的鼓舞，他們採取全食物蔬食生活方式，並且看到自己的成績有卓越進步。其中包括全球從事各種運動的耐力型與爆發型運動員。即使是寫作本書期間，我得知國家美式足球聯盟田納西泰坦隊（Titans）有三分之一的人採行植物性飲食。最後，在齊坦登和費雪前所未有的研究一個多世紀以後，關於相同主題的紀錄片《茹素的力量》（Game Changers）上映了；

我認為，這證明大眾比扼殺這些說法的機構更能接受這個概念，也更有前瞻性（而且大眾就跟運動員一樣，特別關心如何有好的表現）❺。

但是，即使如今有植物性飲食造就卓越運動表現的這些證據，營養科學界還是幾乎沒有人聽過羅素·齊坦登或厄凡·費雪的研究。每當我提到這些研究，大家的反應都是懷疑。即使身為耶魯校友，也沒有人記得齊坦登。

傑出的班傑明·史巴克（Benjamin Spock）醫師是有史以來最暢銷且最具影響力的作者，《史巴克醫師的育兒寶典》已經售出五千萬本，他讀了我在會訊中的評論之後，曾寫信問我齊坦登的事。

史巴克在一九二〇年代早期就讀於耶魯大學，也是耶魯賽艇隊的金牌得主，從前也是素食者，卻從來沒聽過齊坦登。即便他們就在同一所學校，他不懂為什麼教練從來沒有向他及其他隊員提過齊坦登的研究，反而一直叫他吃大量蛋白質，他還因此放棄了從小採行的素食。年紀稍長之後，他得知長壽飲食（macrobiotic diet）並且讀了我對齊坦登的評論，於是再次恢復素食飲食。

營養指南仍然鼓勵攝取過量蛋白質

羅素·齊坦登持續努力工作，依舊沒沒無聞，一直到一九四三年過世；同一年，美國癌症協會的弗雷德里克·霍夫曼過世（請見第二章）。儘管這兩個人走的路非常不同，卻殊途同歸。兩位在過世時都被專業領域遺棄，不為大眾所知。另一個痛苦的命運轉折是：一九四三年也是美國農業部與國家醫學院共同提出正式營養建議的第一年，這些建議與這兩位的研究結果背道而馳。

接下來七十五年，各種計畫都遵循美國農業部在一九四三年提出的營養建議，包含「基本七大類」食物、「基本四大類食物」、「飲食指南

金字塔」、「我的餐盤」和「我的金字塔」，這些現在稱為美國飲食指南。各種計畫反映出政府為維持「健康的」飲食習慣而堅持的權威式作風，他們一直定期更新圖片和語言，誤導消費者以為我們有所進步。儘管有細微差異，但在許久以前沃特及其同事針對蛋白質提出觀點之後，其實沒有任何進展。今天的指南依舊允許，甚至鼓勵攝取過量蛋白質，尤其是「優質的」動物性蛋白質，只要這樣的狀況不變，不管他們的建議有任何「進展」，都還是膚淺又不足。

我得再次強調：幾乎沒有人知道齊坦登，這是一件很不尋常的事；霍夫曼也是。但這令人驚訝嗎？他們有許多相同特質，包括過世前彷彿不存在，所以有什麼道理不會從歷史上消失呢？這兩位的研究都明顯指出低蛋白質飲食帶來的好處，或至少發人深省且值得進行進一步研究，卻都被忽略了。

❧ 依然神聖不可侵犯 ❧

目前為止，我們已經看到，對動物性蛋白質的文化信念，如何使我們背離某些人及其今昔的研究，以及偏向其他類型的研究、方法、建議和假設。對於非正統觀點的抵制往往是公然的，並且被以斷送專業生涯、無數早逝的生命以及浪費金錢來衡量，但往往沒人承認這件事。

群體迷思——為什麼沒有人提出抗議？

這正是為什麼我認為人們對動物性蛋白質的集體崇拜根本是邪教：因為大家往往不承認這樣的崇拜，以及隨之而來的後果。「無辜的不注意」（Innocent obliviousness）是邪教信徒的標誌，這也說明為什麼這麼

多善意的人並未抗議動物性蛋白質的現狀。邪教中的資訊流動往往大幅受限，因而造就「群體迷思」。

這是我親眼所見且遭遇許多次的狀況，無論是營養界或更大的領域都發生過。群體迷思是心理學常見詞彙，衍生自喬治・歐威爾（George Orwell）在《一九八四》中出現的實驗性語言，最初則源自耶魯研究心理學家厄文・賈尼斯（Irving Janis）在一九七二年的研究，後來許多研究都在探討這個概念。

我以維基百科的定義作為起點：

> 一種發生在團體中的心理學現象，對和諧或順從的渴望導致了不合理或功能失調的決策結果。團體成員試圖透過積極壓制不同意見，使自己不受外界影響，不對替代觀點進行批判性評估，以盡量減少衝突和達成共識。

但是，**群體迷思不僅是資訊受限的後果，同時也是資訊受到更多限制的導因。**換句話說，這變成一個正回饋循環：我們的思維方式越同質，就越會限制替代資訊的流動，繼而達到更高的同質性，周而復始，直到這個團體完全對於不可避免的順從傾向麻痺為止。

不足為奇的是，群體思維「在傳播研究、政治科學、管理和組織理論領域……有廣泛的影響」。此現象最常見的例子，也許是組織遭遇醜聞的時候：即使是沒有直接受牽連的人也會睜一隻眼閉一隻眼，而且不當行為「之所以被掩飾，是為了挽救機構的聲譽與隨之而來的金錢」。發生這種現象的原因是機構「激發情感；他們激發忠誠度。他們已經建立了問題浮現時快速解決的方法……最重要的是，他們往往因為地域或其他特點而形成一個小團體」。

有時候，群體甚至不會掩飾醜聞；確實，最大的醜聞往往顯而易見。這就是營養領域隱伏的群體迷思最常見的狀況。經由這個過程，營養領域抵死不從那股抵制動物性蛋白質的聲浪，研究者也只能使盡渾身解數來維持自身權威。如果群體從一開始就被對動物性蛋白質的崇拜所束縛，我們如何能期待群體承認那些反對的證據呢？

許多人切身受過群體迷思之苦，也許你會想起自己在人生中曾發現了一些與現狀背道而馳的事實，也許你曾經指出這些事實，繼而破壞了團體的和諧，我知道這件事很辛苦。我們往往沒注意到自己被群體迷思控制。要看見其他群體的缺點很容易，要看見自身群體的缺點卻很難。即便我們可以找出控制自身群體的所有限制因素，大聲疾呼的後果往往是嚴重而不可避免的。

誰想被排擠或被當成怪人呢？正因如此，群體迷思吞噬了個人思想。這種事已經發生過好幾次，發生在你我身上、在批評癌症局部理論的人身上、在齊坦登和費雪身上，以及在無數無名的重要人士身上。只要人性存在，群體迷思就會繼續不著痕跡地影響生活中各個領域，就像風一樣，看不到卻感覺得到。

在少數群體迷思的狀況之中有「獨醒之人」，但我想這樣的狀況非常少見。有能力改變的人很有可能只是覺得自己比較懂；他們沒有意識到自己的盲點中潛伏著什麼有害的迷思。他們覺得受限制很自在，覺得其他不受拘束的人具有威脅性。動物性蛋白質的議題就是如此敏感，他們甚至不惜抵制那些可以挽救生命的資訊。

資訊控制的手段

幾年前，非營利線上植物性營養認證課程的成功，引起康乃爾通訊辦公室的注意，康乃爾通訊辦公室負責出版《康乃爾紀事報》（*The*

Cornell Chronicle），是對校友宣布校園中優良成就的窗口。我一直以來都覺得通訊辦公室非常有幫助，事實上，通訊辦公室宣傳我們的研究計畫四十多年。通訊辦公室的一位退休撰稿人告訴我，我們和知名天文學家卡爾・薩根（Carl Sagan）的工作成果，是四十年來康乃爾大學最大力推廣的成就。無論如何，其中一位資深撰稿人大約在五年前針對我們植物性營養線上課程的非凡成功（在eCornell上的註冊率最高）發布新聞稿。撰稿人希望新聞稿之中包含一些推薦《救命飲食》的名人，以及康乃爾大學校長戴維・斯科頓（David Skorton，也是一位素食主義者）的感言。可惜的是，斯科頓先徵求了顧問們的建議。我想，他因為營養科學系主任以及農業與生命科學學院和人類生態學院院長的壓力而沒有出席新聞發布會，也撤掉了他為《康乃爾紀事報》寫的故事。

大眾對我們的課程趨之若鶩，但這顯然是一則有爭議的新聞。

原則上，《康乃爾紀事報》是康乃爾大學所有，學校可以合法單方面控制紀事報的所有內容（康乃爾校友暨第一修正案最著名的美國學者弗洛伊德・艾布拉姆斯〔Floyd Abrams〕律師告訴我的）。從法律的角度來看沒有錯，但是這會對大眾造成什麼影響呢？大眾如何得知我們四十年來專業發表的研究成果？

如果像康乃爾大學這樣知名而公共的機構，都行使受法律保護的沉默權，大眾要從何得知新的研究進展？專業研究期刊是否都會隱匿這些研究結果，以至於大多數人都無從得知？當大學的利益和公眾的利益之間有所衝突，公眾的利益能否勝出？

近來，大部分學術研究是由美國納稅人的錢資助（但更近期的資金大多轉而來自私人單位）。由公共資助的研究完成後，便由科學專業同儕仔細判斷其研究結果在科學上是否可靠，然後判斷是否值得發表在專業期刊上。可惜，由於專業期刊訂閱費用昂貴，大多數人從來沒有管道可以閱

讀這些出版品，即使有，大部分科學文章用的都是高不可攀的行話，一般人也很難讀懂研究結果。門外漢完全依賴專業人士來解讀研究結果，否則永遠無從得知他們出錢得到的資訊。由此可見這種資訊控制背後的理由，「我們的線上課程很成功」原本是無害的消息，卻變成嚴重的犯規。康乃爾大學行政管理階層還有哪些額外資訊可以取代專業科學家的資訊，尤其是公眾資助的研究？

　　言論自由是極其重要的權利。我想，美國開國元勛詹姆斯‧麥迪遜（James Madison）把言論自由放在第一位的時候，大概知道自己在做什麼！但是，當言論自由吞噬了個別記者的力量，吞噬了個別研究人員的研究結果，以及虧欠一般納稅人應得的資訊時，就必須對發言者提出嚴重的質疑。

　　以下照片是康乃爾大學相對較新的建築，專門用於乳品科學（諷刺的是，這棟華美建築的前身之中，還有我的研究生辦公室）。這兩張照片說明「一張圖片勝過千言萬語」這句俗語，而且我認為它們的價值不只勝過言語。我覺得很痛心，因為這兩張圖說明了康乃爾大學更看重業界的貢獻和資源，而不是言論自由。

　　有鑑於此，我們如何能夠相信康乃爾大學和其他有力的學術機構，

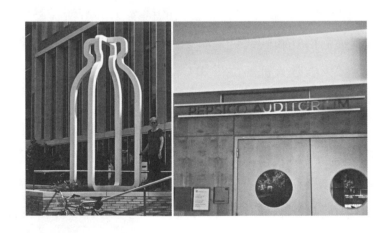

在公眾資助的研究威脅到產業的時候，能夠公平行事？甚至更令人懷疑的是，動物性蛋白質如此神聖不可侵犯，在產業享有高度特權和優先權的狀況下，我們如何能夠信任受託推廣動物性蛋白質並從中獲利的產業？

❶ 關於加工肉品的註解：加工肉品和未加工肉品之間的統計差異很小，可能極不重要，甚至可能完全不重要。從統計顯著性來看，加工肉品的作用恰好落在臨界值附近，而未加工肉品的作用恰好緊臨相同臨界值之下。這讓國際癌症研究署能夠淡化描寫加工肉品的有害作用。

❷ 我兒子湯姆最近在著名的《英國醫學期刊》（*British Medical Journal*）上發表了一項有關全食物蔬食飲食治療慢性腎臟病能力的傑出病例研究。該論文描述一名六十九歲男性攝取低動物性蛋白質全食物蔬食飲食四個半月之後，其第三期慢性腎臟病、糖尿病、高血壓和肥胖如何逆轉。他的胰島素藥物減量五〇％以上，原先使用的十二種藥物大多數無需再用，體重減輕七十磅以上，腎絲球過濾率（腎功能的重要指標）增加了六四％。全食物蔬食飲食帶來的這些效果，與其他幾項有關低蛋白質飲食的研究結果一致，有些甚至是一個世紀之前的研究，為當今全球近八億的慢性腎臟病患者帶來良機。

❸ 順帶一提，一九六四年到一九六五年，我和布雷桑尼在麻省理工學院共用一間辦公室。

❹ 這位營養師也是營養與飲食學會的領袖，營養與飲食學會是最知名、具影響力的飲食學會，與乳品業、製藥業和飲料業都有合作關係。

❺ 專業運動團隊顧問喬恩・海因茲（Jon Hinds）建立了另一項相當優秀的肌力和健身訓練計畫，結合健身訓練和全食物蔬食飲食。目前他在全美國經營多家健身中心。這項健身計畫及其健身中心的廣告是：「全國唯一整合肌力、速度、耐力全身技巧訓練，以及地球友善植物性蔬食的健身中心」。我並未接受此機構的任何私人報酬，也未接受提出此意見的請求。

Chapter 6

被抹黑的膽固醇
與飽和脂肪

我們言行帶來的善與惡終將得報。

——喬瑟・薩拉馬古（Jos Saramago）

我在本書第二部分一直特別關注並持續著墨於動物性蛋白質，不是因為營養方面沒有其他混亂和使人誤解的地方，而是因為蛋白質（尤其是動物性蛋白質）長期以來都是大家特別關注的珍貴營養素。這就是我所謂的「驅動營養素」：我們對這種營養素的評價，比其他任何營養素都更能決定我們的飲食選擇和公共政策立場。所有關於營養的意義的討論，都因為我們對動物性蛋白質的評價而有所扭曲。我不認為動物性蛋白質獲得的高評價有正當的科學可以證實，而是源於長期以來的謬論。

過度強調攝取動物性蛋白質的後果，已經在第五章詳述（誤導人的蛋白質品質測量、被誤導的本土與國際政策，以及拒絕承認結果相斥的研究）。但我同樣憂心於這件事帶來的二次效應。我們對動物性蛋白質的依戀，使動物性蛋白質成為驅動營養素，也觸發了在第五章未提及的許多錯誤觀念，繼而大大影響了我們對其他營養素的了解和實務上的做法，所以我要在此討論其中幾項連帶效應。

連帶效應1》 飲食膽固醇被妖魔化

大部分人相信，我們攝取的膽固醇（飲食膽固醇）造成了血中的膽固醇濃度（血膽固醇），繼而相信飲食膽固醇是心臟病最重要的單一導因，這個看法已經持續了一個世紀。

大眾持續想像著，是因為膽固醇塞住血管而導致心臟病發；制定政策的人提出建議最高膽固醇攝取量，於是大家企圖培養出肉品或其衍生食品中膽固醇含量比較低的動物。

飲食膽固醇對血膽固醇濃度其實沒有影響!?

我們對於膽固醇的既定印象很清楚。食品業和製藥業對於鼓吹這種看法再開心不過，並且投入數十億美元來研發可以降低膽固醇傷害的產品（如果考量到通貨膨脹，投資的金額肯定超過一兆美元），包括販售可降低膽固醇的食品，以及創造和販售可以降低膽固醇的藥品。科學界也是如此，在美國國立醫學圖書館的PubMed 網站上有二十七萬篇有關膽固醇的論文。

然而，關於此主題最有趣的研究，都是在二十世紀初進行的。一個世紀以前的這些研究，利用實驗動物證實了動物性食物（如肉、奶、蛋）會造成心臟病的早期徵象，並使血膽固醇升高。在接下來十至十五年，至少有十個不同的研究小組企圖找出這些作用可能歸咎於動物性食物中的哪些因子。他們假設飲食膽固醇可能是其中一個因子，因為只有動物性食物含膽固醇。

一九二〇年代，這些實驗動物研究共同的結論是，**動物性蛋白質更是造成血膽固醇升高的原因，而非飲食膽固醇本身。**這些早期研究當中，有一篇報告寫道：「血膽固醇升高……與飲食中蛋白質過多有直接

關係，而非其膽固醇含量。」這些實驗結果都顯示，比起動物性蛋白質含量低的飲食，膽固醇含量低但動物性蛋白質含量高的飲食，更會使血膽固醇升高。

數十年後，所有心臟病研究學者中，最常被引用且最具影響力的安瑟·吉斯（Ancel Keys）也表示：「現在我們很清楚膽固醇本身……對人類血膽固醇濃度幾乎沒有影響。」不只有你聽了很驚訝，如前所述，大部分人依然相信我們攝取的膽固醇會直接使血膽固醇升高，並且增加心血管疾病的風險。

從一九四〇年到一九九〇年，甚至有更多實驗動物或人類的研究顯示，動物性蛋白質是心臟病的主要導因，絕對更勝於植物性蛋白質或飲食膽固醇。也許關於動物性蛋白質對心臟病的影響最有說服力的證據，是一九八三年出版的九本手稿的其中一本。在第一本手稿中，作者回顧早期的研究，並做出結論：「基於過去七十年以來的觀察……對於蛋白質對動脈粥狀硬化之發展與惡化的貢獻，有新的認識。」可悲的是，在一九八〇年代早期，這份「新的認識」並未實現任何一部分。這些論文大部分被營養科學界忽略，大眾從來沒有得到這些訊息。

> **動物性蛋白質是心臟病的主要導因，絕對更勝於植物性蛋白質或飲食膽固醇。**

那麼，植物性蛋白質呢？植物性蛋白質和血清膽固醇之間有類似的連結存在嗎？答案是沒有，一九四〇年至一九九〇年間發表的實驗性研究最具說服力，尤其是關於大豆蛋白的研究。

一九四一年，與牛乳中的主要蛋白質酪蛋白相比，大豆蛋白可以減少七〇％至八〇％實驗動物的早期動脈粥狀硬化。與大豆蛋白相比，牛乳中的另一種蛋白質乳白蛋白也會增加血膽固醇、三酸甘油酯和動脈粥狀硬化。即使是短期的研究，更換不同的蛋白質也產生很大的效果。**把動物飲**

食中的蛋白質從酪蛋白換成大豆蛋白時，只過了一天，血膽固醇便已經下降，而從大豆蛋白換成酪蛋白，血膽固醇也是在二十四小時內升高，這個效果持續至少二十天。

幾年後，我實驗室的研究也證實類似的快速效果：富含酪蛋白的飲食（占總熱量二〇％）會刺激癌症快速生長，而酪蛋白含量低的飲食可以快速逆轉此生長。最後，儘管在人類研究中低脂飲食會降低血膽固醇，降低幅度卻極小，以大豆蛋白取代動物性蛋白質降低血膽固醇的效果，則達十倍之多。

大豆蛋白質被過度哄抬

大豆蛋白降膽固醇的效果，似乎異常有前途。你會認為這可能會引起關於植物性和動物性食物之間的爭論，還有關於飲食膽固醇理論的問題，或是激發更大營養相關範疇的討論，可惜情況並非如此。許多研究者把大豆蛋白的作用，詮釋成大豆的特定作用，而非植物性食物的廣泛作用。可能是因為當時血膽固醇濃度和動物性蛋白質飲食相關的動脈粥狀硬化，已經被視為正常的生理反應（不是**因為**動物性蛋白質本身造成，只是相關而已）。

如果一個人不假思索就把動物性蛋白質飲食視為常態，那大豆蛋白及其作用似乎就是一種異常。但要是反過來才是事實，怎麼辦？如果與攝取大豆蛋白（還有一般植物性食物）相關的較低血膽固醇濃度和動脈粥狀硬化發生率，才是大自然真正的常態呢？如果我們把動物性蛋白質視為通常具有破壞性，而不是把大豆蛋白視為有異常的保護性呢？

研究者不曾有過這樣的思路，所以並未質疑動物性蛋白質的常態及其對人類健康的危害作用。同時，相關產業極其所能地做他們該做的事；大豆業利用大豆蛋白和膽固醇的這些研究結果，從而在長期由動物性食物

主導的市場中立足。一九七〇年至二〇〇〇年間，屈居劣勢的大豆業和乳品業巨獸憑藉各自的一套健康主張，競相爭奪消費者的注意，使大眾感到更為混亂。的確，大豆業宣傳的健康主張在科學上較有說服力，但重點是**雙方都沒有促使大眾的思考角度放大到植物性和動物性食物的層面**。

大豆業，還有其他於二〇〇〇年新興、與大豆共同競爭的植物奶和其他植物性食品，以此捷徑牟利，實在不足為奇。比較惱人的是，科學界還是持續推崇飲食膽固醇理論；雖然有很多相斥的研究結果，但長時間以來，我們一直接受「飲食膽固醇會造成動脈粥狀硬化」這個概念。

我相信，這是因為採取不同的觀點就必須顛覆整個營養史。如第五章提到的，儘管有研究質疑動物性蛋白質在致病方面的角色，但自從二十世紀初，動物性蛋白質就被尊為最偉大的營養素，所以這些研究很快就被忽略了。二十世紀初，一些測量所謂生物價值的新分析方法興起，而這些方法總是偏向攝取動物性食物這一邊。

我想，就大眾而言，許多人接受飲食膽固醇理論，不僅是因為他們不知道其他更好的理論，還因為飲食膽固醇理論讓他們可以繼續吃動物性食物（我的朋友迪克・華納可以接受攝取低脂飲食，但是要他放棄吃肉卻很痛苦）。我們可以很輕鬆地去除動物性食物中的膽固醇和飽和脂肪，比如脫脂乳和瘦肉，但是一頓沒有蛋白質的晚餐就讓人沒什麼食慾了。舉例而言，去除牛乳中的蛋白質之後，就只剩下難吃的乳化脂肪、水和一點點乳糖。想想看這種「奶昔」喝起來是什麼感覺！

最終，營養研究界的重點逐漸從飲食膽固醇轉向脂肪，尤其是飽和脂肪。事實上，我也有過較為關注飽和脂肪的時期。

一九四〇年代中期，我每天黎明前就起床親手為兩頭牛擠奶，以供應家庭農場之用（直到我父親決定擴大牛群時，我們才引進擠乳機）。那時候，小母牛的身價取決於其父母是否為純種、自身的產乳量，以及牛乳

的乳脂肪含量。然而，一九四〇年代晚期，我父親開始聽說高脂乳不如一般所想那麼珍貴。此後，我們保留一些牛乳給自家人喝，並開始把其餘部分的脂肪離心出來製作奶油，主要也是自用，剩下的脫脂乳就拿來餵豬。我還記得用手轉機器來離心牛乳有多麼乏味又累人。

回首那些時光，加上我現在知道的消息，我相信像我父親這樣的酪農接收到的資訊，是源於安瑟・吉斯的早期文章。一九五二年，他表示：「營養證據顯示，對於這樣的飲食脂肪需求很小。」當時建議每人的飲食包含三〇％到四〇％的脂肪，「可以降低……至一五％到二五％……不會帶來任何營養方面的傷害。」

後來，吉斯在地中海國家和日本展開著名的七國研究，結果支持他的理論：飽和脂肪才是血膽固醇濃度偏高的元凶，而不是膽固醇本身。就我們今日所知，他對於飽和脂肪的結論有缺陷，但他對於廣泛流行的膽固醇觀念之批評，依舊站得住腳。

儘管如此，許多人依然認為血膽固醇濃度偏高和相關疾病（如動脈粥狀硬化）主要歸咎於飲食膽固醇，因為直到二〇〇二年，食物與營養政策權威「專家」還在提出膽固醇攝取量建議。**由於強調飲食膽固醇對疾病的影響，我們在不知情的狀況下犧牲了數百萬性命。**我們一直認為動物性蛋白質是最重要的營養素，為「健康」的肉類和乳品創造了全新而虛假的市場，並為降膽固醇藥物（如史塔汀類藥物）和醫療處置（如血管支架）打下商業基礎，以上這些全都促成科學知識進步的假象。

連帶效應2》 飽和脂肪成了代罪羔羊

拜安瑟・吉斯的文章所賜，當大家都知道攝取飽和脂肪與血膽固醇

濃度較高、心臟病有關，飽和脂肪很快就被貼上「壞脂肪」的標籤。相反地，不飽和脂肪與血膽固醇濃度較低、較少發生心臟病有關，因此被貼上「好脂肪」的標籤。

可惜的是，這種異常過度簡化的區分方式，完全沒抓到重點，造成了嚴重且不必要的困惑。

壞脂肪和好脂肪的標籤，真的對嗎？

在解釋原因之前，我想要先說明一下這些名詞的意義。我會談到分子層級的細節，敬請見諒，但我認為這樣有助於更全面了解內容。下圖中可以看到三大類脂肪：飽和脂肪、不飽和脂肪及反式脂肪。不飽和脂肪又可以進一步分為單元不飽和脂肪及多元不飽和脂肪。

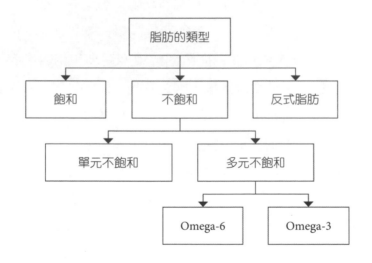

飽和脂肪（或飽和脂肪酸）與不飽和脂肪（或不飽和脂肪酸）最根本的差異在於，飽和脂肪在室溫下為固態，通常與動物性食物（如奶油、豬油）有關，而不飽和脂肪在室溫下為液態，通常與植物性食物（如玉米油、橄欖油）有關。但就分子層級來說，它們之間的差異在於化學結構。

所有脂肪酸，不論飽和或不飽和，都是由碳原子鏈構成。碳鏈的其中一端是酸（羧基）端（–COOH），另一端是甲基端（CH3–）。藉由碳（C）鏈的長度以及連接碳原子的化學鍵類型，可以進一步分類脂肪酸。

　　大部分脂肪酸的碳原子數為偶數，少部分為奇數，並且往往以短鏈（二至六個碳）、中鏈（八至十二個碳）或長鏈（十四至二十四個碳）來形容。

$$H-\overset{\displaystyle H}{\underset{\displaystyle H}{C}}-\overset{\displaystyle H}{\underset{\displaystyle H}{C}}-\overset{\displaystyle H}{\underset{\displaystyle H}{C}}-\overset{\displaystyle H}{\underset{\displaystyle H}{C}}-\overset{\displaystyle H}{\underset{\displaystyle H}{C}}-\overset{\displaystyle O}{C}-OH$$

飽和脂肪酸

$$H-\overset{\displaystyle H}{\underset{\displaystyle H}{C}}-\overset{\displaystyle H}{\underset{\displaystyle H}{C}}-\overset{\displaystyle H}{C}=\overset{\displaystyle H}{C}-\overset{\displaystyle H}{\underset{\displaystyle H}{C}}-\overset{\displaystyle O}{C}-OH$$

單元不飽和脂肪酸

$$H-\overset{\displaystyle H}{C}=\overset{\displaystyle H}{C}-\overset{\displaystyle H}{C}=\overset{\displaystyle H}{C}=\overset{\displaystyle H}{C}-\overset{\displaystyle O}{C}-OH$$

多元不飽和脂肪酸

　　如果脂肪酸碳鏈中的每個碳都連接兩個氫（H）原子，則稱為「飽和脂肪酸」。相反地，如果有一對或多對相鄰的碳只各連接一個氫原子，則稱為「不飽和脂肪酸」（–CH=CH–）。如果整個脂肪酸鏈當中只有一個不飽和鍵，則稱為「單元不飽和」（如橄欖油）；如果有一個以上不飽和鍵，則稱為「多元不飽和」（如玉米油）。

　　此外，脂肪酸常與甘油分子鍵結，甘油分子可以把一個、兩個或三個脂肪酸連結在一起，進而變成單酸、二酸或三酸甘油酯。在下頁上圖的

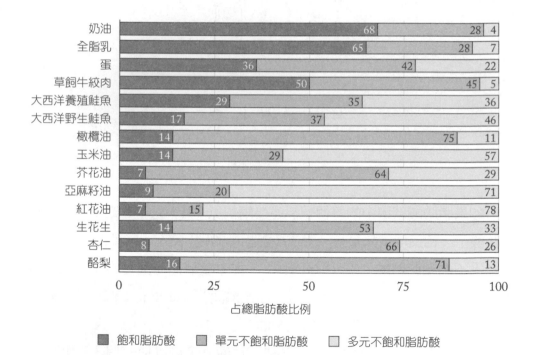

| | 甘油 | | 羧基 | | 脂肪酸 | = 雙鍵 |

	飽和脂肪酸	單元不飽和脂肪酸	多元不飽和脂肪酸
奶油	68	28	4
全脂乳	65	28	7
蛋	36	42	22
草飼牛絞肉	50	45	5
大西洋養殖鮭魚	29	35	36
大西洋野生鮭魚	17	37	46
橄欖油	14	75	11
玉米油	14	29	57
芥花油	7	64	29
亞麻籽油	9	20	71
紅花油	7	15	78
生花生	14	53	33
杏仁	8	66	26
酪梨	16	71	13

占總脂肪酸比例

來源：奧勒岡州立大學萊納斯・鮑林研究所

三酸甘油酯模型中，每個脂肪酸都由十個碳原子組成，上方兩個是飽和鏈，最下方為單元不飽和鏈。

現在，如同我先前說過的，如果是提到我們所吃的食物，飽和脂肪通常與動物性食物有關，不飽和脂肪通常與植物性食物有關。這種區分方式依然有點過度簡化。就事實而言，比較精確的說法是：**動物性食物含有較高比例的飽和脂肪，植物性食物含有較高比例的不飽和脂肪**。各種食物和食用脂肪中飽和、單元不飽和及多元不飽和脂肪酸的比例，如左頁下表所示。

既然這些脂肪酸在分子層級有這麼細微的差異，為什麼我們常常聽到不飽和脂肪被簡稱為「好脂肪」，飽和脂肪被簡稱為「壞脂肪」呢？

這些標籤的來源如 P177 和 P178 的三張圖表所示；這三張圖表顯示出一個大型國際相關性研究的結果，此研究在專業界的影響很大，繼而眾所周知。

第一張圖表顯示，總飲食脂肪攝取量與乳癌的年齡標準化死亡率有直接關係（總脂肪包含飽和及不飽和脂肪）；這個關聯性已經影響食物與健康政策建議數十年。然而，疾病死亡率與總膽固醇的線性關係（第一張圖表），較能說明的是飽和脂肪的影響（第二張圖表），因為不飽和脂肪並沒有這種關係存在（第三張圖表）。

當我們第一次發現這樣的關係，一般會把飽和脂肪解讀成「壞脂肪」，不飽和脂肪是「好脂肪」，或至少是無害的脂肪，這相當合理。雖然這樣的解讀感覺起來沒錯，但我認為這有很大的缺失。現在我要說的是這一段的重點：**我建議將總脂肪與飽和脂肪之間令人印象深刻的疾病關聯性，解釋成疾病與動物性蛋白質的關聯性會更好，而動物性蛋白質恰好與飽和脂肪高度相關。**

以下有更多證據支持這種詮釋方式：

❶ 在哈佛護理人員健康研究中，研究對象是將近九萬名婦女，當她們的飲食脂肪從總熱量的五○％～五五％，降到二○％～二五％，乳癌風險卻未如預期下降。如果有任何與動物性蛋白質相關的部分，主要作者往往表示，雖然不具統計顯著性，但疾病風險略微增加，可能與這些低脂飲食的蛋白質濃度較高有關。

❷ 就生化機制來看，飽和脂肪為相對惰性的分子，因此不太可能是疾病的導因。如果有關的話，不飽和脂肪更可能是疾病形成的元凶。不飽和脂肪的生物活性較大，容易導致高活性氧化物形成，促使癌症和心臟病之類的疾病發生，並且在實驗動物研究中比飽和脂肪更易促發癌症。

舉例而言，玉米油（富含不飽和脂肪）被視為比椰子油更容易促發癌症，而椰子油是一種較為特殊的植物油，其所含飽和脂肪濃度較高。

❸ 二○一四年，相當知名的澳洲研究學者團隊寫道：「自從飽和脂肪第一次被報導為高膽固醇血症（高血膽固醇）的主要導因，已經過了五十多年。飽和脂肪遂被視為西方世界冠狀動脈心臟病發生的主要病因及致病率和死亡率的來源……儘管過去五十年來大部分人秉持此信念，並且有豐富的流行病學及介入性研究，卻沒有確立攝取飽和脂肪酸與血膽固醇濃度之間關聯的決定性證據存在……（而且）發生此事（因果關係）的機制依舊不明。」這一點很重要：無論是癌症或心臟病，都沒有決定性的實際證據顯示是由飽和脂肪造成或引發疾病形成。

❹ 如澳洲學者在二○一八年更近期的回顧中所述：「減少膳食飽和脂肪，並不能持續地改善全死因死亡率或心血管疾病死亡率。」

❺ 「脂肪效應」有其他詮釋方式。舉例而言，在一九七九年的介入性

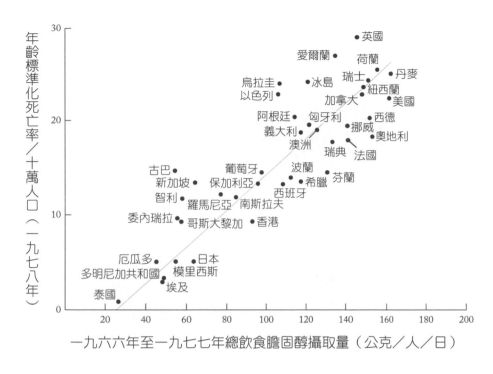

年齡標準化死亡率／十萬人口（一九七八年）

一九六六年至一九七七年總飲食膽固醇攝取量（公克／人／日）

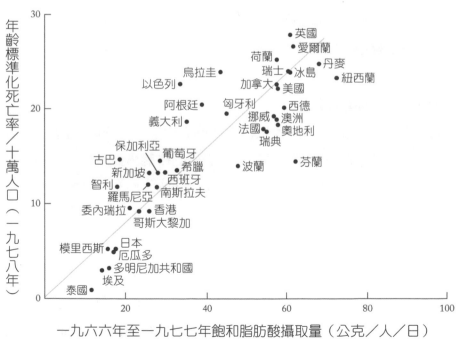

年齡標準化死亡率／十萬人口（一九七八年）

一九六六年至一九七七年飽和脂肪酸攝取量（公克／人／日）

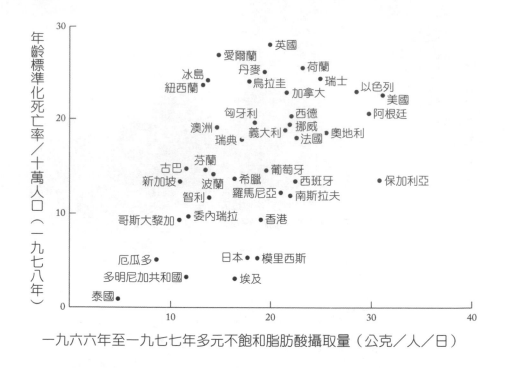

年齡標準化死亡率／十萬人口（一九七八年）

一九六六年至一九七七年多元不飽和脂肪酸攝取量（公克／人／日）

研究中，相較於低脂的大豆蛋白飲食，一般低脂飲食降低血膽固醇的幅度極小。換言之，去除動物性蛋白質的效果較為明顯。

飽和脂肪沒有那麼壞

儘管我們對於飽和脂肪會致病的理解有落差，飽和脂肪還是被詆毀了數十年。為什麼呢？我認為這是相當方便的辯解方式，以避免我們歸咎於真正的導因：含動物性蛋白質的食物。如我剛才提到，飽和脂肪的化學活性並不高，但化學活性是致病或促發疾病的事件必要的特性。

支持總脂肪與飽和脂肪（以及膽固醇）是疾病導因的證據，既無說服力又可疑，也引起許多混亂。許多虔誠的肉食主義者指出這個證據有真正的缺陷，以抗辯飽和脂肪其實並沒有那麼壞（此點經科學證實），然後就這樣跳到結論說，常被視為飽和脂肪的動物性食物也沒有那麼壞（此點

未經科學證實）。儘管飽和脂肪不如大多數人所想的那麼壞，卻依然與疾病有關，而真正的理由往往被忽略：**飽和脂肪是動物性蛋白質的絕佳替身**。我們只責怪替身，卻沒有看到重點：大多數西方飲食中，含動物性蛋白質的食物占極大比例，而這是癌症和心臟病的決定因素。

與飽和脂肪不同的是，攝取動物性蛋白質的許多生化機制和疾病有關。與飽和脂肪不同的是，動物性蛋白質的生物活性較高：相對的，已證實若動物性蛋白質攝取量偏高，會增加自由基氧化、生長荷爾蒙活性等等。與飽和脂肪最大的不同之處，是我們無法從動物性食物中去除動物性蛋白質。

> 與飽和脂肪最大的不同之處，是我們無法從動物性食物中去除動物性蛋白質。

連帶效應3》 反式脂肪、Omega-3和Omega-6

正如飽和脂肪一直以來被稱為「壞脂肪」，受到不公平的妖魔化，不飽和脂肪也是被不恰當地稱讚為「好脂肪」。這種謬誤直接源自於我們忽略了攝取動物性蛋白質所帶來的破壞性影響，並且引發一連串的新問題，其中一個問題是反式脂肪。

把「好脂肪」變萬用的危機

當人們發現攝取不飽和脂肪與攝取較少膽固醇、心臟病減少相關時，每個人都想用這些植物性食物的「好」脂肪，代替動物性食物中的「壞」飽和脂肪，但是很難以全食物來源的不飽和脂肪取代飽和脂肪，

例如碎核桃很難像奶油一樣塗在吐司上。所謂從植物萃取和分離的好油也一樣難塗抹（而且**只有從全植物性蔬食攝取到的不飽和脂肪才有益，但分離出來的油品並沒有**）。

最後，難題終於解決了：在油液中打入氫氣泡（加上催化劑），使其與氫原子的雙鍵飽和（至少部分飽和），植物油就會固化，能夠拿來塗抹（如人造奶油、起酥油）。「好脂肪」變萬用了，可以依個人喜好使用液體或固體，更能滿足喜歡奶油的人。

然而，這種人工飽和的產品有很大問題，其中的氫原子排列方式不像天然的脂肪酸那麼整齊，有少量氫原子會連接到脂肪酸鏈的另一端，雖然量少但影響很大，即變成所謂的反式脂肪。長話短說，後來證實反式脂肪會大幅增加疾病風險，尤其是心臟病，監管機關開始想辦法驅逐市場上的反式脂肪。

> 想要用「好脂肪」取代「壞脂肪」是可以理解的，但是以化學的方式把「好脂肪」轉變成我們更熟悉或更萬用的形式，就不合邏輯了。

這個故事說明了以技術解決問題有多吸引人，我們經常追求這樣的解決方法，而不理會大自然的脈絡；它也說明了這些方法常見的不足之處。想要用「好脂肪」取代「壞脂肪」，是可以理解的，但是以化學的方式把「好脂肪」轉變成我們更熟悉或更萬用的形式，就不合邏輯了。

不飽和脂肪真的完全健康嗎？

此外，不飽和脂肪比早期相關性研究呈現的結果更複雜許多。我們肯定不應該不考慮背景，就認為不飽和脂肪完全健康，尤其是在總脂肪濃度不同的脈絡下。

在我們對不飽和脂肪的研究中，最重要的轉變就是關注兩種最著名的脂肪酸：omega-3和omega-6脂肪。我的其中一位研究生進一步研究這些脂肪矯正實驗性胰臟癌的能力，結果發表在《美國國家癌症研究所期刊》（*Journal of the National Cancer Institute*），還登上了封面。

　　簡單來說，研究結果顯示omega-3脂肪會抑制癌症生長，omega-6脂肪會促進癌症生長；這些脂肪的抗發炎及促發炎特性，分別都與後續其他人的研究結果一致。

　　這讓我們想到一個問題：如何把有關omega脂肪的資訊納入有關不飽和脂肪的對話中？

　　我還是覺得稍微說明一些生化層級的細節會有幫助。適當均衡的omega-3及omega-6脂肪酸（亦稱為n-3和n-6，或alpha-亞麻油酸〔ALA〕和亞麻油酸〔LA〕）都是健康身體機能所必須。我們的身體無法自行製造這兩種脂肪酸，所以得依靠攝取。

　　omega-3和omega-6的名稱如先前所述，來自於雙鍵在脂肪酸分子從甲基端（CH3，位於下圖左方）算起的位置。

　　雖然它們看起來差異不大，但雙鍵的位置會帶來很大的差別：omega-6脂肪酸會促進發炎（即促進心臟病之類的慢性病），而omega-3脂

亞麻油酸（18:2 n-6）
Omega-6脂肪酸的雙鍵位於從甲基算起第六和第九個位置

α-亞麻油酸（18:3 n-3）
Omega-3的雙鍵位於從甲基算起第三、第六和第九個位置

肪酸會抗發炎（即抑制這些疾病）。數十年的研究顯示，這些omega脂肪酸透過多種機制起作用，產生各種健康和疾病結果。可惜的是，抗發炎的omega-3與促發炎的omega-6這種普遍的區分方式，也太過於簡化，大家往往以矛盾又令人混亂的方式討論這些營養素，說得好像它們分別獨立發揮作用一樣。

關於omega-3和omega-6脂肪酸的混亂有幾個理由。

首先，最重要的理由可能就是，這些營養素在全食物中與補充品中的作用方式並不完全相同。儘管有數不清的行銷手法，但就科學而言，事實相當明確：**它們並非各自獨立發揮作用（即營養補充品的形式）來維持長期健康。**

二〇一八年發表的一篇報告表示：「迄今為止，針對n-3脂肪對心血管健康影響的最大型系統性評估……得到的結論是omega-3補充品無效。」但確實，omega-3補充品，或者說所有補充品其實都很好賣。許多消費者想要相信這些補充品的價值，吞藥丸確實也比任何促進健康的飲食改變更容易做到。

omega-3和omega-6脂肪酸混亂的第二個理由是，大家談論這些營養素時，往往忽略了會影響功能的限定條件（例如被檢驗的飲食中所含其他營養素的量不盡相同）。第三，omega-3和omega-6脂肪酸會分別被代謝成完全不同的化學產物，造就這些脂肪酸的抗發炎和促發炎功能，但由於細胞內的條件時常改變，我們並不清楚有哪些產物（代謝物）相關。

這些混亂的來源有一個重要共通點：**全都忽略了生物學脈絡。**

Omega-3和omega-6脂肪在體內的平衡，會以比率來表示，如前所述，二者之間的平衡最重要，比單獨攝取特定量的其中一種脂肪更要緊。阿特彌斯・西莫波洛斯（Artemis Simopolous）醫學博士的研究令我印象深刻，其主張這種平衡或比率的重要性，非常有說服力。要把關於

omega-3、omega-6的討論，重新拉回這個比率，而不是個別攝取這些脂肪酸，最明顯的理由是「比率」可以彰顯它們之間的相依關係。由此比率，可以正確判斷從我們攝取的營養素所觀察到的影響，是多種機制在體內協同作用的結果，這與傳統的營養學研究有獨特的區別。

脂肪酸失衡導致促發炎飲食

當我們從這個觀點來看待脂肪攝取這件事，在二十世紀採取的飲食就會從根本上轉變。我們的omega-6:omega-3比率逐漸從1：1的低點進展到今天的20：1，甚至更高，表示我們攝取含有更多omega-6和更少omega-3的食物，這是很大的轉變。已有許多證據支持這種轉變造成的生物學結果，包括心臟病當中的「血液黏稠度、血管痙攣和血管收縮」上升，並且改變更多造成糖尿病、肥胖和癌症的機制。

我們是怎麼達成這種促發炎飲食呢？

其中一個原因是工業化畜牧生產的崛起。為了使工業化養殖場的生長和生產量達到最大，業者餵動物吃越來越多穀物，尤其是玉米，而玉米

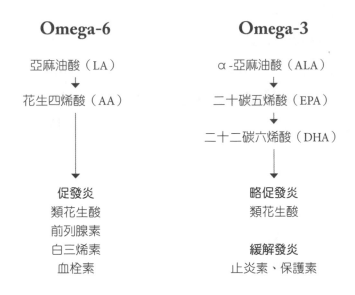

Omega-6	Omega-3
亞麻油酸（LA）	α-亞麻油酸（ALA）
↓	↓
花生四烯酸（AA）	二十碳五烯酸（EPA）
	↓
	二十二碳六烯酸（DHA）
↓	↓
促發炎	略促發炎
類花生酸	類花生酸
前列腺素	
白三烯素	緩解發炎
血栓素	止炎素、保護素

富含omega-6脂肪酸。結果，這些動物組織中的omega-6濃度，比草飼牛或過去的野生獵物高出許多。我們吃的動物性食物變多，這樣的改變當然就更嚴重。當工業化來源的肉、奶、蛋變成我們飲食的更大一部分，我們獲得的omega-6脂肪酸濃度就越高。換句話說，我們貪婪攝取「優質」的動物性蛋白質，使我們的omega-6和omega-3比率劇烈偏差，造成危險。

Omega-6和omega-3比率上升的另一個原因，是上層的omega-3脂肪酸（α-亞麻油酸）會轉換為具有生物活性的代謝物（EPA和DHA），但需要有某種酵素的活性，才能執行把α-亞麻油酸轉換為EPA，再將EPA轉換為DHA的任務。然而，證據顯示omega-6脂肪酸會競爭同一種酵素的活性。這表示，**如果身體已經含有高濃度的omega-6脂肪酸，就會限制omega-3脂肪酸轉換為具有生物活性的代謝物**，使問題進一步惡化。

使此比率上升的第三種原因（可能是最有意義的說法）是添加油的攝取量升高。除了亞麻籽油之外，大部分的添加油都含有很大比例的omega-6脂肪酸，如右頁表所示。這些油容易氧化，造成發炎，並且在現今「方便」食物的年代無所不在。這就是為什麼以添加油的形式攝取到多元不飽和脂肪酸的時候，它就不是「好脂肪」──不應該被視為好脂肪。你可能會想起飽和脂肪段落提到的事：作為添加油的不飽和脂肪酸，在實驗條件下會比相對惰性的飽和脂肪，更有效促發癌症和慢性、退化性疾病（請注意，此表也列出僅含有一個雙鍵的omega-9脂肪酸）。

好消息是，全食物中的多元不飽和脂肪酸，與從植物中萃取出來裝瓶的多元不飽和脂肪酸，作用並不相同。全食物含有許多抗氧化因子（抗氧化物、礦物質），因此能夠控制單獨攝取這些油（如添加油）時，可能產生自由基而帶來的損害。我們應該避免攝取分離出來的油，以降低心臟病、癌症、肥胖及相關慢性病的風險，但是適量攝取含有這些脂肪的全食物（堅果、種子、酪梨等），通常營養價值不錯。

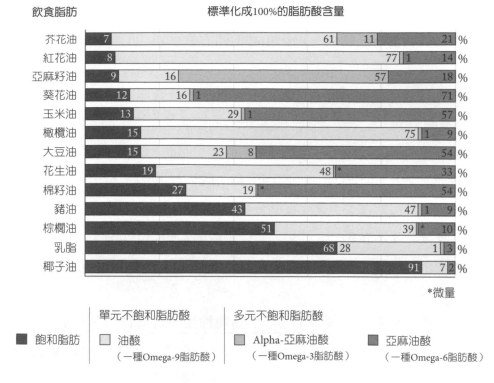

飲食脂肪	標準化成100%的脂肪酸含量	

芥花油　7　61　11　21 %
紅花油　8　77　1　14 %
亞麻籽油　9　16　57　18 %
葵花油　12　16　1　71 %
玉米油　13　29　1　57 %
橄欖油　15　75　1　9 %
大豆油　15　23　8　54 %
花生油　19　48　*　33 %
棉籽油　27　19　*　54 %
豬油　43　47　1　9 %
棕櫚油　51　39　*　10 %
乳脂　68　28　1　3 %
椰子油　91　7　2 %

*微量

■ 飽和脂肪

單元不飽和脂肪酸
□ 油酸
（一種Omega-9脂肪酸）

多元不飽和脂肪酸
■ Alpha-亞麻油酸
（一種Omega-3脂肪酸）
■ 亞麻油酸
（一種Omega-6脂肪酸）

來源：POS Pilot Plant Corporation

　　舉例而言，依據關於攝取堅果的十五項研究之大型綜合分析（研究對象三十五萬五千人，三百八十萬人／年），每週及每日攝取一份堅果，分別造成全死因死亡率下降四％和二七％，心血管疾病死亡率分別下降七％和三九％，癌症死亡率則下降一四％。二〇一七年一篇十四項研究的摘要顯示，攝取堅果與心血管疾病風險較低、高血壓風險較低及總血膽固醇濃度較低有關。

　　我在這兩節當中提到大量資訊，包括與分子組成和功能有關的具體細節。如果你對這些細節感到有些困惑，請不要擔心。以如此壓縮的方式談論內容如此密集的主題，幾乎是不可能的。

　　儘管如此，故事可以如下總結。

忽略了動物性蛋白質的作用

飲食脂肪對於心臟病、癌症和其他西方常見疾病的作用,從一九五〇年代開始浮上檯面,自此之後變成炙手可熱的研究題材。

首先是根據攝取的飲食脂肪總量,來詮釋飲食脂肪在這些疾病的因果關係中的角色。之後,相關討論旋即轉向脂肪的類型,而不再是脂肪的量,並且特別針對獲得「壞脂肪」罵名的飽和脂肪。

然而,飽和脂肪會增加血膽固醇和心臟病風險的假設,引來嚴重批評,並且一直被斷言:「建立攝取飽和脂肪酸與血膽固醇濃度之間連結的決定性證據,並不存在。」結果,研究領域開始轉向不同種類的不飽和脂肪。近幾十年的研究重點則大多放在omega-3和omega-6多元不飽和脂肪的作用上。

重點放在脂肪上,便完全忽略了動物性蛋白質的作用。事實上,我們把重點放在脂肪,只是不願意把重點放在動物性蛋白質的副產物罷了。

由於「總脂肪是否可以預測疾病」或「飽和脂肪是否總是有害」的討論分散了注意力,我們忽略了與之相關的動物性食物,以及這些食物所含的蛋白質。同樣的,我們被不飽和脂肪的益處分散了注意力(尤其是omega-3),大大忽略其在植物性全食物中的健康促進能力,並且毫無保留地支持攝取其實不健康的「健康」油。

既然我們不願意探討動物性蛋白質,那麼大眾對脂肪感到困惑,或者訴諸過於簡化的好脂肪、壞脂肪論點,還有什麼好奇怪的嗎?許多人舉雙手投降,然後繼續吃他們喜歡的東西。為了滿足基本需求,他們購買omega-3補充品並抱持最大希望。我實在很擔心這些人的健康,以及整個社會的健康也會持續這樣的趨勢。

要對抗大眾的困惑和事實的扭曲,我的建議非常簡單卻很全面。如果我們堅持找出心臟病和其他慢性代謝性疾病的具體導因,不如想想更大

的飲食脈絡，動物性蛋白質正是最有嫌疑的罪魁禍首。不單是因為動物性蛋白質本身會造成心臟病，也因為動物性蛋白質攝取量偏高的話，可以保護心臟的植物性全食物攝取量就會下降。

動物性蛋白質的攝取，與對於多種疾病結果（如心血管疾病、糖尿病、癌症和其他所謂的老人病）有不良影響的許多機制有關：

❶增加自由基氧化作用。
❷使腎上腺荷爾蒙的活動有不良的改變（增加雌激素和睪固酮）。
❸造成代謝性酸中毒（降低身體pH值）。
❹增加生長荷爾蒙活動（更多細胞分裂）。
❺降低抗氧化物的活動。

此外，植物攝取量減少，也會產生類似的機制，而且，決定食用動物性蛋白質的後果，比任何有關脂肪的具體建議都更明顯。只要我們繼續堅持「優質」動物性蛋白質的迷思，就永遠不會抵制這種攝取方式。

❧ 營養之外的其他副作用 ❧

如今，除了大眾對於營養研究的誤解之外，我們也拒絕承認動物性蛋白質在疾病形成中的角色會帶來其他後果，但我在此絕不會粗心忽略它們。

造成癌症導因的困惑

首先，我在第一部分以相當大的篇幅討論過最明顯的重點是：我們

一直以來忽略了營養在預防及治療癌症的角色，還有營養不良（攝取動物性蛋白質所造成的營養不良）在促發癌症上的角色。癌症研究者一直都把重點放在環境中的致突變化學致癌物質，而不是營養。許多年來，我也受到這種普遍觀念某種程度的影響。

營養的影響力大過環境毒素

在我專業生涯早期，曾有一個美國國立衛生研究院資助的實驗室研究計畫，調查黃麴毒素（AF）這種強力致癌物質在原發性人類肝癌因果關係中的角色。隨後，麻省理工學院和我的實驗室這兩組研究者，確立了這種毒素的化學結構和強烈的致癌能力。後來，我發表一篇關於黃麴毒素代謝及毒性的回顧，也在菲律賓成立實驗室，檢驗食品中是否存在黃麴毒素，也發展了測量尿液中代謝物含量以檢驗兒童黃麴毒素攝取量的新程序。一九八〇年，我受邀撰寫美國實驗生物學和醫學聯合會期刊中，有關化學致癌物質及癌症的論文，此機構是最大的專業生物醫學研究學會。

當然，當我發現實驗動物研究，以及一些人類飲食與癌症的相關性研究時，我對環境致癌物質和癌症的普遍觀念，有了某種程度的變化，這些研究顯示飲食蛋白質的作用遠超過之前所想像。

我們在一九八三年到一九八四年，前往中國鄉村進行人類癌症調查，記錄到暴露於黃麴毒素的三種不同方式，但是沒有任何一種與肝癌死亡率有顯著關係。反之，肝癌死亡的主因，來自B型肝炎慢性感染以及攝取含動物性蛋白質的食物。即使在西方國家看來很低的攝取量之下，動物性蛋白質的關聯性也具顯著性，這表示不僅應該減少攝取動物性蛋白質，甚至可能應該完全避免攝取。

> 肝癌死亡的主因，來自B型肝炎慢性感染以及攝取含動物性蛋白質的食物。

自從我第一次質疑人類癌症與黃麴毒素這樣的環境化學物質之間的假設關聯性，已經過了數十年，今天，我相信**「營養」比環境化學物質觸發的基因突變，對癌症的影響更大。**

儘管如此，對於科學界大部分人和一般大眾而言，強調環境化學物質的傳統理論，仍然無懈可擊。

營養和基因突變這兩種假說，在癌症預防和治療上提出了截然不同的方法，並且從幾個方面影響了我們的看法。營養理論指出，即使已經發生基因突變，我們攝取的食物能控制突變的形成以及後續的影響，而基因突變理論則鼓勵不斷尋找致癌物質，並且主張一旦這些突變發生，我們便束手無策。

然而，就我看來，癌症基因突變理論中對於突變及其成因的解釋，太過簡化、粗淺且具傷害性。

人體對突變的自然防護措施

當化學物質或其他稱為突變原（mutagen）的因子永久損害了細胞的DNA、影響基因功能，即稱為突變。而當突變的細胞分裂，產生子代細胞，DNA的損傷就會傳給新的細胞。

透過回復突變（back-mutation）來逆轉此過程的機率極小。然而，大自然發展出至少兩種機制，使這個過程維持在掌控之中。

第一種是在細胞分裂之前修復最初的DNA損傷，不過有時候會無法及時修復，那麼受損的DNA便會傳給子代細胞。幸好，大自然有另一個備案：徵召免疫系統產生「自然殺手細胞」，這種細胞有不可思議的能力，可以在新突變的細胞增生成癌症（或其他某些疾病）之前，選擇性地辨識和摧毀它們。

這些防護措施當然不是完美無缺，如果細胞環境利於分裂和生長，

比如攝取了動物性蛋白質及其他許多相應的營養素，儘管有這些機制，數百萬個細胞最終仍會聚積並形成癌症（雖然我主要透過我們的研究而得知這個過程，但我相信許多疾病原則上也是依此相同過程發生。在正確的營養環境下，我們的身體可以運用機制有效打擊這些疾病，但若營養不良，這些機制就會受到限制或被擊潰）。可惜的是，癌症研究界把所有注意力和資源，集中在引發癌症的突變原上，而不注重增強人體應對突變的自然機制，或者改變那些會增進細胞分裂的人類行為上。

癌症研究界承受數千億美元的負擔，並且相信細胞突變不能自我修復，這也犯了另一個關鍵錯誤：癌症研究的工作前提是，控制這些化學物質就可以預防癌症。但真相其實更為複雜，單純把注意力放在突變原化學物質，會讓我們處於嚴重劣勢。

這些化學物質（殺蟲劑、除草劑、工業化學物質、食品添加劑等等）的化學及生物特性大不相同，因此可能造成各式各樣無法預測的毒性和疾病。**並非所有造成突變的化學物質都會引發癌症，也不是只有突變原會引發癌症。各種非突變原食品、化學混合物和處置，也曾被歸類為致癌物。**此外，每個細胞在細胞分裂的正常過程中，會發生數千種，甚至成千上萬種突變！要確定是哪一種突變真正引發癌症，並不是一件容易的事，如上所述，要排除參與突變表現的其他因素，也很困難。

儘管有這麼多複雜的因素，「突變原幾乎就等於致癌物」的信念依然堅定不移並且廣為流傳，導致研究方向的混亂與錯誤。一旦我們有了「癌症主要受到突變影響」的固著想法，就會全心全意把重點放在以實驗檢驗環境化學物質的致癌能力，想必有無數種化學物質仍待檢驗。

發現不完的致癌物

過去六、七十年，大家發展出各種檢驗方法來評估可疑的化學物

質，估計有八萬種❶。然而，自一九七〇年代早期，主要的致癌物檢驗方式是實驗動物生物測定計畫，在活體系統上（通常是大鼠和小鼠），以及在實驗室條件下生長的特定細胞分離出來的培養物中，測試可疑化學物質，來判定致癌潛力。

由美國國立衛生研究院旗下的美國國家癌症研究所及國立環境衛生科學研究所（NIEHS）兩所機構聯合發展的一項毒物計畫，目前由美國衛生及公共服務部中跨部門的國家毒物計畫運作當中，其核心要素是動物生物測定，近期發表了第十四篇關於致癌物質的報告。

營養假說不被認同的背後原因

我們已經投入這麼多年和這麼多資源，在由基因突變理論驅策的研究上，那麼沒有人願意聽到以營養為中心的觀點，尤其是質疑動物性蛋白質的觀點，這一點也不足為奇。

如果要說動物性蛋白質是比環境化學物質影響更大的癌症導因，便是在破壞整個領域的前提和過去的努力。何況，考慮到目前已經有多少相關工作在進行，也會破壞許多未來的研究，因此是一個敏感的話題。

回溯到一九八〇年代，我兩度受邀在美國（國立環境衛生科學研究所在北卡羅萊納州的三角研究園及其位於阿肯色州傑佛遜城的實驗室），並且一度受邀到法國里昂（聯合國世界衛生組織的國際癌症研究署），分享我對於動物生物測定計畫的觀點。

雖然我每次對這些科學的詮釋從未受到質疑，卻感受到大家老死不情願承認營養在癌症領域占有一席之地。在北卡羅萊納州，計畫主持人在大家面前直截了當告訴我，除非我能「說服白宮」，否則不可能改變計畫使命。

可悲的現實是，我們從根本上就不是依據基礎科學來處理癌症。有

太多研究病理學家的專業生涯，都仰賴於「單一、可辨識的化學物質是癌症主因」的假設，在公共和私人實驗室都是如此。此外，自從癌症被發現以來，就被定型成極具侵略性又不可逆轉的疾病，表示一旦確立診斷，尤其是癌症從源頭擴散到遠端組織之後，便無法逆轉，只能將之摧毀。至少可以說，這種疾病的致命性令人恐懼，而正是這份恐懼驅動我們竭力尋找可辨識的致癌化學物質。我相信這些理由有助於說明為什麼長久以來動物生物測定計畫的地位如此崇高。

不過，更棘手的是，由於生物測定計畫仰賴實驗動物測試，因此已經被一些倫理爭議籠罩。公共機關打著值得稱讚的目標（尋找人類癌症的解決方案），把利用動物的計畫正當化，但改變目標或把我們喜歡的某些食物扯上癌症因果關係，只會招來更多爭議，這些公共機關可不感興趣。

酪蛋白（牛乳所含的動物性蛋白質）是上述兩難困境的完美例證。在動物實驗中，即使僅攝取一般量的酪蛋白，仍會引發極為強烈的癌症反應。如果按照該動物生物測定計畫的要求進行檢驗，**酪蛋白無疑是有史以來發現的最強力化學致癌物質！**其他動物性蛋白質也會如此。我幾乎想不出更好的例證來說明著名的「科學」是如何辜負我們。

即使僅攝取一般量的酪蛋白，
仍會引發極為強烈的癌症反應。

動物生物測定計畫只是傳統癌症研究源於基因突變理論的一個例子（是很大且意義重大的例子）。如果把更多注意力放在營養，基因科學家的工作也會受到威脅。舉例而言，人類基因組計畫發現癌症形成在基因層級的許多細節，比如可以辨識哪些基因或基因產物與哪種類型的癌症有關，這對癌症研究有極大影響，各界都宣稱這是有史以來最偉大的研究計畫。如美國國家癌症研究所在網站上強調，「癌症是遺傳疾病」已是神聖不可侵犯的信念，種種努力更加強化了這份信念。

現在，我不是要說環境化學物質和基因對於癌症形成絲毫沒有影響，否認這些關聯性就不對了。但是如我們所見，事情不如大部分人所想的那麼簡單。

我們正在錯過預防癌症的最佳機會

最後，請想想以下的事如何進一步破壞了「癌症是由環境化學物質引起的遺傳疾病」的理論：

❶ 唯有假設對實驗動物有毒的相同化學物質也對人類有毒，前述動物生物測定計畫才能發揮作用。除非人類群體研究顯示出和實驗動物研究一樣的相關性，否則若這種跨物種推斷稱得上是科學上可靠的例子，實在太天真了。目前為止，將群體研究與營養證據相比，幾乎沒有證據表明環境化學物質與人類癌症之間存在因果關係。

❷ 在實驗室研究中，適量改變營養攝取，會造成由已知致癌物質引發之癌症的結果有可觀的改變。在實驗室中，我們反覆證實了飲食可以修正由黃麴毒素引發的肝癌發展，高動物性蛋白質飲食可以促進其生長，而低動物性蛋白質可抑制其生長（順帶一提，由於我才剛批評過動物生物測定計畫是由非人類物種推斷結果這件事，應該要指出人類群體研究確實顯示營養和癌症的相關性，也與我實驗室的研究結果一致。我會在第三部分花更長的篇幅討論這個研究）。

❸ 儘管致突變的化學物質在實驗中與某些癌症相關，當施予非常高的劑量（如同在黃麴毒素與肝癌的案例中一樣）並搭配促癌飲食，沒有一種致突變化學物質如同營養與癌症之間的關聯性那樣

有顯著廣泛的效果。營養不良不只與一種癌症有關,而是與絕大多數癌症有關。

❹當我們的突變負擔已經非常大的時候,由環境化學物質引發的其他突變是否會引起癌症反應,則令人懷疑。請記住,每個細胞都能夠且確實存在數千種突變。要是沒有營養的刺激,尚不清楚額外的突變是否會引發反應。我們在實驗動物研究中發現,致癌物質劑量的增加會如預期那樣造成突變出現線性增加,但這些突變只會在有動物性蛋白質促進時,才會發展成癌症。缺乏適當營養刺激時,突變增加似乎不會發展成癌症。

有鑑於上述各點,我駁斥癌症主要是由毒素引發的基因突變所決定的普遍觀點。從環境化學物質到基因、基因突變、癌細胞生長、確診癌症的路徑相當單純,所以會吸引人,但有所不足,焦點也太狹隘,甚至還明顯忽略了個人能夠靠自己的力量控制癌症的可能性。

觀察性人類研究和實驗動物研究,都證實了營養在促進癌症的角色,若我們忽略營養在促進癌症的角色,就是忽略了預防疾病的最佳機會,也是摒棄所有個人動因(譯註:指個體透過自身行動達成目的一種機制)。就人類健康而言,這種疏忽顯然相當可惡,但確實讓我們能夠繼續享用含有「優質」驅動營養素(動物性蛋白質)的食物。

對地球健康的負面影響

除了對於人類健康的影響之外,我們拒絕以實際的方式處理動物性蛋白質的傷害,也對地球的健康帶來深遠的影響。我現在說的是,環境化學物質和大型農牧企業不只是造成癌症的原因,而是對地球及所乘載的生命的威脅。

畜牧生產與碳排放量

許多指標顯示我們正處於環境危機之中，而且環境危機正在迅速發展為環境災難。

根據最新的氣候報告，「為了保持暖化在攝氏一‧五度以下，各國在二〇三〇年將使全球排放的二氧化碳量比二〇一〇年減少四五％，並於二〇五〇年達到碳中和（二氧化碳排放與植物攝入的量達到平衡）。」為了達成這個目標，我們必須克服對於化石燃料的依賴，並且嚴肅看待我們的經濟和學術體系如何混淆視聽。無論有多少利益，都無法使這種全球的自我傷害正當化。

有許多物種消失了，我們正面臨由人類行為造成的大滅絕。根據《自然》（Nature）期刊上發表的數學模型，同時滅絕（co-extinction）導致物種滅絕率呈指數上升：「氣候變化和人類活動，正透過多種直接及間接的機制（通常是協同作用的機制），以前所未有的速度毀滅物種。其中，由環境變化驅動的主要滅絕，可能只是冰山一角。」有些估計值顯示地球上的動物物種正以自然滅絕率的一千至一萬倍的速度在流失。

在此趨勢中，昆蟲群體的滅絕最令人震驚：過去十年內，所有昆蟲物種有四一％急劇減少，而且科學家現在估計，地球上大約三千萬種昆蟲中有四〇％正面臨滅絕的威脅。鱗翅目的昆蟲（包括蝴蝶）已經減少五三％，直翅目（包括蚱蜢和蟋蟀）也已經減少了大約五〇％。我這一代有很多人會提到在人生中目睹的變化，但驚人的事實是這些變化只會越來越快，甚至連我的孫子女都在談論他們短短人生中注意到的變化，想到他們可能有一天沒辦法在自然環境中接觸到蚱蜢，真是一件驚人的事。

環境影響評估是相對比較新的現象，可以幫助我們了解各種活動對環境的影響程度。在針對畜牧業的評估當中，首先引起大眾注意的是聯合國糧食及農業組織在二〇〇六年提出的報告，他們宣稱畜牧業占

溫室氣體排放量的一八％，超越所有人類交通運輸的總和。早期由欣德（Hindhede）提出建議，萊斯特・布朗（Lester Brown）在一九九六年發出警告之後，看守世界研究所（Worldwatch Institute）在二〇〇九年重新計算的數據為五一％，比其他所有人為因素綜合起來還要多。

　　儘管這些數字仍有爭議，但我們不能再否認畜牧養殖對氣候變化有極重要且極大比例的影響。如果我們想要處理碳排放的問題，那麼處理畜牧生產絕對是關鍵。

　　簡言之，許多人似乎有意忽略這個令人不安的事實，但這些趨勢與我們所吃的食物及其生產方式有關。

大量的化學物質被投入食物系統

　　享受食物鏈上層的食物，尤其是動物性食物，就需要更多農田和資源。這會導致世界各地的森林遭到破壞；大型牽引機和收割機的車輪蹐踏著田野；對土地的處理和耕種總是著眼於短期利益，而不是生態永續和健康；使用荷爾蒙來加速動物肉、奶、蛋的生產，而這些動物的生活已經限縮到必須適應半監獄、半工廠的地獄之境❷。

　　我們在癌症研究界對環境化學物質咆哮，卻把這類化學物質大量投入食物系統中。表面上看來，我們為了較高的即時產量而要清除雜草和害蟲。但代價呢？我們還能向環境開戰多久？又有什麼好處？人類還想要存活多久？

　　在我看來，營養不良（富含動物性蛋白質和加工食品的飲食），繼而對營養豐富的植物性食物攝取不足，這些事情對於人類健康的威脅，似乎比環境化學物質還要大──但這不表示環境化學物質不是問題。在一個領域中對這些化學物質發出警報，同時在另一個領域加劇環境的化學負擔，只是為了生產更多導致疾病的高蛋白食物……

我們就這麼想測試妄想的極限嗎？

廣泛使用除草劑「年年春」（Roundup）也許是這種矛盾最好的例子。一九八七年，年年春在最常用的殺蟲劑當中排名第十七位，但到了二○一一年，卻位居世界之冠。年年春的活性成分是嘉磷塞除草劑，就商業經營方面，主要用於可抵抗它的基改作物。農夫可以任意噴灑年年春，選擇性地殺死雜草而不傷害基改作物。

在年年春問世前，我和哥哥在夏天時都會去開自走式收割機賺大學學費（是的，我們也參與了農業革命）。有時候，我們在收割穀物時，無法避免「收割」到一些雜草種子，但除非採收下來的穀物要當成新作物的種子，否則通常不成問題。將近五十年後，我開始看到很多田裡都沒有雜草，並且知道這是如何做到的──拜除草劑和基因改造所賜。

我們自認為可以控制自然、使其屈服於我們鋼鐵般的意志，實在是傲慢到了極點，但是我們卻一直在挑戰極限。我們認為自己可以用化學物質來消滅昆蟲和雜草，卻不只消滅了昆蟲和雜草──**實際上，我們正在對大自然發動化學戰爭**。植物經過基因改造而可以耐受嘉磷塞的作用，昆蟲和其他無法避免接觸到這種化學物質的動物則不然。可悲的是，小蟲子在國會裡沒有任何影響力，華盛頓特區沒有蜜蜂聯盟為了牠們的生存而抗爭。同時，有許多證據支持嘉磷塞對人類也有毒。二○一九年五月，嘉磷塞的製造商拜耳公司就面臨了美國超過一萬三千名原告因年年春相關中毒提出的訴訟。

歸根結底，無論在這本書中涉及哪個主題，人類的短視永遠層出不窮。我們在農業上依賴標靶式化學物質著實令人不安，正如第一部分提到，這和過去的化學治療醫師依賴膠體鉛一樣；在這兩件事情上，我們都是仰賴過度簡化的策略來處理複雜的考驗和體系。（這些策略幾乎總是未經證實，而且會帶來未知的後果！）我們彷彿總是見樹不見林。

也許這只是我們應對「認知不一致」（cognitive dissonance）的方法，而認知不一致是指思想、信念和態度不一致引起的心理現象。這一分鐘，我們聲稱要關心健康、發展和安全，等一下又慶祝那些破壞健康、發展和安全的活動。我們聲稱要關心個人獲得醫療保健和資訊的自由，尤其是在美國，但在醫療保健和資訊威脅到強大的利益時，就不這麼說了。

就我看來，我們對於這種認知不一致最常有的反應，是忽略所有令人不快的事實，每個人都用否認來蒙蔽自己。我們在應對摧毀自己身體和「健康照護」體系時認知不一致，面對環境破壞時也是如此：精準的蒙蔽，正好適合嚴重走偏的人。

環保團體的姑息

我和許多環保團體說過這件事，包括支持美國環保署（EPA）、EarthSave和山巒俱樂部（Sierra Club）的民眾團體。可惜的是，聽邀請我的人說，這些機構在處理環境災難時，都沒興趣聽到營養對人類健康會有什麼影響。

有一次，我參加一個由環境愛好者組成的討論小組時，聽自然資源保護委員會（NRDC）的負責人說，如果機構不抱持自毀前程的打算，就很難向捐款者倡導飲食對於解決氣候危機的重要性。他說，即使現在有可信的證據顯示畜牧業是氣候變化的主因，自然資源保護委員會捐款者還是會強烈反彈。換句話說，自然資源保護委員會代表三百萬名會員做了判斷，而不是提供資訊給會員，讓會員決定要怎麼做。這樣的政策不過是威權主義又自認為高人一等。而最壞的狀況是，機構持續步向領導者想要避免的命運：自毀前程；如果我們不負起全責處理這樣的生存威脅，就注定完蛋了。

我不認為自然資源保護委員會是特例，也不認為他們壞心；這並非

公然的腐敗。他們積極支持立法，幫助減少投入環境中的環境化學物質，這份努力本身就很珍貴，所為之事亦然。他們也鼓勵大家加入：盡可能騎腳踏車減少排放量、縮短洗澡時間、做資源回收等等。然而，一旦提到營養以及與食物製造相關的體制問題，他們就袖手旁觀了。我懷疑這跟許多癌症研究機構避談營養的理由相同：他們擁護的範疇受到抑制性的體制限制。我們在這兩個情境中疏忽動物性蛋白質所帶來的影響，都會造成嚴重的損害。

我在本段最後想要強調，**若要挽救當今環境面臨的許多問題，農業是一大機會**。想想畜牧生產的機會成本。機會成本的定義是選擇其中一個方案、放棄其他方案之後，可能損失的潛在收益。就畜牧而言，機會成本是不畜養牲畜而能夠獲得的任何事物。根據我引用的所有證據，憑良心講，畜養牲畜的機會成本，可能是地球上我們所知的生命皆得以延續。

想一想地球上目前的狀況，每年大約有七百億隻動物被畜養以供人類食用。停下來想一想，容納、餵養、屠宰和運輸這些動物所需的巨大資源，這個體系本質上就很沒效率。當我們想想可能有什麼替代方案，就會看到極大的可能性。也請想一想，適合耕種的土地目前有四五％用於畜牧和種植餵飼用草料。此外，人類攝取的熱量，只有二〇％來自動物性食物，表示有八〇％來自植物性食物。有多少適合耕種的土地用來提供這些熱量？只有五％。

這是一件效率奇低的事。想一想，如果我們把目前用在畜牧和種植飼養用草料的土地（也就是現在造成氣候變遷的部分）重新造林，並且重新復甦退化的土壤，就能限制所有與畜牧生產相關的汙染，包括每年畜牧業產生的二十億噸糞便造成的地下水汙染，以及用於種植餵飼用草料的化石燃料肥料（二者都會造成地球上的死區〔缺氧區〕），也能建立世界上最大的碳匯。

這些改變帶來的好處真的很大，最重要的關鍵是我們也會因此變得更健康。對地球好的事，就是對我們好的事。

❧ 捍衛「有用」的爭議 ❧

在大眾心目中，對於這邊討論的每個主題，都已經有既定的看法；每一個主題都是困惑和錯誤訊息的來源。當今營養方面的常態是失衡，這些爭論使我們在表淺的困境打轉。為了避免更深入了解威脅到產業（但可以挽救生命）的營養，我們誤把自己與其他飲食因素綁在一起，實際上是為我們對營養的無知尋找代罪羔羊。

我們把脂肪看成壞蛋，從而形成低脂乳品和瘦肉的龐大市場，並且大力宣傳這些低脂替代品，當成一種享用美食的健康方式。儘管證據顯示動物性蛋白質和疾病有關，但我們卻責怪飽和脂肪與飲食膽固醇使心臟病風險上升，並且設定膽固醇攝取量的上限值、發展降膽固醇藥物和醫療處置，來對抗這個假想敵，而實際上並未解決根本的問題。

我們完全將癌症歸咎於環境化學物質及其造成基因突變的能力，而忽略透過健康飲食來有效控制突變表現。然後，儘管我們把責任歸咎於環境化學物質，卻還是繼續將化學物質注入環境中，並且增加溫室氣體的排放，以便繼續享用自己喜歡的食物。

我們一直以來都鼓勵食用「優質」的動物性蛋白質，這是一個世紀前遺留下來的矛盾現象，甚至還對動物性蛋白質的攝取量設定了不負責任又不道德的「安全上限」。

針對動物性蛋白質設定限制範圍，並且消除任何與現狀不符的證據，都是促進混亂的好方法，同時也能有效避免有用的爭議、阻止改

變。從關於膽固醇和脂肪的膚淺又吵雜的熱烈討論，就可以看出這種逃避；關於癌症和環境的討論中欠缺了營養這個主題，也是如此。

有鑑於此，拒絕全食物蔬食飲食及其支持證據，是避免改變對動物性蛋白質的原有觀念的一種方式。就這件事而言，避免爭議、避免改變，都不是好事。我們必須瓦解目前的體系；只要我們仍然迷戀動物性蛋白質並沉迷於相關的迷思、辯論和分歧，就沒辦法了解營養的全部潛力，甚至也不知道營養的全部潛力可以發揮到如何——我們必須超越主流敘事。

然而，即使我們一覺醒來接受營養與健康的基本關係，大多數人仍會對「什麼是好的營養」感到困惑，正如從前兩章的例子看到的那樣。換句話說，大家都不知道自己不明白的是什麼。

就我看來，有足夠證據讓我們說出什麼是好的營養。我已經介紹了一些證據，並且將在本書下一部分進一步討論。但是，我們面臨的問題（這個難題中的第三個爭議）是：支持全食物蔬食飲食的證據，考驗了對證據本身的傳統態度，也考驗了對疾病護理和營養方面的傳統態度。嚴格說來，此證據考驗了整個科學界及其對於生物學現象的研究和討論。考驗了我們用來檢視自我的「科學」，也就是我們將自己描述為分子機械性堆疊的「科學」。換句話說，考驗了我們解釋生命的方法，觸犯到我們捕捉和體驗大自然之美的失敗。

---

❶ 八萬種化學物質這個數字已經被廣泛引用至少四十年，目前肯定超過了這個數字。

❷ 過去乳牛平均壽命為十五至二十歲；現在差不多是五歲。

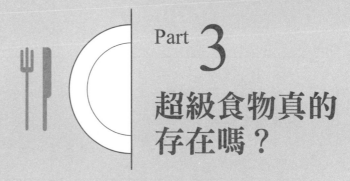

Part 3

超級食物真的
存在嗎？

Chapter 7

營養的「黃金標準」

> 人類有時似乎……眼中只見微觀所視，以便
> 無視於宏觀。
>
> ——瑪麗蓮·弗萊（Marilyn Frye）

「radical」（根本的、激進的）這個字是來自拉丁文的radix，意思是根基。想一想使用「激進的」這個字的常見情境：激進的社會改革試圖解決社會的基本問題；「全然接受」（radical acceptance）的概念受到各種生活哲學吹捧，鼓勵我們不僅是表面上，而要從根本上接納事物的存在；任何無法解決體系根本原因的激進革命，可能都不如宣傳所言那麼激進。同樣地，激進的批評是批評某個主題的基礎，激進的考驗也是考驗某個主題的基礎。

目前，我們已經探索到全食物蔬食飲食以兩種重要的方式從根本上考驗現狀。

第一種根本上的考驗，是關於疾病和健康的信念，以及我們控制疾病和健康的力量。舉例而言，我們的信念是「疾病的命名、病理和處理方式，互為離散而不相關」，全食物蔬食飲食考驗了這一點。我們根據這個

信念，認為只要有足夠的資訊就可以從技術面進行專門的疾病管理。這驅使我們去發掘更多病理學和醫療處置上的離散細節，這就是現代科學的眼界，促使我們在辨識病因和精進治療兩方面，繼續尋找更專一、獨立的解方。這聽起來可能合情合理，卻要付出代價。

然而，**自然的本質就是相互連結**，所以上述的做法只會讓我們背離這個概念。全食物蔬食飲食的功效便是源於自然的相互連結，也就因此被忽略了。支持全食物蔬食飲食的證據，觸犯到過去許多由機構強硬灌輸的關於疾病和病因的看法，因此考驗到對各式各樣傳統疾病之治療的了解和處理方式。

全食物蔬食飲食帶來的第二種根本上的考驗，是考驗到營養的領域，至少從十九世紀中期起，營養的知識既混亂又經常遭到濫用。全食物蔬食飲食可以讓我們清楚了解營養，把提供給大多數人的飲食建議，整理成非常簡單的兩點指示（食用全食物、避免動物性食物），並賦予個人權力。全食物蔬食的訴求是清楚、簡單、便於運用，但這觸犯了營養長期的主導型態。此外，它還質疑了大家長久以來秉持的營養科學迷思，尤其是我們對動物性蛋白質的崇拜，並且延伸考驗到關於脂肪、膽固醇和更多持續進行中的爭論，或者，把這些爭論大事化小、小事化無。

我們現在談到的是**全食物蔬食飲食具有爭議的第三個理由，也許是所有理由當中最根本的一個：全食物蔬食飲食及其支持證據，從根本上考驗我們對於科學和證據本身的看法**。我所提到的支持全食物蔬食飲食的證據，並不符合傳統的參數，因此證據本身就帶有考驗性質。我這樣說，不表示全食物蔬食飲食受到「不良」證據支持；相反的，全食物蔬食飲食受到極可靠的龐大科學證據支持——只不過，**它不符合許多科學家認為「最佳」的科學和「最佳」的證據**。但問題是，這些認定是根據人為價值判斷而來。

科學界一直以來偏好某種證據、某種方法學，以及某種狹隘的詮釋方式，而全食物蔬食飲食偏好的證據則完全不符合這些。簡言之，全食物蔬食飲食讓我們能夠重新思考對於「好」證據的看法。

✦ 真實世界vs.實驗室 ✦

我對這些價值判斷的批評，絕不應該被視為對抗所有傳統科學的論證。我不是說我們應該拋棄科學方法或懷疑其目的；現代科學無疑為我們的生命增添了極大價值，而「客觀的」科學家對深奧未知的真理抱持理想，並非沒有道理。所以，我說的是以更精確的方式應用這些方法。

「真實世界」不如在實驗室環境中執行的雙盲實驗容易控制，目前進行中的科學活動也一樣，包括：競爭研究經費、學術界的政治文化、公共政策發展，以及其他任何科學家有機會相互爭論的場域。「真實世界」充斥著人為錯誤，而要嘗試釐清人為錯誤不是件容易的事，但我們至少應該承認人為錯誤的存在。我們選擇性地讚揚某些證據和某些研究方法，而忽略或貶低其他證據和研究方法，正是科學有多容易受到人為錯誤影響的例子。

我不覺得這完全是世上科學家的陰謀，卻是他們的盲點和缺點。先舉個例子（後文會舉更多例子），我們過度讚揚雙盲、安慰劑對照研究，往往稱之為介入性研究的「黃金標準」，但這不是永恆的標準，尤其是在營養領域。

藥物研究一次只變更一個變項，所以這是用來測試藥物的絕佳研究設計，但飲食生活型態涉及無數變項，無數變項之間的關係及結果不斷變化，不可能完全加以控制，所以不適合這種研究設計。因此，我們選

擇性偏好這類研究，正是選擇性偏好
藥物解決方案、選擇性剔除細膩的營
養解決方案。

我不是說雙盲、安慰劑對照研
究「不好」，只不過它們未必總是最
好，而且我們讚揚這種研究設計，並
非受到任何超凡的權威左右，而是出自於我們不可靠的判斷。

藥物研究能一次只變更一個變項，但飲食生活型態涉及無數變項，無數變項之間的關係及結果不斷變化，不可能完全加以控制。

崇尚這種研究設計是理所當然且能夠被理解的事，我們被最簡潔的
研究設計吸引也不足為奇，因為它盡可能移除掉人為觀察者的偏差影響。
這也反映出自從十九世紀中期以來，長達好幾世紀之久的疾病因果關係局
部理論偏向的簡化式科學。

有些人因為全食物蔬食飲食及其支持證據尚未受到當今最嚴格的科
學標準證實，進而批評、否定或忽略它們，我希望在本書的第三部分考驗
這些人。我想澄清的是，這些標準並非一成不變，尤其是牽涉到營養的時
候，我們必須問：**何謂好科學？何謂好證據？是誰決定這些標準？**

正如我們在前面兩個部分所見，最後一個問題的答案往往是相關機
構，因為它通常帶有其創始者與社群的相同偏見。回顧一下健康科學受到
把關者偏見影響的一些例子：

▶美國癌症研究協會的十一位創會會員中，沒有任何一位具備營養相關背
景。無論是過去還是現在，後續由該機構資助的研究方向，都偏向其創
始者偏好的治療方式，尤其是外科手術。

▶一九二六年，美國癌症協會在莫洪克湖舉辦的研討會上，講者名單中排
除了流行病學先鋒（弗雷德里克・霍夫曼）以及批評放射治療的人（查
爾斯・L・吉勃遜）。

▶同一場研討會上，臨床外科教授霍華德・李林塔德公然曲解吉勃遜的研究，以讚揚他自己偏好的癌症治療：外科手術。

▶一九二六年由大英帝國抗癌機構贊助、柯普曼和格林伍德發表的研究中，作者改寫了死亡證明上的診斷，並且摒棄了與預期研究結果不符的數據。

▶羅素・齊坦登和厄凡・費雪這兩位耶魯教授，都研究了飲食和運動表現的關係，但他們的研究很快就被遺忘，正如一九八三年調查動物性蛋白質在動脈粥狀硬化過程中之角色的九本手稿一樣。

　　當然，這些是非常明顯的例子，也許有一些已經過時了，但不代表類似的偏差和後果沒有繼續發生。雖然現今的例子可能不是如此明顯不公平的行為，卻可能更加危險，因為這些觀念在機構中比以往任何時候都更加根深蒂固，它們一次又一次地被譽為「最佳的科學」，而我們似乎已經忘記有替代方案的存在。

❧ 主動脈、酵素、質子 ❧

　　儘管上個世紀執行的研究數量大增，不只有營養相關研究，其他健康醫療專科相關研究也是，卻很難說我們在科學方面的集體智慧到底有沒有進步。科學家往往針對各自領域中極微小的細節爭論不休。極微小的細節幾乎消耗掉我們大部分的精力，而這個現象稱為「科學簡化論」（scientific reductionism）。簡化論無所不在，反而容易被忽略，不過，一旦你認真檢視，就很難遺漏而不去注意。簡化論只關注細節，這會帶來許多後果。

科學證據的標準

過去幾十年，絕大多數的研究結果都源於科學簡化論的陣營，包括單獨研究微小細節的科學；相信可以透過了解各個組成部分來了解整個世界的科學；累積資訊，使之成為實用知識的科學；以及與其他學科和大眾隔絕又往往缺乏交流的科學。

簡化論是現代的「好」科學，是了解世界的無敵主導模式。簡化論體系的核心角色是專家，他們是現代科學的主角、真理片段的追尋者。的確，若簡化論是了解世界的主導模式，專家就會扮演科學發現中最重要的角色。社會不斷追求更高的精確度和細節，總是需要更進一步的專業化，專家就是不可避免的副產品。

表面上**這聽起來不是什麼壞事，但這個模式當中缺乏的是制衡的力量**。我們擁有專門的知識技能，卻犧牲了宏觀背景。結果就是，專門知識技能無法完全發揮實用性，不僅與其他專家的象牙塔分隔開來，也與社會的其他部分分離。

如今，抱持簡化論的專家認為什麼是飲食和健康方面的「好」證據呢？布拉德福德・希爾爵士（Sir Bradford Hill）在一九六五年發表的證據品質評估九大準則，是很好的起點（請見下頁表格）。

無論是有意或無意，營養及人類健康研究學者最常使用這些準則來評判新證據的價值；證據越明確符合這些標準，符合越多項標準，就表示越有力。

簡化論偏好介入性研究

目前在進行哪些類型的研究呢？由於研究人員能夠在聚焦型研究中盡可能控制研究條件，所以此類研究最受到尊崇並不足為奇。營養研究領域中主要有五大類研究：

證據可靠性的準則

標準	說明
1.強度	若有強力關聯性存在（例如十倍的效果對兩倍的效果）……通常就視為更可靠。
2.一致性	不同作者和不同研究設計針對同一假說的研究結果一致……
3.專一性	單一導因的效果和顯著性，遠超過其他導因……
4.時序性	導因一定發生在效果之前……
5.梯度	效果會隨著暴露量或「劑量」而增加……
6.合理性	可說明假設導因的機制……
7.同調性	研究結果與其他普遍已知的事實相符……
8.實驗性	每次設計精良的實驗性檢驗之結果一致……
9.類比性	觀察到的因果關係與其他公認的關聯性之間，可類比或有類似之處……

▶**介入性研究**，包括先前提到的雙盲隨機對照試驗（研究者或隨機分派的受試者，都不知道是被分派到對照組或治療組），其中的受試者接受某種介入措施，比如藥物。

▶**世代研究**是收集一大群人在疾病發生前一段時間內的飲食和健康資訊，然後對可能的致病因素之影響進行統計分析（若飲食資訊是在事件發生前記錄，則這些研究就視為前瞻性研究；若飲食資訊是在事實發生後才回想，則稱為回溯性研究）。

▶**觀察性研究**是比較各族群（村莊、國家）的人民的疾病發生率及飲食習慣，可能會或不會產生相關性；觀察性研究常被描述成「時光快照」。

▶**實驗室研究**是尋找某種飲食因素可能促進或抑制疾病的生化學或生理學解釋，往往需使用實驗動物。

▶**病例對照研究**是比較罹病者（病例）與其他條件相似但未罹病者（對照組），評估有什麼差異能夠解釋罹病與否的原因。

想當然耳，在目前的條件下，介入性研究在這些證據準則和研究中最受推崇，針對簡化式研究問題（比如藥物研究）也最實用。

我不是故意列出這些枯燥的研究類型給你看，而是為了鋪陳更完整的背景知識。我列出的是目前用以評估我們所在世界的實用工具，但我們卻未均衡地使用它們。一直以來，我們應用這些工具的方式加強了「科學簡化論是最佳且唯一適當的進步途徑」這個共識。

當簡化論變成唯一的選擇

當然，簡化式技巧經常很受歡迎又很實用。我們很難說出上個世紀在解剖學、化學、物理學或生物學方面有任何重大突破，因為這些學科並未受益於簡化式的工具或哲學。把重點放在極微小的細節，往往最為重要。我當然希望航空工程師能夠做到這一點，因為我經常信任他們設計的機器，將我帶到上萬英尺的高空。

那麼，**問題並非簡化論本身**，而是在應用簡化論的情境中，簡化論變成唯一的選擇。儘管簡化論可能適合用來研究大自然中的微小組成部分，但我們對於「將大自然視為整體」這件事情了解甚少，簡化論日益狹窄的焦點也與這一點背道而馳。換句話說：**簡化論用來描述世界的其中一部分可能很實用，但用來了解整個世界並不足夠。**簡化論是一個神奇的放大鏡，讓我們看見神奇又美麗的發現，但若未與其他方面一併考慮，不過只是以管窺天。

簡化論的核心概念，是假設世界是由許多部分組成，每一個部分都有明確的界線，各別研究每個部分之後，我們就能收集到一些關於其源頭

整體的事實，但是，大自然的真理是「沒有任何一件事物單獨存在」。從主動脈到酵素到質子，簡化式科學可能分析世界的每個單一「部分」，而它們都存在於更大的脈絡中。若它們

> 大自然的真理是沒有
> 任何一件事物單獨存在。

不是更大環境體系的一部分，就不應該被描述為「部分」，否則將變得毫無意義（因為是環境賦予它們意義）。

此外，每一項個別「事物」之中，似乎都包含了無數的綜合系統，彷彿俄羅斯娃娃那樣一個套著一個。單獨仰賴簡化論而不一併考量其他方法，就只是詳加研究這些部分的細節，卻全然不了解無限而相互交織的世界中有相互連結。

你可能想知道這種不平衡的情況所帶來的實際意義到底是什麼，認為接下來的討論聽起來不是很學術就是很哲學。沒多久之前，也許我會提出類似的觀點。但現在，鑽研營養科學數十年後，我已經見到簡化論主宰研究界所帶來的真實後果。

當然，我的看法源於自身經驗和同儕的經驗，但是我們的經驗相當豐富。我投身研究界數十年，從基層做到高層。我曾經是研究的申請者，也曾經是審核者，接受相當於數十年的公共資助，並且審核過無數份其他科學家繳交的研究申請表。

此外，如果我未曾表現出遵守簡化主義典範的意願和能力，就永遠無法獲得這樣的資助，研究事業甚至無法步上軌道。我也曾經是許多專家小組的成員，運用研究結果來提出公共政策上的建議。

基於這些經驗，我知道某些研究申請被忽略的原因，是不夠聚焦於營養功能極為具體的細節。若有人申請進行這些非簡化式的研究，也就是承認並考慮真實世界全食物複雜程度（也就是營養素是完整且一併被攝取，而非在受控制的環境下攝取單一營養素）的研究，都會因為不夠聚焦

而被取笑。我記得這些申請案都被審查小組說是「見到黑影就開槍」或「亂槍打鳥」。

研究者會依據幾個不同因素來選擇研究設計：是否為人類群體研究、是否需要實驗室、對人類研究的要求是否會被批准、可用經費等等。其他影響研究者選擇研究設計的因素，還包括研究者是否為與病人接觸的臨床醫師、是否有設備充足的研究實驗室，以及是否擁有或能夠存取大型群體的資料。

然而，無論研究設計的範圍有多廣，因為我們天生就有尋找特定疾病的特定病因和特定機制的傾向，所以研究者的研究細節幾乎都是在潛意識中形成。

這一點通常很有幫助，但是這種假設也會使得我們無法放大格局來進行思考。

簡化論的獨占優勢，不僅反映在研究經費上，也反映在研究結果的詮釋上，也對於向大眾傳達科學的方式有諸多影響。許多專業人員和民眾對科學研究界的理解都過度簡化，其中包括對於如何傳達所學知識的理解，也被過度簡化。我們似乎認為好的研究就是做實驗並且讓結果「有目共睹」，而不是從更大的脈絡來詮釋結果。**理論上，研究結果有目共睹是非常好的事情，但許多研究彼此互相矛盾，因此絕對有必要從更大的脈絡來詮釋**。這聽起來可能很基本，也真的應該是很基本的事，但太多人沒看到詮釋的必要性和更大脈絡的存在。我們一直把焦點放在發現更多更多的細節，卻不明白它們的意義。

當實驗可以提供一翻兩瞪眼的答案，確認或否定我們的看法，就被視為最好的實驗。尋找這樣刻板的客觀性時，我們的注意力就會放在最簡單的研究設計：可測試的物質有無效果的隨機對照試驗。試驗結果旋即被公認為事實，而不是對未來研究的建議（其實，所有研究結果都應該被視

為對未來研究的建議）。這個體系造就的是大量的高度專業化且技術性的細節，以及特定的觀察結果，而不顧我們可觀察到的世界脈絡。

大眾必須面對這樣的混亂和爭議（尤其是與吃什麼東西有關的時候），因此大眾的知識和科學研究之間有斷層，並不令人意外。第六章的例子讓我們充分看到這場混亂和爭議，尤其是關於脂肪和膽固醇的爭論。當大部分知名的研究著重在個別營養素而不考慮脈絡時，就很容易發現互相矛盾的研究結果。

因此，簡化論當道對於科學界的每個層面都有極大的影響。從經費到研究設計、結果、發表和傳達，如今幾乎所有研究都受到簡化論價值觀的影響。

萬一有種飲食能減重，卻會造成老年人肌力下降？

也許你會想起我稍早把科學簡化論說成一個「陣營」，我是刻意這麼說的，用意是要凸顯我們所知道的另一種運用科學的可能方法，另一種替代的觀點。這個觀點稱為整體論（wholism），整體論極其簡單，概念源於古老的諺語：「整體大過於其各部分的總和。」

一開始，我先簡單定義整體論（《救命飲食2·不生病的祕密》的主題）與營養的關係。

❶食物中有無限多各式各樣的物質，會促進健康和疾病。我們所熟悉的只有少數幾十種，稱為營養素。植物中，有成千上萬具有類似營養素特性的植物性化合物。

❷這些物質以高度動態的方式作用。它們在奈秒之間於億萬細胞中彼此有無限的交互作用。

❸人體代謝作用（也就是所有這些動態交互作用的集合）就如交響樂般受到控制。代謝作用能夠保存和分配能量、防禦外來的物質，以及清除和再生細胞，不斷努力使生命茁壯和預防疾病。

❹最重要的一點，管理這個交響樂的力量，就是「大自然」。

整體論其實不和簡化論衝突

如果我們要充分理解全食物蔬食飲食引發的爭議及其支持證據，就得簡單了解簡化論和整體論之間的差異與關係。

首先，我想說的是，**整體論和簡化論之間，未必會有任何緊張或衝突。**兩者非但不互斥，整體論甚至包含了簡化論。我也應該說，我刻意把「整體論」（Wholism）拼寫成多了一個w的wholism，以便和holism區隔；holism背後隱藏著沉重的宗教含義，許多科學家因此不願接受。許多人讀到整體科學（holistic science）這個詞，腦海裡立刻就會解讀成偽科學；整體論（holism）讓他們想到不用太認真看待的新時代（New Age）信仰系統。

另一方面，我所說的科學，不帶有任何宗教涵義，應該依其本身的價值來評價，而不是依循任何教條：既不依照宗教，也不依照那些相信只有唯一一種方法可以研究和了解世界的簡化論科學家。

既然科學整體論包含但不駁斥簡化論，便不會禁止持續資助或發表簡化式研究。當我說我們可以同時從兩種論點受益，並不是膽大妄言，但這肯定是少數意見。身為一九七〇至一九八〇年代美國國立衛生研究院旗下的美國國家癌症研究所研究審查小組的一員，我審查過許多研究資助申請，有些申請者提出以較偏向整體論的觀點來進行癌症研究（例如申請研

究更多種導因的影響）；其中一些研究的確會受益於更明確的焦點或目的，但其他某些研究則非常聚焦，而且事實上更符合真正的化學及生物學知識（比許多簡化式研究提案所涉及的內容複雜得多）。然而，這類申請總是被駁回，表示簡化論相當根深蒂固，著實令人煩惱。

在我們對科學的了解中引入整體論，哪怕只是一點點概念，也會擾亂「只有簡化式研究值得資助」的信念。這麼做會觸犯到流行的簡化論，因為簡化論認為大規模的相關性研究毫無價值。我這樣做不是為了宣揚這些相關性研究，也不是要宣稱它們優於其他任何研究設計，只是要把更大範圍的證據納入考量。

若我們普遍能接納整體論，便會促進研究學者更勤奮有效地與同領域的專家及其他相關領域的人交流研究結果。再次強調，我不覺得這是膽大妄為的建議。簡化論促進分工化；每個領域或次領域都被視為獨立，都擁有自己的期刊、研討會和專屬的行話。如果這些特點不會妨礙有效交流看法，就不會帶來問題。偏偏它們會，而且一直都會。結果，我們創造了一個個孤立的知識象牙塔，還有更多的混亂。

舉例而言，即使在營養科學教師之中，「營養」一詞的意義也相當混亂。「營養」的每個簡化式子集都有自己的定義；我可以引述多年來的許多例子，在相同學術部門當中，對自己學術成就感到驕傲的教師們表示，我們必須齊聚一堂、討論出這個詞的真正意涵！

整體論接納各種研究主題之間的相互關聯，但不排除尋找清晰分明的答案。整體論鼓勵我們謙卑地接受自身持續發展的無知，而每一項新的研究結果都能幫助大家更了解世界（或解開過去的誤解），以及我們如何在其中更加茁壯。整體論致力於更完整地了解構成人體、環境、社會等特點的廣大綜合體系，但強調我們只能不斷努力，永遠都不可能得到果斷的最終答案。

更高階的證據標準

在努力不懈的當下，整體論也無礙於我們的證據標準。若要說有任何阻礙，就是比目前更高階的證據標準。整體論不會駁斥證據，但要求我們要考量到證據的整體，鼓勵運用更多樣化的研究類型，了解某種研究類型適合某些主題、其他某些研究類型不適合其他某些主題。鼓勵我們不僅把各式各樣的研究類型詮釋為獨立事件，而是詮釋為更大整體的一部分。

整體論不會駁斥用來評價流行病學證據的希爾準則；相反地，整體論讚揚並支持希爾準則，並且加入新的第十項準則：廣度。

證據可靠性的新準則

準則	說明
1.強度	若有強力關聯性存在（例如十倍的效果對兩倍的效果）……通常就視為更可靠。
2.一致性	不同作者和不同研究設計針對同一假說的研究結果一致……
3.專一性	單一導因的效果和顯著性遠超過其他導因……
4.時序性	導因一定發生在效果之前……
5.梯度	效果會隨著暴露量或「劑量」而增加……
6.合理性	可說明假設導因的機制……
7.同調性	研究結果與其他普遍已知的事實相符……
8.實驗性	每次設計精良的實驗性檢驗之結果一致……
9.類比性	觀察到的因果關係與其他公認的關聯性之間，可類比或有類似之處……
10.廣度	跨年齡、性別、種族等方面存在關聯性；當其存在於更廣大的脈絡之下……應視為更可靠。

廣度對於營養帶來的影響尤其重要，我在第八章會更深入討論。廣度問的是一項介入措施是否可以治療更廣泛的疾病；問的是這些建議是否

適用於每個人（至少部分的人），而不論其年齡、種族和性別；最重要的是，廣度問的是一種介入措施是否能夠同時治療和預防疾病。

簡單來說，光是多了這一點就有很大的不同。

強調影響的廣度，會與目前的藥物治療規範大相逕庭，目前的藥物治療規範幾乎都是專門針對不同疾病的個別症狀，甚至是單一疾病有不同的治療方式！

再次強調，這與原先的九大準則並不相斥。希爾的準則原本就非常實用，這是無庸置疑的，但它遵循的卻是疾病因果關係的簡化式模型。加上「廣度」之後，就可以把我們的注意力重新拉回「整體」，便修正了這個問題。簡化論的證據評估結果，可能會誤導大家，甚至可能帶來危險，加上廣度之後則更具識別度。

舉例而言，可能有非常具說服力的證據表明某種飲食可以幫助減重，而且這個證據充分滿足九個舊準則中的大多數準則。不過，萬一這種飲食對於其他健康指標有不良影響呢？萬一這種飲食也會造成老年人肌力下降或喪失平衡呢？萬一這種飲食只能讓年輕女性減重，對於年長男性卻沒有類似的好效果呢？

顯然，**我們會比較喜歡有廣泛正向效果的飲食，那我們為什麼不也以廣泛的方式，來考量一種介入措施的證據呢？**

真正良好的科學證據

我不斷強調的重點是，良好的證據應該要同時滿足簡化論和整體論的原則。了解某些機制如何運作，以及某些介入措施如何影響這些機制，當然有價值，但是這些知識在更廣泛的脈絡中也必須具有意義。如果一項「好」證據沒辦法幫助我們釐清整體的真實本質，即便這項證據能夠把特定機制描述得再詳細，也沒有用。如果我們決心要致力於真正實用的科

學，就必須心無旁鶩、看準目標。我們的目標是**整體**，而不是追求高度專業化的枝微末節還不斷沾沾自喜，這些細節對大眾來說既不能理解，更不能運用。

或者，講好聽一點，**我們需要中庸。**

❧ 繼續讓食物引我們走向疾病和死亡嗎？ ❧

我相信簡化論的局限性和整體論的好處，適用於科學的所有領域（甚至超越科學領域），所以選擇以相當籠統、抽象的方式，來介紹簡化論和整體論。但是，請相信我：簡化論的獨占優勢，對於某些科學領域的傷害遠比其他領域還要大。我認為，受傷害最嚴重的是健康科學。

大部分投身健康科學領域的都是好心人，但相關體制讓許多人向下沉淪。就醫療而言，簡化論的優勢就是只把焦點放在個別疾病及其專門治療。我們經常以為每種疾病都有專門的治癒方式；在體系中的每一個環節，我們都會遇到各種高度專業的專家：一位研究疾病的個別機制、一位開發藥物、一位進行手術，甚至還有一位忙於讓誰來買單。

但是，大自然可不會受專家們玩弄於股掌間，所有人得一起付出更大的代價。健康危機並不會僅牽一髮就動全身，而是多種原因動態互動（甚至交響）而產生。我們目前偏好的治療（包括藥物、補充品和手術），每一種的「副作用」都證實了簡化論實務上的不足，以及健康與疾病的整體本質。我們在「治

> 我們「治療」可預防的疾病時，往往是處理症狀，而不是積極處理導因；使用危險、不自然的藥物「解方」來處理，不僅成功率奇低，還有很多煩人的問題。

療」癌症這樣可預防的疾病時，往往是處理症狀，而不是積極處理導因；使用危險、不自然的藥物「解方」來處理，不僅成功率奇低，還有很多煩人的問題；對於病人及整體社會而言，都耗費極高的成本。

因此，不意外的，我們的健康照護體系總是不斷在後面追趕。因為我們已經如此定義疾病，所以簡化論的專業化特別適合研究疾病。所謂的健康，不僅僅是沒生病，而是與疾病完全相反的狀態，但這對於任何一個專科而言都是太大的主題。只要絕大部分的醫療專業人員把時間和精力投入到疾病的反應式治療中，醫療體系的箴言就永遠不會是「促進健康」。即使在個別專科當中，疾病的治療也占用了大量的時間和精力，以至於我們無法著手進行疾病的預防。要改變這種狀況，就需要比當今體系對健康與疾病有更廣泛的了解。

再次強調，我不是在批評這些值得信賴的專家，是他們一個個構成了「健康照護」體系。我不害怕他們，而是為他們感到憂心，我擔心他們早就被疾病所掌控，而不可能完成促進健康的任務。專業化是很了不起的工具，但我們不能只有這個工具。

要是只有這個工具會怎麼樣呢？對營養有什麼影響呢？營養領域中了解情況的專家應該具備更多能力，以便討論如何控制疾病，因為與任何藥物或侵入性處置相比，食物與健康、疾病、預防和治療之間的連結更為自然。當你吃下可以促進健康的食物，你會感覺到健康，反之亦然；要預防不健康的結果，就只是認真觀察和採取適當行動的問題。

考量到更大的群體時，這樣好像是過度簡化了，但我的意思是：**藥物和醫療處置只是見招拆招，食物則是促成某種結果。**即使我們不刻意留心食物促成的健康結果，也沒有辦法逃離食物的牽制。我們更可能只是忘記了食物的自然力量，而不經意地讓食物帶領我們走向疾病和死亡。

營養是一門具有啟發性卻自然的科學，讓我們有獨特的機會可以從

根本上考驗和擺脫目前對社會帶來負擔的疾病維持體系，也許這根本就是營養的主要角色。目前存在的營養學還沒有廣泛造成考驗，這是更廣大的醫療體系及營養學家本身的過錯。

與其他科學類似，營養領域也採用了反應式、簡化式、高度專業化的方法，但這種方法並不符合營養真正的運作方式。事實上，「簡化式營養」的概念根本就很矛盾。可悲的是，這個領域已經變成這樣了，使得以營養來預防和治療許多恐怖疾病的潛力也跟著大幅下降。把營養分成最小的組成部分，並且過度簡化而獨立地研究這些組成部分，就是讓營養無用武之地。

我們現在需要的是徹底改革簡化式營養。

Chapter 8

狂亂的細胞內生化反應

> 人們被不注意健康的食品產業餵養，被不注意
> 食物的健康產業治療。
>
> ——溫德爾·貝里（Wendell Berry）

我們不能害怕以全面的方式，來處理營養界的失敗。這不只前文討論到的考驗（涉及營養界之內的功能失調），也包括本章將談到的更大範圍的考驗。這些考驗已經超越營養，讓營養落入圈套，而且顯現出更大範疇的所有科學的功能失調，其特徵是簡化論具有獨占優勢。如同健全的體系或健康的身體，這樣的功能失調不單純是所有錯誤的總和：失敗的整體遠超過其各部分的總和。

✿ 吃茄紅素就能改善中風？ ✿

你可以想一想我如何分析第一部分回顧的歷史，長久以來，**營養被邊緣化**，被癌症和其他代謝疾病的傳統研究及治療所忽略，有權有勢的

機構為傳統治療規範撐腰而能鞏固地位，且這些機構依舊主宰著當今的研究和治療。我認為這種邊緣化對於了解現況很重要，但目前想先略過不談。我們很容易就把研究營養和癌症關聯性的學者，定位成腐敗獨斷體系的受害者，但這樣不足以驅策我們向前進。雖然這是符合事實的批評，但遺漏掉了一個很大的重點：**大家都有責任**，營養學家也一樣。

沒有共識的健康飲食

畢竟，如果只是腐敗獨斷的體系，我們不會在國立醫學圖書館的PubMed網站上搜尋關鍵字「飲食與癌症」以及「營養與癌症」時，看到這麼多同儕審查的論文（二〇二〇年初有超過五萬五千篇）。既然有這麼多論文，難道對於「癌症與營養之間是否存在明確連結」這樣的大問題，沒有貢獻出更多種答案嗎？（如果沒有達到共識的話。）

更基本的，為什麼營養研究界一直以來都沒辦法對最健康的飲食達成共識？我不認為這是單一失誤造成的失敗，而是證明了我們的概念不佳，而且有廣泛的誤解，證明我們被簡化式科學引導，因而針對營養所提出的疑問從根本上就大有問題。

儘管我在過去五十到七十五年執行了這麼多研究，身為一位營養研究者，我還是對於這麼多營養學家為了枝微末節爭論不休而感到難為情。在我提到的五萬五千多篇同儕審查論文中，極大多數都以簡化式營養做為分析架構，帶來的後果影響很大。

營養不像其他任何科學領域，比如說，運用簡化論來設計和測試針對特定標的受體部位的藥物，簡化論在營養界的獨占優勢所帶來的傷害遠比好處更多。我們牽涉到的領域是大自然，它透過代謝作用協調我們千變萬化的營養需求。這表示我們詮釋簡化論研究結果時，必須非常謹慎。單獨透過簡化論來描述或詮釋大自然的過程並不足夠，往往還很危險。

只重視「營養素」的危機

目前為止我們都不太謹慎，反而深陷在簡化式思維的窠臼中。這就是為什麼我們都只針對個別營養素來描述食物維持健康和預防疾病的能力。雖然在某些情況下，關於個別營養素的資訊會有幫助，但這種方法本身有以管窺天的風險。儘管我們理智上接受全食物的複雜度，簡化論卻已經變成常態，導致關於營養個別活動的實驗性和探查性研究往往直接忽略這種複雜度。我們持續研究個別營養素，彷彿它們分離出來時的活動，和在全食物中的活動都一樣，事實上，它們在兩種情境中有極大的差異（甚至，分離出來而經由補充品攝取的營養素，會帶來意想不到的傷害）。

> 儘管我們理智上接受全食物的複雜度，簡化論卻已經變成常態。

這是幾十年來研究食物和健康的核心模式，只著重於在食物中「獨立」作用的營養素。

從一九四〇年代早期到二〇〇二年的食物攝取飲食指南，都是根據建議個別營養素的每日營養素攝取量（RDAs）。二〇〇二年，飲食建議擴增為包含個別營養素的「安全」攝取量範圍。同樣地，食品標示和健康宣言一直以來也都強調個別營養素的重要性。這樣的概念甚至滲透到大眾的認知中，塑造了我們對特定食物的評價。

我們被告知胡蘿蔔中的 β-胡蘿蔔素對視力好，柑橘類的維生素C可以預防感冒，牛乳可以提供維生素D和鈣質，維持骨骼和牙齒強健。成長過程中，我被逼著要多吃肝臟！「這是很好的鐵質來源耶！你不想要貧血吧？」如果你和大部分人一樣，聽到「鉀離子」時想到的食物會是香蕉，那麼相同的邏輯也會發生在其他方面。你可能還聽說過，吃太多菠菜會因為菠菜所含的草酸鹽太多，而降低鈣質的吸收，或者馬鈴薯所含的碳水化合物會升高肥胖和糖尿病的風險，又或者，大豆所含的雌激素會造成乳

癌。你可能聽說過,富含脂肪的堅果會增加心臟病的風險;不過就堅果這件事而言,你很可能也聽過相反的說法。

也許該來為困擾我們的一大堆流行病火上加油了?

你可能認為這些營養方面的細節沒什麼大不了,但我們怎麼詮釋這些細節,都會影響到我們的信念和行為,所以非常重要。想想你自己的人生吧!如果你持續告訴自己「我不夠好」,會造成什麼結果?這樣能夠培養信心、自尊並讓你頓悟嗎?當然沒辦法,遍及整個社會並塑造我們信念和行為的說法,也是如此。如果我們關於「健康營養」的說法都只是片段、互相矛盾、斷章取義,又怎麼能期待達到健康的結果?古英文中,health這個字的字根來自古英文字hælth,意思是「整體」(whole),但我們對健康飲食的概念卻只連結到一堆亂七八糟、片段的營養事實,其中有些是真的,有些不是。

既然如此,照目前的情況看來,我們對於營養和健康的看法並不相容。我們只把重點放在簡化式營養,刻意忽略了健康的整體性,只要我們不認為營養應該針對健康的整體性,這些看法就會持續不相容。你能想像,為剛中風過的病人開立醫囑,要他每天吃番茄,或更糟的,每天吃茄紅素補充品嗎?當然,沒有醫師光靠這些建議就能了事,也只有絕望的病人才會欣然接受這樣的建議,否則病人會懷疑醫師沒有說出全盤實情(然而也真的如此)。

> 你能想像,為剛中風過的病人開立醫囑,要他每天吃番茄或是每天吃茄紅素補充品嗎?只有絕望的病人才會欣然接受這樣的建議。

營養科學的潛力發揮不出來

也許這是為什麼當今的營養師不如看起來很厲害的外科醫師和藥物

研發者那樣受人尊重。這三個角色**都提供不完整的解決方案**，沒有完整處理疾病的根本原因，但至少外科醫師或藥物研發者的解決方案感覺起來比較明確，技術面令人佩服、富有成效。

「完整飲食生活型態大盤點」的建議，當然比規定吃番茄積極得多，但這不是當今營養師所學到的給予建議的方式。現今的臨床營養師及營養學家是營養與飲食學會（AND）「調教」出來的，而他們<u>並不</u>倡導整體式營養。我受邀到他們的國際大會上發表主題演講三次，最近一次是二○○八年在芝加哥。那一次，提供給所有與會者的報名提袋上，大方地列出營養與飲食學會的合作夥伴，包括藥品公司（葛蘭素史克藥廠）、垃圾食物和飲料公司（可口可樂、百事可樂），還有乳品相關單位（全國乳品業理事會）。那年我分享了對立的看法之後，就再也沒有被邀請過了。

在如此受控的環境下，當今的營養學家沒辦法發揮該領域的所有潛力。這並非因為他們是壞人，而是整個體系生病了。他們提供親切、簡單、不具威脅性的建議，例如他們會給低脂優格機會，甚至讚許一下；有些甚至還推銷補充品。他們怎麼有辦法不這麼做呢？這些例子都是簡化式營養的產物。而且，過去的營養學家也沒有研究完整的飲食生活型態大盤點（或至少主流營養學家沒有這麼做）。少數研究學者確實想要尋找更全面的證據，以研究營養在癌症和心臟病等疾病中的角色，但他們面臨到極大的阻力。

從過去到現在的狀況都是如此，營養科學的未來和其他科學領域一樣無可作為，還有什麼好奇怪呢？想想以下這些例子：

▶美國認可的大約一百三十個醫學專科之中，並不包含營養。
▶營養學並不是醫學系必修課。
▶醫師幾乎不可能因為提供營養諮詢而獲得保險給付。

▶儘管國際流行病學研究和實驗室研究，一致表明營養對於治療癌症有潛在的影響，但營養治療仍然不被視為一種治療方案，甚至不考慮有這種可能性。

▶最新估計，美國國立衛生研究院資助營養研究的總金額到了二〇二〇年大約是十九億美元，用於四千五百項個人研究補助金，僅稍微比機構總預算的一％多一點點。我很熟悉這樣的說法，即美國國立衛生研究院的特定疾病類別會獲得比較多營養研究經費，名義上可能是如此，但這筆錢是用於研究涉及特定營養素的藥物（保健食品），以及非營養素藥物和醫療處置的輔助治療❶。

▶我們打開天窗說亮話：粗略但保守估計每年藥物研發的費用為七百一十四億美元，大概是營養研究的四十倍（這個估計值也比產業的估計值低很多，然而，用於營養的十九億美元中，包括大量不是針對營養功能的基礎研究，肯定也不包括關於整體式營養的研究。有鑑於此，研究預算的比率很容易接近一〇〇比一）。

不過，我要再次強調，營養專家還是要對這種排除和低估負起責任。我們被簡化論給制約了，在營養領域已經見樹不見林太久時間，因而也遺忘了自身的價值，所有人無一倖免。

你永遠無法完全了解食物、健康和疾病的關係

一九六〇年代，我負責教生物化學導論，我教導學生當時公認的細胞內生化反應路徑（見 P229 ），這一連串「端到端」的反應路徑，從

植物中形成的糖分子（葡萄糖）開始，透過光合作用而充滿來自太陽的能量。看起來是很複雜的系統，對吧？

也許是，不過複雜是相對的。在 ⟨•P230⟩ 這張比較新的圖裡，你可以看到過去五十年來發現了許多反應，並且追加到這個路徑中。

不過，這張圖也只是搔到皮毛，僅僅展示了整個反應網絡的冰山一角。這是無限複雜的代謝作用（大自然）不好的圖例，不只因為不完整，也因為這張圖永遠不可能完整。有限永遠無法度量無限，詩人最明白這個難處，但有太多科學家假裝這件事並不存在。

但是，這張圖把我們的目的表達得非常清楚：這堆狂亂的訊息證明了「不可知」。

在我看來，我們永遠無法完全了解食物、健康和疾病之間的機械性和熱力學關係。我們正盯著一個深淵，一直以來都是如此。在營養研究中，我們融合了傲慢的習慣和天真的精神；若我們能夠把大自然繪成圖表，那肯定是高估了自己、低估了大自然。

❧ 低估代謝作用帶來的迷思 ❧

但是沒有關係，重要的是，既然我們所知甚少，現在就後退一步，綜觀全局：**確定自己攝取天然、可以優化這個無限複雜過程的食物，並且有智慧地擺脫自己的窠臼**。因為，繼續循著簡化式營養的路走下去，是完全行不通的。

迷思1〉 食物的營養密度排名

自從我們總想要把食物依營養密度排名開始，簡化論不僅無法幫助

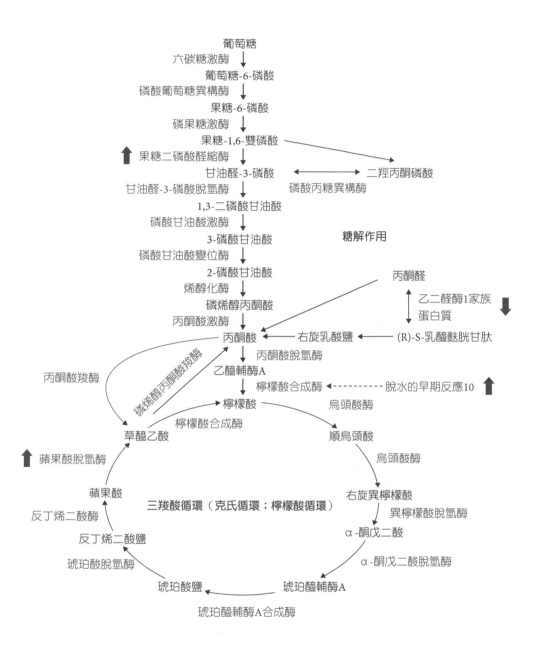

圖片由艾克拉什‧M.（Alqurashi, M.）、格林‧C.（Gehring, C.）和馬龍德茲‧C.（Marondedze, C.）繪製，取自DOI: 10.3390/ ijms17060852，依創用CC 授權條款（CC BY 4.0）複製。

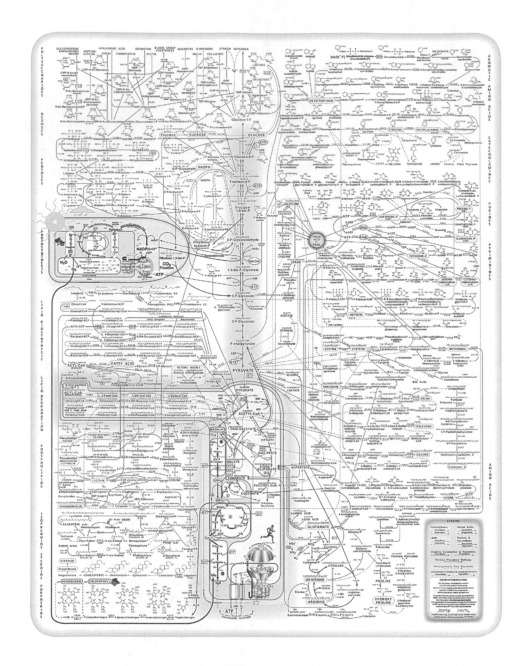

唐納德・尼科爾森（Donald Nicholson）博士代表國際生物化學與分子生物學聯合會繪製的代謝路徑圖，經許可複製。

我們了解營養，事實上反而阻礙我們搞清楚營養到底是怎麼回事，現在就來簡單看看三個例子。

依照營養密度來排名是一個完美的例子，讓我們看到營養距離發揮潛力有多遠，又讓我們看到營養與簡化論的糾纏有多深，可以看到一體兩面。這已經變成主流的做法，真的是很不錯的例子。幾乎每個人多多少少都知道營養密度的概念。但就這件事而言，普遍觀念根本就是普遍無知。

真的有哪種食物更健康嗎？

幾年前，牛乳在大部分高營養密度食物清單上都名列前茅，但現在羽衣甘藍才是常勝軍。這種清單的排序，取決於我們所測量的是哪些營養素，還有受到影響的是哪個生物標的。依據選擇作為指標的營養素，以及多種功能中以哪一種來定義整體價值，我很容易就能舉出幾種營養密度最高的食物。說好聽一點，這當中的彈性空間有許多「創意詮釋」。

不過，食物排名這個系統的問題不僅是採櫻桃謬誤（譯註：只看優點而未考量全局），而且這些測量值本身的變化就很大，不適合用於實務建議。

為了說明這幾點，我們先來看看通常視為營養價值相近的七種蔬菜之中，三種營養素的含量（所有數據皆取自美國農業部的「FoodData Central」資料庫，這是最被推崇的營養資料庫，數據已四捨五入為兩位數的有效數字）：

七種基本食物的營養素變異性

	食物排行	未烹調	已烹調或水煮	變異%
維生素C （單位為毫克/100公克）	羽衣甘藍	93	18	-81
	青花菜	89	65	-27
	甜椒	80	74	-8

	食物排行	未烹調	已烹調或水煮	變異%
維生素C （單位為毫克/100公克）	蕪菁葉	60	27	-55
	豌豆	40	14	-65
	瑞士甜菜	30	18	-40
	菠菜	28	10	-64
β-胡蘿蔔素 （單位為微克/100公克）	蕪菁葉	7000	0	—
	菠菜	5600	6300	+12
	瑞士甜菜	3600	3600	0
	羽衣甘藍	2900	1700	-41
	豌豆	450	470	+4
	青花菜	360	930	+158
	甜椒	210	260	+24
鎂 （單位為毫克/100公克）	瑞士甜菜	81	86	+6
	菠菜	79	87	+10
	羽衣甘藍	33	25	-24
	豌豆	33	39	+18
	蕪菁葉	31	22	-29
	青花菜	21	21	0
	甜椒	10	10	0

七種基本食物的營養素排行

排名	維生素C	β-胡蘿蔔素	鎂
羽衣甘藍	1	4	3
甜椒	3	7	7
豌豆	5	5	4
蕪菁葉	4	1	5
瑞士甜菜	6	3	1
菠菜	7	2	2
青花菜	2	6	6

呈現這些數據的目的，是讓大家看到食物的營養含量變異有多大，這是大眾幾乎從來不知道、不理解的觀察結果。當我們比較七種蔬菜的三種特定營養含量：水溶性維生素（維生素C）、脂溶性維生素（β-胡蘿蔔素）和礦物質（鎂），就會看到營養含量變化很大（這些食物未經烹調的時候就已是如此，水煮過後的變化更大。水煮食物的營養含量通常會減少，但並非總是如此）。

　　至於「哪一種食物的營養密度最高」，完全取決於考量的是哪一種營養素，就如我們在排名的欄位所見。其他許多食物與營養的組合，也會呈現類似的結果。試著列出你自己的食物清單；查查這些食物的營養含量，就會發現同樣的結果。

　　這些食物的共通點是營養變異性特別大。記住，比起和其他類別的食物做比較，這七種食物已經相對類似了。

　　既然營養素變異量這麼大，我不確定大眾要怎麼利用這些資訊。青花菜的維生素C比生菠菜高三‧二倍，不過生菠菜的β-胡蘿蔔素高出十五‧六倍、鎂高出三‧八倍，知道這些會比較好嗎？

> 青花菜的維生素C比生菠菜高三‧二倍，不過生菠菜的β-胡蘿蔔素高出十五‧六倍、鎂高出三‧八倍，知道這些會比較好嗎？

　　這些營養素含量差異很大，但只是其中的一小部分細節，更何況是這些食物中的其他營養素，還有它們之間交互作用所造成的影響呢？有任何人能說哪一種食物比較健康嗎？我們又如何能夠從這些數字推論出飲食建議，或者預測健康？

　　與吃生菠菜的人相比，我吃生青花菜得到感冒的機率只有三分之一嗎？該如何取捨？就β-胡蘿蔔素來看，菠菜的排名比青花菜高很多，我要犧牲增進視力的機會嗎？

淪為行銷的伎倆

用營養密度排名來比較各種食物並推論出特定的健康差異，實在相當可笑，其中的邏輯盤根錯節，更何況這已經超出大部分精明消費者的能力範疇。我們需要一堆超級電腦依據這些排名來判斷出最好的飲食，即便如此，也需要比這裡提供的更多資訊。

在你家附近的雜貨店裡，誰有時間和力氣分析這些資訊呢？

那麼，這一堆營養含量資訊，到底對誰有好處呢？如果沒辦法為我們和其他消費者帶來好處，我們又得到了什麼？

在我看來，最明顯的好處是食品加工業和行銷專家、團體，這些人越來越變成令人不安的資本主義專家——換句話說，企業的利潤與成長優先於我們身體、社會和環境的健康。

我不是說健康和利潤這兩件事完全衝突，只不過在這些食品加工者的清單上，健康（尤其是長期的健康）的優先順序比較低。健康對他們大部分人而言依然重要，但不是你想的那種方式：大多數情況下，他們不會基於人類共同利益來把健康加以包裝、商品化，而是當作獲得更大利潤和成長的捷徑。

不需要動用營養生物化學家，就能看到這種商品化的現象。走進你家附近「健康食品」店的任何走道，你可以看到架上大部分是不健康的加工非食物，卻標上各種聰明的標籤，寫著最近流行的健康宣言。這些廠商成功販售的是健康的形象。

我曾經應美國國家科學院的要求，擔任三年的聯邦貿易委員會健康宣言聽證會的主要證人，所以對此非常了解。主要的宣言涉及一家公司希望利用美國國家科學院於一九八二年提倡的多攝取蔬菜、水果和全穀類的報告，主張該公司的補充品是健康的，但證據顯示該健康宣言僅適用於全食物（這也是食品和藥品法規積極活動的一部分，從而為發展營養補充品

產業打開了大門）。當時他們被否決了，但是長期之後，這些人成功推動維生素補充品產業。

營養密度的概念僅是健康的替身，卻特別容易淪為行銷伎倆。有時候，他們會提到相當好的食物，比如所謂的超級食物。市場告訴我們，這些食物與一種或多種營養素有關聯，有極佳的保健效果。它們多半是好食物：我很享受吃羽衣甘藍、石榴和其他許多標榜健康的食物，但是我們對這些食物的看法會帶來一些後果。

❶ 重視超級食物不足以帶動美國標準飲食習慣有任何比較大的變化，事實上還可能有反效果，讓消費者有錯誤的安全感並沾沾自喜。巴西莓很好吃，但可悲的是，大部分美國人的飲食需要極大改變，光是吃巴西莓沒什麼用，除非你在賣巴西莓，否則特地強調它有多好，根本沒意義。

❷ 很多被吹捧的超級食物非常貴，讓一般消費者有了「有錢人才能健康」的錯誤印象。隨著健康不斷被「商品化」，更高的價格也意味著更高的健康價值。「想要吃得健康就會超出預算」是關於健康飲食最常見、最危險的迷思，我們越快顛覆這個說法越好。吹捧瑪卡粉神奇功效的標題看似有趣，而且菁英階級會買單，但我們的注意力最好放在可以救命的「農民粗食」上：鷹嘴豆、碾碎燕麥片、甘薯等。可惜，這些食物就是沒有那麼光彩奪目，部分原因是它們太平凡了，而特殊食物的高檔感正是它們吸引人的部分原因。這是行銷入門課，不僅販售健康的形象，還有自以為是的優越感。食品加工和行銷專家也從營養密度排名的其他方面得到好處，其中有些方面遠比販售健康食物更狡猾。

❸ 也許最重要也是最根本的是：營養排名鞏固了單一營養素的地位

而成為重心。我們賦予個別營養素重要地位，卻不強調全食物和包含這些食物的飲食型態，反而招來各式各樣的胡說八道。在以個別營養素為優先的世界中，這些營養素被萃取、裝瓶成補充品（這種做法有潛在的危險），或者不健康的食物被「強化」、假裝健康（「強化」可能提高某些食品的營養含量，但未必能確保整體而言是健康的食品），消費者也不疑有他。製造商不僅眼睛都不眨一下，還會舔舔嘴唇。

> 過度重視個別營養素的後果是，可能會讓不健康的食品被偽裝成健康食品，而你卻不知道。

營養含量的更多變異性

目前為止，我一直在討論的問題是，大家就這樣相信食品的營養素已經被精確測量，而且精確度越高，對健康就越好。為了嚴肅看待「營養密度」這個主題並就事論事地質疑其實用性，我先接受這兩個假設。我們現在應該後退一步並檢驗這些假設，畢竟當體系已經殘破不堪，就沒什麼能夠相信了。

首先，美國農業部的營養含量檢驗值，與其他任何情況下進行重複測量一樣，會受到相同的標準偏差所影響。測量單一樣本的營養含量時，即使最保守的估計也會假設平均值有一些變異，如果考慮到所有可變的變數，則變異可能落在五％到二〇％之間。當你擴展到單一樣本（比如特定某一塊青花菜）之外，以考慮較大樣本群的營養含量時，就可以得到更可靠的平均估計值，但是，並非只有一鍋滾水能徹底改變我們心愛食物的營養含量。

除了多次分析相同樣本會有的變異之外，還有一些其他因素會導致更大的變異：在一季之中何時採收植物、在什麼樣的環境下採收、如何加

工處理、經過多少時間才食用。這些因素都會造成相同食物的不同樣本之間額外的營養變異；綜觀來看，種種因素所造成的營養含量不確定程度，相當令人吃驚。因此重點是：**食用的時候，我們只能大致估算所吃食物的營養含量。**

引人注意的是，美國農業部資料庫沒有提到這種變異性。事實上，這個資料庫似乎竭盡所能地要顯示更高的精確度。舉例而言，資料庫中所列葡萄葉的 β-胡蘿蔔素含量為每一百公克16,194.00微克，七位有效數字！既然我們知道這些數字無論如何都會變異，那把它四捨五入到最多三位有效數字（即16,200）不是比較合理嗎？我實在參不透建立這個營養資料庫的人居心何在，也許他們想要給人一種準確度比較高的感覺。但我知道**精確度高的數字不代表是比較可靠的科學**。人們常說，騙子會提供遠超出必要的細節，以彌補他們預期受眾會有的不確定和不信任感；我滿好奇這件事是否也一樣。

如果你覺得這件事很糟糕，其實後頭還有其他問題。一旦吞下營養素（無論是藉由食物還是藥丸），使其通過身體，事情會變得更棘手。從你的嘴巴到作用部位，營養素在這趟旅程中必須通過多層篩選和調整：消化、腸道吸收、在血中輸送、進入細胞、胞內代謝，最終在體內分布。這些步驟的每一關都由你的身體系統謹慎管理，調節有多少營養素、多快可以通過。從一個階段到下一個階段的輸送率，往往差異很大；許多證據顯示，通過每個階段的變異量，很容易就達到三〇％。在腸道吸收過程中，變異甚至達到九〇％。簡單來說，通過這麼多複雜又不確定的階段，實在沒辦法去計算營養素攝取量和到達其作用部位的量之間的關係❷。

簡言之，大自然擁有能夠隨祂所欲的工具，可以輕鬆調整有多少營養素到達其作用部位。祂控制這場開放的遊戲，根本就是告訴我們：「完全交給我吧！我會照自己的速度和方式驅動，完成我們需要達到的事情。

你只需要帶給我正確的補給，剩下的就交給我。對了，別把需要耗能量清除的一堆東西丟給我！」

我們已經知道大自然可以多麼複雜，還有可以造成多大的營養變異，即使在同一種植物之中亦然。不過，**人類也是大自然的一部分啊！**這一點很重要，卻往往被遺忘。是的，不管我們多努力想要置身事外，我們就是大自然。就像大自然的其他部分，我們的身體比自己認為的要複雜得多。身體不僅決定每個階段要通過多少營養素，也決定要代謝多少營養素（轉變成實際為人體帶來營養功能的新產物、代謝物），還有決定何時、在何處使用這些代謝物。每種代謝物在不同組織標的上作用的能力程度不一。有些營養代謝物的活性，可能比前驅營養素高出千倍左右。

即使可能透過簡化式科學測量出所有反應率，並知道單一營養素產生的所有代謝物，但由於反應率常有變化，這些資訊仍然沒用。**反應率會因應其他營養素的存在而改變，而且隨時在變，甚至在一奈秒之間不斷改變**，而這些過程隨時都在好幾兆細胞中的每一個細胞內發生。身體整合我們攝取的營養素的過程，是一個高度動態的反應系統，在身體的許多層級持續運作，以達到最佳的功能。

這些不確定性似乎讓人摸不著頭緒，如果你沒辦法了解極度複雜的人體，你並不孤單——然而，其實不必這麼大費周章。重要的是我們不要再自欺欺人、以為自己懂很多。在這個絕妙的體系中，簡化式生物化學能帶給我們的就只有這些。我們最終還是要善用其他美德，比如謙遜。

身為一個為生物化學付出一生的人，我想說的是：**我們必須放下「我們必須知道一切」的執念。**我們必須更聰明地去觀察，並且尊重自己已經學到的事。當我們這麼做，不確定性就不再帶來無望感。反之，不確定性讓我們有更大的體悟：人體是大自然高度智慧的力量。只要你提供必要的資源並且打理好外在環境，身體就會照顧好自己。我們已經犧牲了

太多時間和力氣在徒勞的事情上，也就是只給那些最聰明又渴求知識的人顯微鏡和光譜儀，要求他們觀察，並且準確、全面地告訴我們整個宇宙。要了解如何保養身體，就必須超越只關注簡化式營養這件事，超越對於每種食物所含每一種營養素的執著。

> 要了解如何保養身體，就必須超越對於每種食物所含每一種營養素的執著。

迷思2〉 食物攝取量vs.食物類型，哪個重要？

簡化式營養的第二個例子是我們過度關注熱量。這個主題遍布食物社群和營養社群好幾年了，再不處理的話就會繼續造成混亂。

冒著過於簡化爭辯的風險，我們必須考慮兩種觀點：

❶ 主張飲食對於健康的影響，主要受到所攝取的**食物量**影響。
❷ 認為所攝取的**食物類型**比較重要。

我第一次注意到這個爭論是在一九七六年和一九七七年，美國參議院的麥高文委員會特地為了控制心臟病發生率，建議將平均膳食脂肪從總熱量的三五％至四〇％，降到總熱量的三〇％。

儘管這項建議只是適量調降，卻威脅到許多產業，包括畜牧業。反對聲浪四起，表示所攝取的食物類型不是重點，食物的總量（也就是總熱量）才會影響健康，所以，只要總熱量沒有太超過，攝取占總熱量四〇％的脂肪未必會得心臟病——只要計算熱量就可以隨心所欲地吃。

由於已經證實高纖的植物性飲食（也就是說吃特定種類的食物）有助於管理如何運用熱量，所以有許多人質疑這種計算熱量的說法，舉例而言，如何透過額外的運動消除多餘的熱量和（或）透過保持體熱而燃燒掉

這些熱量。有些人甚至說，只要他們吃正確種類的食物，就可以吃更多但更瘦。

時至今日，科學家尚未達成共識，大眾持續為這件事爭論不休，因為這兩種看法都有一部分是真的。無論飲食內容為何，仔細監控熱量攝取並搭配規律運動，當然可以控制體重。再者，某些人發現，只要攝取過多熱量又運動不夠，即使採取全食物蔬食飲食，也可能會變胖。我不知道有哪個專業發表且經同儕審查的研究，能夠以滿足所有人的方式來使這些觀察結果和諧共存。

然而，事實再明顯不過：**只把重點放在熱量，我們就忽略了更大的健康脈絡。**不管飲食的類型，只把大部分注意力放在熱量上，也許可以達成理想體重，卻沒辦法確保健康，尤其是長期來看。把體重當作健康的指標，也是簡化論的做法。儘管過重或肥胖與許多健康問題相關，卻不表示減重就是改善健康最重要的一切。有許多不健康的減重方式，包括服用冰毒。儘管「飲食可以促進減重」一事對於膚淺又在意外表形象的社會而言，可能很具吸引力，但原本就不健康的飲食根本沒辦法支持整體健康。

> 儘管過重或肥胖與許多健康問題相關，卻不表示減重就是改善健康最重要的一切。

除此之外，我們從幾十年來的辯論清楚看到，就算高度關注熱量，也幾乎沒辦法幫助我們弄清楚營養在促進健康方面的作用。事實上，高度專注熱量一事，分散了大眾對於健康最深層力量的注意力，營養最深層的力量與體重控制毫無關聯，而是能夠控制和逆轉致命的疾病。

迷思3 吃你想吃的，只要記得配神奇藥丸

現在簡化式營養是一個外強中乾的空殼，對於矯正我們目前的健康

照護系統，並沒有任何幫助。營養學家死忠於簡化論模式，帶來許多後果，剛剛我已經討論過兩個（對於營養密度的錯誤理解，以及分心去爭論熱量的重要性）。第三個例子是營養補充品產業的發展和成長。

營養素「金庫」

我主要是說個別及綜合維生素和礦物質的補充品，一九八二年國家科學院發表關於飲食、營養和癌症的報告時，補充品就受到大力推崇。雖然大眾對於攝取這些營養素的興趣濃厚，但當時的維生素與礦物質補充品產業，與今日比起來相對較小又亂無章法。一九二〇和一九三〇年代發現維生素和礦物質之後，補充品產業的市場規模從一九二五年的七十萬美元，成長到一九三五年的三千兩百萬美元，再成長到一九四〇年的八千三百萬美元。現在預估二〇二六年可以到達兩千一百六十三億美元。

說起來，真是在兔子洞裡找到一座金庫啦！

整個二十世紀中期，大量探討了關於這些補充品的法規和條文，以確保能夠安全上市販售補充品。主要的監管問題是這些物質應該歸類成食品或藥物，或兩者都不是，而主要的醫學問題則涉及功效和安全性。

一九八二年國家科學院報告發表之際，關於維生素補充品最重要的法規是一九七六年通過的普羅克斯邁修正案（Proxmire Amendment），此修正案推翻原先的美國食品藥品監督管理局法規，即必須遵守維生素每日攝取量建議最高「安全」上限的一五〇％。此時，大眾對於補充品的關注，已經對政治方面帶來極大壓力。

有鑑於這樣的關注，我們在一九八二年的國家科學院報告中，選擇著手的問題是：以分離出來的營養素作為補充品，對於控制癌症可能起什麼作用（如果有作用的話）。我們在執行摘要中明確指出，建議的目標是以全食物作為營養來源，而不是營養補充品。我記得我們在執行摘要中清

楚強調:「這些建議僅適用於以食物作為營養素來源,不適用於單一營養素的膳食補充品。」

　　儘管如此,我也記得補充品產業竭力確保可以在法規寬鬆的環境中行銷產品和推廣健康宣言。有一群相對較小、組織鬆散的「健康」公司看到這是「把餅做大」的好時機,就押了大注在大眾想要的補充品上。因此,在一九八二年國家科學院報告發表後,國家科學院旋即要求聯邦貿易委員會(FTC)舉辦關於營養補充品健康宣言的行政法院聽證會。我奉國家科學院之命❸當了三年的主要證人,為這些宣言接受質詢。根據最新證據,我當時作證以及現在所持的立場是:營養補充品產業的健康宣言都不太能成立。

　　許多研究已經證實補充品沒有效果,而且甚至表示營養補充品有時候會帶來危險。但無論今昔,這一點好像都不重要。聯邦貿易委員會聽證會對整個產業而言不過是小顛簸,該產業在那之後順風順水地起飛。他們的銷售宣傳太容易被買帳,而且真正比較懂的人也不常質疑他們。吃你想吃的,避免你不想吃的,然後用神奇的藥丸來彌補不足。不知道自己缺什麼嗎?沒問題,我們會幫你補。**幾乎所有最致命的疾病(心臟病、癌症、糖尿病等等)都是過剩造成,這個產業卻堅持一定是有某些缺乏造成❹。**這是明顯荒謬的顛倒黑白,但至少你用不著吃球芽甘藍。

　　最終,一九九四年,補充品產業的成果因為另一項相當重要的美國食品藥品監督管理局法規修正案達到高峰,即《膳食補充品健康和教育法案》(Dietary Supplement Health and Education Act, DSHEA),現在被業界認定為上個世紀最重要的食品及藥物法規。這個法案是廣大市場的開端,為發展無數的膳食補充品開啟了一條康莊大道。

　　從一九八二年的國家科學院報告到一九九四年,這個產業已經大幅擴張,根據報告,銷售金額達四十億美元、四千樣產品,顧客群涵蓋半數

成年人口，但一九九四年的修正案使其成長更多。現在，二十七年後，七七％美國人表示有在攝取膳食補充品，推估二〇二七年的全球市場將達到兩千三百億美元！

不一定有效，甚至可能增加疾病風險

自從一九八〇年代早期那些聯邦貿易委員會聽證會之後，科學研究界執行了許多美國國立衛生研究院資助的介入性試驗，以確認個別或綜合營養補充品是否有效。研究結果一直都與國家科學院報告的主張一致，也就是不樂觀。營養補充品對於疾病風險，往往只有極小或甚至沒有影響，某些情況下還發現補充品會增加疾病風險。

> 營養補充品對於疾病風險，往往只有極小或甚至沒有影響，某些情況下還發現補充品會增加疾病風險。

最早著重於推測單一營養素作用的一項研究，是關於抗氧化劑β-胡蘿蔔素，β-胡蘿蔔素是維生素A的代謝物⑤。一直以來，研究顯示吸菸者攝取富含β-胡蘿蔔素的飲食，可以大幅降低肺癌風險。差不多同一時期，第二個關於一千九百五十四名吸菸男性的研究顯示，攝取四種類別的β-胡蘿蔔素，都可以降低肺癌發生率七倍之多。較高β-胡蘿蔔素攝取量與較低肺癌發生率之間的顯著關聯性，在吸菸至少三十年的受試者子集特別明顯。這顯然不是說，只要吸菸者攝取富含β-胡蘿蔔素的食物，就可以繼續吞雲吐霧，但這些研究結果的確出乎意料，並引起補充品產業極大的興趣。

後來，有一項為期八年的研究想要確認β-胡蘿蔔素補充品是否可能對另一群吸菸者有類似的作用，但是當補充品組的癌症發生率從三六％飆升到五九％時，研究者只得及早停手。

還有其他許多研究的例子，顯示出從食物分離出個別營養素的效果，與其在食物中的預期行為相反，事實上，我認為營養研究者現在應該已經有跡可循。再者，個別營養素試驗進一步的摘要（統合分析），已經確定補充品無法帶來有意義的健康益處。此後，許多備受尊重的新聞媒體紛紛報導這些研究結果。二〇一三年，WebMD的新聞標題寫道：「專家：別把錢浪費在綜合維他命上。」ScienceDaily在二〇一八年有類似的新聞標題：「研究發現，大部分流行的維生素和礦物質補充品，對健康沒有好處。」

照吃不誤

介入性試驗和表示補充品無效的一致訊息，確實在很久以前就判這個虛偽的產業死刑了，但是結果呢？可悲的是，補充品產業的救命法寶就是大眾對健康的渴望。我們的健康狀況越差，越會尋求邁向健康的捷徑；我們越尋求捷徑，就越容易聽信產業的宣言，尤其是他們的建議如此動聽，我們自己又不必花太多力氣。

近期的維生素補充品產業報告直接指出這一點：「健康預報：消費者對身心健康和營養的擔憂漸增，使補充品產業成長。」該「健康」預報計畫推測，該產業二〇一八年的年營收三百一十億美元，將以一・九％的比率成長，並將產業總就業人口推向三萬六千四百零四人，分布在一千三百八十三家企業。該報告指出，產業因「主流消費者對身心健康和營養的關注不斷成長」而感到自豪。

同時，其他推估也顯示主流消費者在未來幾年將對補充品有更大的興趣。如前所述，根據大觀研究（Grand View Research）這家美國市場研究及顧問公司的預測，膳食補充品的市場（包括植物性藥品、維生素、礦物質、胺基酸和酵素）於二〇二七年將達到兩千三百億美元。

他們的預測有很大一部分是根據發達經濟體的肥胖率持續快速上升的情形，以及「包括印度和中國在內的新興經濟體」的速食銷售狀況和缺乏運動的生活方式，估計這將會導致「心血管疾病、糖尿病和肥胖的發生率上升」。

這些預測進一步證明了現在看來顯而易見的事：蓬勃發展的速成產業，不僅是疾病增加的後果，也是造成疾病增加的最大原因之一。如果我們要消除可預防的營養相關疾病，就得對抗這些不肖商人。

然而，最重要的是我們要學會面對自己的過度自滿。根據相同的大觀研究的預測，未來收入較高的族群會越來越「期待接受……以膳食補充品作為處方藥的替代品」。

關於營養補充品的研究、鼓勵繼續使用營養補充品的錯誤宣言，還有大眾對營養補充品的態度之間的對比，這實在是再清楚不過的展示了。

我們對於補充品的宣傳方式和看法，直接違背近四十年來的研究和許多專業研究小組的意見，這些專業研究小組發表許多關於食物營養與癌症，以及相關疾病之間關聯性的報告。

這些研究發出的訊息，整體而言是有希望的——我們吃下什麼確實會有差別；然而，它們並不支持分離出來的營養素補充品和全食物中的營養素有相同的效果，這樣的做法不過是簡化論、容易銷售和社會健康向下沉淪三者造就的醜陋結果。

簡化論的補充法（比如先前提到的「依營養密度列出食物排名」，以及「關於熱量的爭論」）轉移了大眾和專業人員的注意力，而未著重在如何運用營養來預防，甚至治療疾病，並且還製造了不必要的極大混亂。

這三個例子阻礙了營養領域的發揮潛力，如果我們不更加小心一點，不去想想其他辦法來取代簡化式營養觀點，那麼就沒有永續的未來可言了。

從菠菜的草酸鹽到全食物蔬食

我不是說營養領域當中沒有簡化論的立足之地。我批評的重點不是簡化論本身，而是簡化論的獨占優勢。在恢復平衡之前，營養科學仍會維持我在本章所描述的那樣：匯集醫療專業人員和大眾都不知道如何應用這些矛盾資訊的複雜體系。

若要恢復營養科學的平衡並發揮最大潛力，我建議採行**全新定義的整體式營養**。

整體式營養的訴求，是只討論專屬於營養的證據和建議，而且前提是這些證據必須能夠讓我們了解更大的脈絡。某些情況下，營養專屬的證據和建議可以讓我們了解更大的脈絡，但我們必須保持警覺，永遠不要遺忘目標：**促進攝取全食物並促進整體健康，在更大科學脈絡的支持下，最終培養出更健康的社會、物種與星球。**

同樣地，與針對所謂超級食物的研究一樣，在這些討論中仍需要對特定食物有所了解，但是我們必須以更好的鑑別能力，來針對特定食物（甚至食物類別）提出問題，以更好的判斷力評估支持證據的相關性，並且以更負責任的方式報告證據。

我要重申本章的一個重點：**整體論不排斥證據，而是要求更高的證據標準，要求我們要考量到整體的證據。**消費者被圍於簡化論的狹隘眼光之中，就很容易因為草酸鹽對鈣吸收的影響而擾亂對菠菜的評價。然而，謹慎地了解和傳達菠菜促進健康作用的整體證據，讓我們得到更符合邏輯的答案，或者，得到一盤綜合蔬菜。

說得更明白一點：對營養的整體觀點，不僅會改善我們針對營養和食物提出建議的方法，我們在評估這些營養和食物於體內的行為時，也不會過度簡化了。整體論認為（甚至讚揚），營養以高度統整的方式發

揮功能。整體論的重點不是個別機制,而是無數機制如何朝著同一目標(即健康)合作。此外,整體論著重於營養對於健康和疾病的廣泛影響,也就是說,著重於廣度而非深度。

當我們採取整體式觀點來看待營養和健康,這兩個重要課題就合而為一了。

❶根據定義,整體論強調健康、營養和實務的整體性,所以會反對攝取片段的非天然食物。這不僅包含補充品,也包括高度加工的產品,如精製糖、油,還有其他會傷害你的身體、社群和整個星球,卻讓你像嗑藥一樣想要更多的人造物質。整體證據以及大眾的觀感,都認同這些產品並不健康。雖然我相信有些人不同意,但各種身材和體型的節食者大都認為汽水不是一種健康的飲料(顯然還是有人認為地球是平的!)這樣的共識不足為奇。我們會說這些是「垃圾食物」,肯定有原因。即使是最重度的蘋果肉桂脆片(Apple Jacks)愛好者也知道,他們湯匙裡舀的東西,不是大自然提供的完整食物,只是殘破的替代品。

❷整體論重視廣泛又多樣化的證據體,根據這樣的證據體,最健康的飲食型態是完全植物性的飲食型態。

綜合這兩點所推薦的飲食,就是我過去三十年來專業生涯的重心:全食物蔬食飲食。

我在本書稍早的篇幅,介紹過這種受到極大爭議的飲食,而我已經試著說明這些爭議。我說過這些爭議與疾病照護有關,也與動物性蛋白質和其他營養迷思有關,並且與科學和證據有關。

隨著我一層層揭開這個爭議的面紗,已經讓你逐漸看到這種飲食型

態的各種支持證據。但現在重要的是更聚焦而全面地審視這些證據；如果禁不住如此的檢視，就不值得討論這些爭議了。

---

❶ 我的經驗來自向美國國家癌症研究所所長的工作人員進行有關營養優先次序和經費申請的兩次私人演講。

❷ 根據我的自由工作數學家朋友戴蒙・戴馬斯（Damon Demas）博士計算，倘若攝取一二八〇微克的營養素，並且在到達作用部位途中六個檢查點各通過五〇％，則平均只有二〇微克能抵達最終目的地。但假設「經過」每個檢查站的時候，有合理的正常變異，大自然有三〇％以上的時間會輸送少於八・六微克或超過三一・四微克。

❸ 我沒有收到任何個人報酬。

❹ 當然，當一個人的飲食主要都是非全食物，就會有缺乏，但這絕對不是使用補充品的正當理由，反而是讓全食物蔬食飲食更站得住腳。我們投注更多在補充品上，就只會強化那些造成缺乏的壞習慣。

❺ 維生素A被發現時，稱為視黃醇（現在還是這個名稱）。然而，營養素的定義是我們的身體無法製造而必須攝取的某樣東西。我們利用所攝取的β-胡蘿蔔素，在肝臟製造出視黃醇，所以就定義而言，視黃醇既非維生素，亦非營養素。因此，真正的維生素是（由植物製造的）β-胡蘿蔔素，而不是視黃醇。

Chapter 9

科學界幾乎每個人都同意：
「把菜吃掉！」

> 與我們之內的東西相比，我們之外與我們面前
> 的東西都微不足道。
>
> ——拉爾夫·沃爾多·愛默生（Ralph Waldo Emerson）

嘗試以簡化論研究慣用的科學規範來研究全食物蔬食飲食，就像試著只用捲尺來秤一匹馬的重量；研究的主題和我們用來研究的方法之間，從根本上就不相容。

基於幾個邏輯上的明顯理由，全食物蔬食飲食不該以雙盲隨機對照試驗的「黃金標準」來測試。儘管我們可能用這種方式來檢驗某幾樣食物，舉例而言，我們可以製造一種亞麻籽粉膠囊安慰劑，裡面填裝質地或風味與真正亞麻籽粉相同的東西，但我們不可能這樣處理所有飲食，尤其是強調全食物的飲食。因此，我們必須考量更廣泛的證據。

我們必須著眼於更多種研究，包括能夠及不能夠滿足簡化論及「好」研究標準的研究，而且我們必須把這些研究視為整體的一部分，以更大的脈絡來詮釋。

再者，我們必須以最高可能性的標準來看待這些證據：**支持全食物蔬食飲食的證據應該相當龐大，但這不是說證據應該是絕對的。**正如在肺癌的例子中，指向香菸的證據不是絕對的，支持特定飲食的證據也從來都不是絕對的。

儘管如此，無理性的人會質疑反對香菸的壓倒性證據，同時又吸菸，我相信關於飲食也可以得到相似的結論。以下是非常古老的觀念：沒有絕對的證據時，應該採取謹慎的方法，並且採用具有最佳證據的草案，尤其是沒有證據駁斥這種草案的狀況下。

儘管我不總是完全明白要怎麼定義這種整體式的方法，但我從專業生涯中期之後就一直採行這種方法。在這個過程中，我必須同時仰賴當代研究和前人研究發表的大量證據。就我本身而言，在專業生涯早期陷入簡化論的窠臼好幾年，並且在那些研究中了解許多寶貴的資訊。

我在一九六五年到一九九七年之間大多待在實驗室裡，提出簡單的問題、做簡單的實驗。

我研究簡單的因、果和背後機制，能夠追尋相對容易引發爭論的問題，但又不太會出亂子。這些問題大部分都是關於飲食和營養對癌症的影響，但是在傳統學術實務的封閉與限制之下，這些研究在過去從未像現在一樣被證實在完整的脈絡中具有價值，其中任何片段也未引起熱烈討論。

直到我在更廣大的脈絡下（我現在認識到的事物自然順序中）綜合這些發現時，才引起波瀾。

✤ 可以救命的飲食 ✤

不可能用一本書就涵蓋支持全食物蔬食飲食的所有證據，更別說是

不到一章的篇幅。其他書（包括《救命飲食》）已經調查了一部分的證據，比我在此能做的更加完善，但即使是那些書，也不能盡述這個持續發展的領域。

　　為了保持段落簡明又不犧牲這本書的其他寶貴部分，我對證據做了很多取捨。因此，接下來是我認為最相關且最強力的證據摘錄。

　　請記得，這些證據並沒有脫離現實而存在，它們之間的關係已經受到最好的評估。我要給其他領域和植物飲食界的人同樣的提醒，就我的經驗來看，**植物性飲食的支持者，對簡化論的抵抗能力沒有比較好。**許多人臣服於特定的利益（無論是銷售營養補充品、追求個人名利），沒注意到自己容易掉入簡化論的陷阱，將是很嚴重的錯誤。

　　因此，為了便於閱讀而拆分這些證據時，我們千萬要記住，唯有整合這些證據，才能更深刻了解營養及其對人類健康的影響。

相關性研究──疾病與飲食的因果關係

　　營養領域的簡化論研究學者，幾乎一致反對使用觀察性、相關性研究來支持任何事物，因為相關性研究無法證實因果關係，這是科學家最早學到的事情之一，我擔任大學教授時也教這件事很多年。

　　如果我們正在尋找單一結果的單一導因，這是絕對完美又有效的一課；比如說，如果我們正在依照簡化式營養的方式，尋找會促發卵巢癌的單一特定營養素，如此很容易就可以說：「嗯，飽和脂肪看起來和卵巢癌相關，但是未必會促發卵巢癌。相關性不代表什麼，卵巢癌也可能被X、Y或Z引發。」然而，這段評論的主要缺點，是認為卵巢癌可由單一導因造成。

　　另一方面，如果我們認定整體論對營養的定義，即許多營養素同步作用，並依照廣泛的飲食習慣來詮釋相關性研究，而非單一營養素，就能

領悟更多。依照整體論對營養的定義，我們就不會以「飽和脂肪造成卵巢癌」或「X、Y或Z也會造成卵巢癌」進行推論，而會去想多種營養素如何同時綜合作用而促發好幾種癌症。

把癌症因果關係的概念，重新調整成多因素的概念，那麼我們對於相關性研究的詮釋，就不會指向脈絡中的特定營養素。反之，我們只把考量特定營養素與疾病之間的關聯性，當作說明更大飲食脈絡的一種方法。

然而，為了避免遺忘，要再次提醒：如果只把焦點放在我們吃下去的東西，或認為這些因素在組織內都是獨立作用，而把整體論的論點重新調整成類似於多因素因果關係，仍舊有所限制。我相信更完整的說明也一定會包含各種因素在代謝作用過程中的交互作用。這在因果的統計分析中，稱為二級和三級變異數。

舉例而言，在以下所有相關性研究中，我用動物性蛋白質或其代表性營養素❶作為獨立變項。我這麼做，並不是要表示動物性蛋白質**單獨**造成各種癌症，這是簡化論的詮釋方式。我使用動物性蛋白質是因為我們剛剛說過的，攝取動物性蛋白質是**廣泛飲食習慣**中的重要決定因子。一個人在全食物的脈絡下，不可能不吃動物性食物就攝取到動物性蛋白質，而且動物性蛋白質不像飽和脂肪，沒辦法從動物性食物中移除，所以在此以動物性蛋白質作為更大飲食趨勢的指標。

> 吃比較多動物性蛋白質，就會吃比較少植物。

尤其是，「吃飽」這件事根本就是零和遊戲，吃比較多動物性蛋白質，就會吃比較少植物。就我的觀點，根據現有的研究，這些飲食習慣都密不可分地連結在一起，並引發退化性疾病。

後面即將分享的圖1至10，讓我們看到不同國家的飲食和疾病比率之間的相關性（死亡率或發生率，視圖而定）。所有的圖都是依照發表的數

據呈現，並且顯示疾病比率（或其指標）與攝取動物性蛋白質（或其代表性營養素）有線性關係❷。

圖1是依總脂肪、飽和脂肪、不飽和脂肪攝取量，與乳癌死亡率之關聯性發表的數據繪製。我在一九八九年得到原作者肯‧卡羅（Ken Carroll）教授允許後，把這些脂肪攝取量重新標示為「動物性蛋白質攝取量」；當時，卡羅教授就是相當有成就的飲食及癌症研究學者，他認為我的詮釋方式很創新且正確。雖然在此沒有標明，但研究顯示乳癌死亡率和植物性蛋白質之間沒有關聯性。

那年，我首先在美國國家科學院委員會報告我重新詮釋的內容（卡羅也是委員會的會員），當時委員會正在準備一份關於飲食和疾病的重要報告。

【圖1】乳癌死亡率

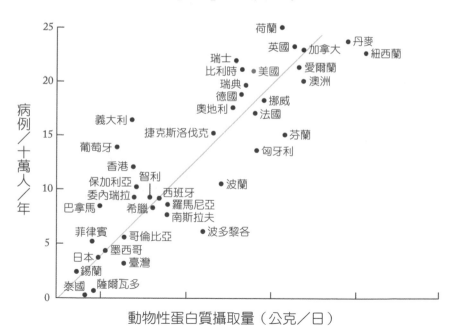

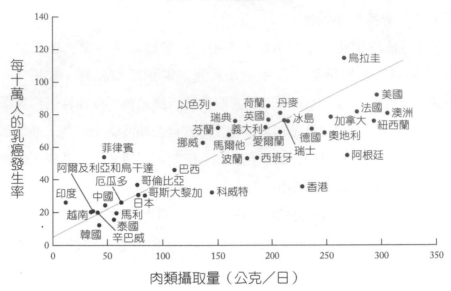

【圖2】乳癌發生率

縱軸：每十萬人的乳癌發生率（0, 20, 40, 60, 80, 100, 120, 140）

橫軸：肉類攝取量（公克／日）（0, 50, 100, 150, 200, 250, 300, 350）

資料點標籤：烏拉圭、以色列、荷蘭、丹麥、美國、瑞典、英國、法國、澳洲、芬蘭、義大利、冰島、加拿大、紐西蘭、挪威、馬爾他、愛爾蘭、德國、奧地利、波蘭、西班牙、瑞士、阿根廷、菲律賓、巴西、阿爾及利亞和烏干達、厄瓜多、哥倫比亞、科威特、香港、印度、中國、哥斯大黎加、日本、越南、馬利、泰國、韓國、辛巴威

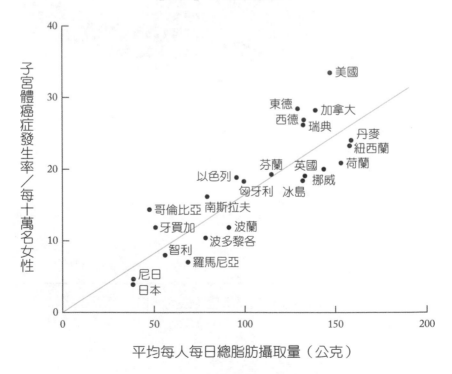

【圖3】子宮癌發生率

縱軸：子宮體癌症發生率／每十萬名女性（0, 10, 20, 30, 40）

橫軸：平均每人每日總脂肪攝取量（公克）（0, 50, 100, 150, 200）

資料點標籤：美國、東德、加拿大、西德、瑞典、丹麥、紐西蘭、芬蘭、英國、荷蘭、以色列、挪威、匈牙利、冰島、哥倫比亞、南斯拉夫、牙買加、波蘭、智利、波多黎各、羅馬尼亞、尼日、日本

多年以後，我在二〇一七年發表與心臟病相關的詮釋內容，因為①攝取動物性脂肪與攝取動物性蛋白質具高度相關性（r = 0.94），②我已經知道二十世紀初執行的動物研究顯示，在實驗室中，動物性蛋白質比膽固醇本身更會增加早期心臟病的發生。

圖2則是二〇〇五年由不同作者群所研究發表，記錄的是乳癌發生率，而不是死亡率，且引用肉類攝取量作為獨立變項，而不是動物性蛋白質攝取量（動物性蛋白質包括奶和蛋）。儘管有這些差異，但結果基本上是相同的，由肉類攝取量和乳癌發生率之間觀察到的關聯性，強烈支持了圖1的乳癌死亡率，並顯示肉類攝取量的任何增加，理論上都與乳癌風險增加有關聯。

圖3顯示在不同國家背景下，子宮癌發生率與總脂肪攝取量的關聯性。如同圖1，總脂肪與動物性蛋白質有高度相關，因此是有效的代表性營養素。此外，圖3與圖2類似，都顯示了飲食和生殖系統癌症之間有強烈相關性。

圖4顯示女性結腸癌發生率及肉類攝取量的關聯性，圖5則是男性腎臟癌發生率與動物性蛋白質攝取量的關聯性。

圖6顯示攝護腺癌死亡率與脫脂乳（另一種良好的代表）的關聯性；由於脂肪被移除了，脫脂乳主要的成分就是動物性蛋白質。這再次顯示了含有較多動物性蛋白質的飲食，會帶來較高的癌症發生率，此圖例中為攝護腺癌。

除了癌症之外，圖7（來自五十年前的數據）顯示二十四個國家膽固醇攝取量與心臟病之間的線性關聯性，並且顯示膽固醇攝取量減少，則心臟病風險也隨之下降。

膽固醇攝取量是動物性蛋白質攝取量的絕佳代表性營養素，因為只有動物性食物才含有膽固醇。

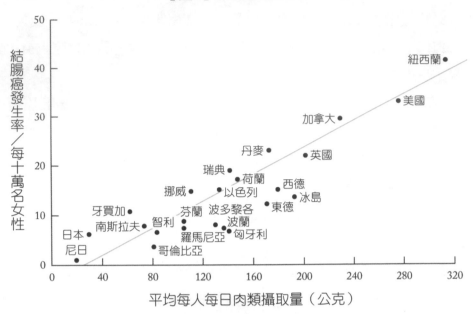

【圖4】結腸癌發生率

結腸癌發生率／每十萬名女性

平均每人每日肉類攝取量（公克）

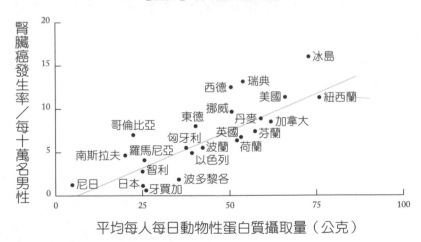

【圖5】腎臟癌發生率

腎臟癌發生率／每十萬名男性

平均每人每日動物性蛋白質攝取量（公克）

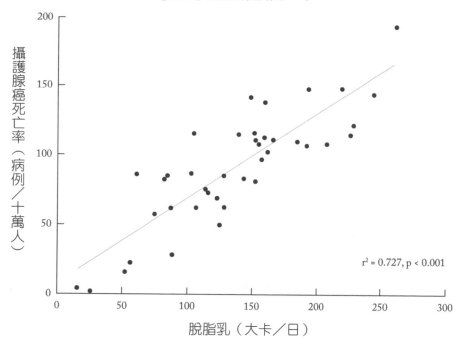

攝護腺癌死亡率（病例／十萬人）

脫脂乳（大卡／日）

$r^2 = 0.727, p < 0.001$

　　圖8數據於一九五九年發表，顯示二十個國家心臟病死亡率，與動物性蛋白質之間的對數關聯性。

　　最後，圖9和10顯示骨折率（代表有骨質疏鬆症；骨質疏鬆症常被誤以為是老化不可避免的結果），分別與鈣質和動物性蛋白質攝取量的相關性，兩者主要都來自乳製品。可以把這些散點，與關於脫脂乳和攝護腺癌的圖6做比較。

　　我們轉移焦點，把動物性蛋白質及其代表物看成更廣泛飲食習慣的指標，而不是疾病的單一導因，並且以更統整的方式來詮釋這些圖表（有別於認為這些疾病各自獨立，且往往忽略所有疾病背後飲食關係的看法），這與以往詮釋這類研究的方式大相逕庭。

　　我明白，就傳統科學界看來，以這樣的方式來解讀冒很大的風險，

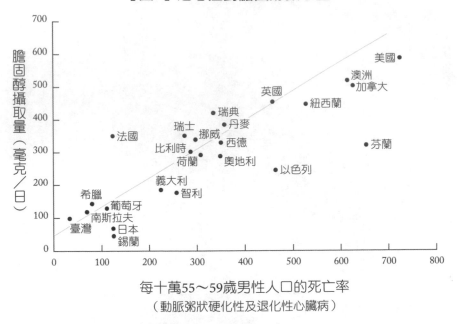

【圖7】冠心症對膽固醇攝取量

膽固醇攝取量（毫克／日）

美國
澳洲
加拿大
紐西蘭
英國
芬蘭
瑞典
瑞士　丹麥
挪威
法國　　　　西德
比利時
荷蘭　奧地利
以色列
義大利
希臘　　智利
葡萄牙
南斯拉夫
臺灣　日本
錫蘭

每十萬55～59歲男性人口的死亡率
（動脈粥狀硬化性及退化性心臟病）

【圖8】二十個國家的冠心症死亡率

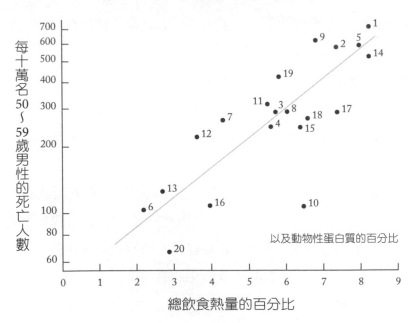

每十萬名50～59歲男性的死亡人數

以及動物性蛋白質的百分比

總飲食熱量的百分比

但我是刻意這麼做的。畢竟我比較注重要把這些資訊以合乎事實、有意義且可靠的方式呈現給大眾，如此會帶來更大的影響。了解我的用意之後，以下是我整理的幾個重點：

▶ 所有圖表都是未變更的原始數據，最後都得到相同的結論：排除動物性蛋白質攝取，與很少或不發生疾病的相關性。

▶ 這些有關於動物性蛋白質的相關性，全部都應該詮釋為：動物性蛋白質的直接影響，加上減少攝取植物性全食物的間接影響所致。我用「動物性蛋白質」一詞，而不是「植物性食物以外的食物」（inverse-plant-based foods，其實也說得通），是為了強調長時間以來許多人為了得到好的營養，而如宗教狂熱般攝取肉類和其他動物性製品。

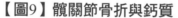

【圖9】髖關節骨折與鈣質

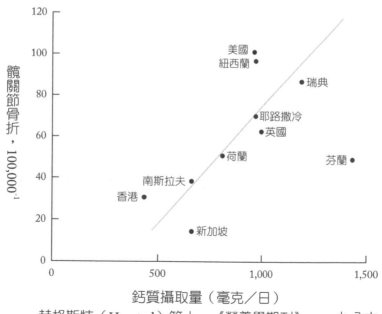

赫格斯特（Hegsted）等人，《營養學期刊》，一九八六

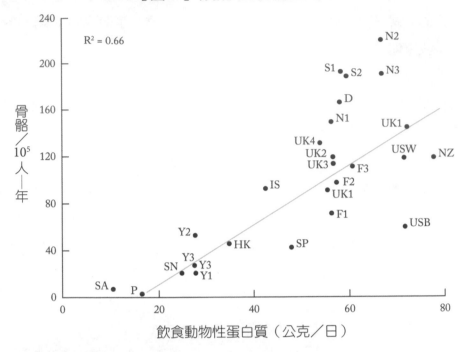

【圖10】骨折與動物性蛋白質

▶動物性蛋白質對各種疾病（多種癌症、心臟病、骨質疏鬆症）的影響廣度驚人。

▶沒有任何相關性研究曾顯示出相反的關係；也就是說，沒有研究證實高蛋白質攝取量與這些疾病的低發生率或低死亡率相關──表示這些相關性相當可靠。

動物性蛋白質對各種疾病（多種癌症、心臟病、骨質疏鬆症）的影響廣度驚人。

▶這些研究結果具有卓越的一致性，使這些相關性研究更加可靠。這些結果是橫跨數十年且由許多作者研究好幾種疾病的心血，尤其因為沒有任何結果相悖的研究，所以這種一致性只是偶然發生的機率，微乎其微。

回到一開始的主題，假設單一物質造成單一疾病時，我要再次表明，在簡化論模式中，相關性不等於因果關係。不過，重要的是，營養不屬於簡化論模式中的一部分。把我們看待疾病形成的眼光放大成多因素，並且只考慮能夠代表更廣泛飲食習慣的因素（在此例為動物性蛋白質），我們才能夠消除混亂變項的可能性。

不僅如此，我發現，由於這些慢性疾病已經與營養連結了很長一段時間，而與營養的連結比其他任何生活型態或環境因素（如靜態生活型態、環境毒素等）都更具有說服力，所以非營養因素幾乎不可能影響這些研究結果。

為了避免我太過輕率地賦予動物性蛋白質「驅動物」的地位，就理論而言，至少某種程度上，營養素差異很大的加工食品加上動物性蛋白質，可以稱為驅動物。但加工食品的營養作用和營養素差異極大，基本上不可能判定是哪些食物成分和哪些受影響的標的造成這種廣泛的影響，也不知道這種成分是否能夠或可能變成驅動物。

最重要的是，在這麼大一類食物中，幾乎不可能辨識背後的機制。不過，儘管背後的機制（我將在以下討論）源於簡化論，確實為整體論證據（如上述相關性研究）提供強力的支持。

最後，儘管富含動物性蛋白質的飲食與心臟病及乳房、子宮、結腸和攝護腺癌症的連結證據（前面的圖1至圖6）比較有限，但口腔、咽部、喉部、鼻咽、食道、肺部、胃、胰臟、肝臟、子宮內膜和子宮頸的癌症，都有相似研究結果，如一篇非常大型的飲食與癌症回顧研究，以及一項顯示營養對黑色素細胞瘤有極大影響的研究所示。

來自這些相關性研究的證據，本身就很有說服力。如果有生物學合理性的補充證據存在，也就是顯示動物性食物如何產生這種作用的證據，那就會更具說服力。

我們很快就會提到，但首先，我們應該考慮能夠支持全食物蔬食飲食益處的另一種更優秀的證據。

介入性研究──讓受試者進行特別的飲食試驗

我已經說明為什麼總是被視為研究黃金標準的隨機對照試驗，就是不適合用來檢驗全食物飲食。每個人都知道自己身處哪一個組別，幾乎不可能把受試者隨機分配到各自的組別。你能想像人們基於各種私人理由，乖乖採取一種他們不喜歡的飲食嗎？你能想像，由於需要評估飲食的長時間影響而進行這樣的研究很長一段時間嗎？這更不可能發生。用這種介入措施來檢驗藥物和類似藥物的補充品非常理想，但在營養的領域卻完全無用武之地。

因此，我們必須看看其他類型的介入性研究。

我們特別在心臟病介入性研究中，發現到全食物蔬食營養在預防和治療心臟病上的效果奇佳。

這項嚴謹遵守簡化論模型的飲食研究，於一九四六年至一九五八年之間進行，把病人隨機分派到治療組或對照組。對此你可能會想起第一章提到的由心臟科醫師萊斯特‧莫里森進行的研究，他接受家庭醫師轉診來的病人，並且連續將一百位平均年齡六十歲的心臟病確診病人，交替分派到兩個飲食組。

第一組是高膽固醇飲食，每日膽固醇量為二〇〇至一八〇〇毫克，第二組則是低脂、低熱量飲食，每日總脂肪量為二〇至二五公克（占總熱量一五〇〇大卡中的最多一五％），並且每日僅包含五〇至七〇毫克膽固醇。第一組是比較典型的美國人飲食，第二組則比較接近我們現在說的「彈性素食」（flexitarian）：大部分吃素，但沒有像全食物蔬食飲食那麼嚴格。

低脂實驗組的研究結果非常驚人：五十位高膽固醇組的病人到研究的第十年都去世了，而低膽固醇低脂組還有三八％的病人仍然存活。這表示與標準美國人飲食（相對大量的脂肪及動物性食物）相比，任何朝全食物蔬食方向的飲食改變，都可能帶來好處。

即使這項研究得到驚人的結果，而且資金來源（美國醫學會）和發表的期刊（《美國醫學會期刊》）也都大有來頭，但它依舊受到質疑。根據近期針對膽固醇、脂肪和心臟病長達數十年來的爭論所進行的回顧，有些當代學者認為該研究的結果只是「偶然」（或更糟），有一位評論者甚至抱怨該研究沒有正確進行隨機分派（不過由他對史塔汀類藥物的熱衷可以看出他的偏頗）。

大約四十年後，狄恩·歐寧胥（Dean Ornish）等人，為二十八位病人分派為期一年的生活型態介入措施，特色是採取低脂蔬食。有二八％的病人未使用降脂藥物，疾病進展卻逆轉（動脈狹窄程度減少）。接下來四年，低脂組的血管健康持續改善，而標準高脂組的血管健康則每況愈下，即動脈更加狹窄。此外，接下來四年當中，高脂組的冠心症發作率達五倍之多。

小克德威爾·艾索斯丁等人大約在相同時期執行類似的介入性研究，把降脂藥物列入選項。五年後和十二年後的研究結果，顯示冠心症顯著減少，甚至逆轉。採取等同於全食物蔬食飲食的十八位病人，在第十二年的平均血清膽固醇濃度為每公合（十分之一公升）一四五毫克。然而，更引人注目的是，這些病患在研究之後幾年「臨床疾病未惡化、沒有冠心症發作，也沒有執行相關醫療措施」。這些結果的一致性令人吃驚，尤其是考慮到這些病人的心臟病史時。在研究前八年，十八位病人總共經歷了四十九次冠心症發作！

後續的研究中，對一百九十八位「確診心血管疾病」的病人進行追

蹤，在平均三·七年後也呈現相似的良好結果。所有病人都參與一場五小時的植物性營養專業諮詢。在依然遵從植物性飲食的八九％病人當中，只有一例中風案例，復發率只有○·六％！根據詳細的實驗室檢測結果，「與未遵從植物性飲食的組別相比，不良事件發生率最多只有一○％」，而未遵從組有六二％復發（與預期的二五％～三○％相比，這個比率異常地高）。

搭配前面的圖7和圖8 P258 所顯示的相關性研究，這些介入性研究都顯示出全食物蔬食在營養和預防及治療心臟病上有重要的關聯；在美國，每年可是有將近六十五萬人因為心臟病喪生。

心臟病與動物性蛋白質和代表物膽固醇之間的相關性為線性，產生一條通過原點的直線，這表示，攝取任何動物性蛋白質都會開始增加疾病的風險，而且是終生的影響，但我們從介入性研究也看到了全食物蔬食營養的短期效果。**全食物蔬食飲食不僅在臨床上達到中止和逆轉疾病進展的成果（其他飲食、藥物或醫療處置從未顯現這樣的成果），還是在短短幾個月就達成**。

不論是長期或短期效果，都相當令人振奮。這達到第七章所提的希爾準則：強度、一致性、梯度，還有新增的「廣度」。

既然有這麼多研究都證實了植物性食物可以把心臟病和其他疾病的風險降到最低，而且吃越少含動物性蛋白質的食物，就會吃越多植物性全食物❸，表示它也符合同調性。

實驗室試驗──了解生物學層級的機制

除了上述比較偏整體論的相關性研究之外，支持全食物蔬食飲食對癌症的作用的主要證據，其實來自簡化式實驗性研究。這兩類研究極其互

補：實驗性試驗可以幫忙解釋動物性蛋白質和癌症在生物學層級的關聯性，進而增加相關性研究的深度和可靠性。它們是確切的證據，也是「吃肉會導致癌症發生嗎？」的解答。以術語而言，它們符合三項希爾準則：梯度、合理性、實驗性。

我在康乃爾大學繼續二十多年的教職之前（若把後續的進一步評估也算進來的話是三十年），從一九六〇年代中期在維吉尼亞理工學院開始參與這類研究。

在維吉尼亞理工學院的這些時光中，我致力於美國國際開發署資助的計畫，目標是改善菲律賓營養不良兒童的營養狀況。我當時在研究黃麴毒素這種從花生之中發現的強力化學致癌物質（花生是便宜又萬用的蛋白質來源，用來改善兒童健康再完美不過）。大約同一個時期，我知道印度有一項獨立實驗室研究，讓實驗大鼠暴露於黃麴毒素，然後餵食占熱量五％或二〇％的動物性蛋白質飲食（尤其是酪蛋白）。研究結果是被餵食高蛋白飲食的動物，後來有更多罹患肝癌，這撼動了我的世界觀，也改變我專業生涯的方向。

我尋找並得到美國國立衛生研究院的研究資金，在維吉尼亞理工學院的實驗室研究這個問題，首先是要確認印度研究學者的研究結果❹，然後，如果可以的話，調查背後的機制。由於這些研究結果相當容易引起爭論，所以了解這些機制格外重要；畢竟，動物性蛋白質是相當受推崇的營養素，我們不只必須能夠說明**發生了什麼事**，更要能說明事情是**怎麼發生的**。換句話說，回到希爾準則，這個機制應該要顯現出生物**合理性**，使大家能夠相信先前的研究結果。

在分享我的實驗室研究結果之前，重要的是先了解癌症發展有三個階段：啟動期（突變產生）、促進期（癌細胞開始複製）和進展期（細胞更致命且轉移到其他組織），每一個階段都有數量龐大的事件和反應發

癌症發展的階段

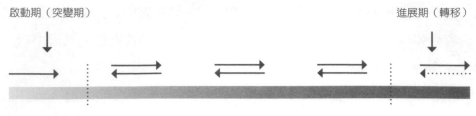

啟動期（突變期）

進展期（轉移）

促進期（細胞增生）

每組雙向箭頭表示癌症發展過程是可逆的。

生。製藥者正是在這些事件和反應中尋找治療方法，我們也正是在這些事件和反應中，尋找能夠說明動物性蛋白質對癌症影響的機制。

我們跟較早的印度研究者一樣，使用黃麴毒素誘發突變來啟動癌症，促使肝癌發生。我們在啟動期觀察到，黃麴毒素進入細胞，藉由「混合功能氧化酶」（MFO）轉換成高活性的代謝物：黃麴毒素環氧化物（AF_{epox}）。這種代謝產物會與肝細胞中的DNA結合（形成AF-DNA），如果在細胞分裂之前沒有修復，就會變成突變，並且傳給連續好幾代的細胞（促進期）。

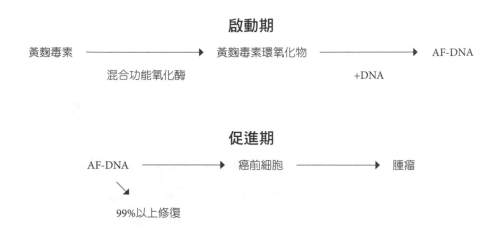

啟動期

黃麴毒素 ⟶ 黃麴毒素環氧化物 ⟶ AF-DNA

混合功能氧化酶　　　　　　　　　+DNA

促進期

AF-DNA ⟶ 癌前細胞 ⟶ 腫瘤

99%以上修復

最終，這些細胞轉移：它們變成具有侵略性且遷移到新的組織，並展開進展期。

我們研究了啟動期和促進期之中，可能說明動物性蛋白質促癌作用的十種機制。我們發現攝取動物性蛋白質在啟動期會：

❶ 增加致癌物質（黃麴毒素）進入細胞的量。
❷ 增加能夠活化黃麴毒素的混合功能氧化酶的量。
❸ 改變新舊混合功能氧化酶的三維結構，以增加其活性。
❹ 增加黃麴毒素代謝物（即AF$_{epox}$）與DNA的結合，繼而增加其破壞程度。
❺ 減少AF-DNA的修復 Ⓢ。

藉由這個過程，我們發現越來越多的動物性蛋白質有害作用，我開始懷疑是否能夠找到增加癌症發展最重要的單一反應。再者，我們發現促進期的每一種機制都符合相同的型態。

我們發現動物性蛋白質：

❶ 減少負責摧毀癌細胞之自然殺手細胞的總量。
❷ 減少自主能量消耗（以大鼠跑滾輪的時間測量）。
❸ 減少棕色脂肪細胞的能量消耗（棕色脂肪細胞可以幫助維持體溫），並增加非隨意身體活動，如腸蠕動、心跳、呼吸。
❹ 增加刺激癌細胞生長的生長荷爾蒙。
❺ 增加活性氧分子形成，促進癌症發展。

我確信光是鑽研這些機制中的任何一種，就足以建立完整的專業生

涯，也肯定能夠以同樣的簡化論方式，找到更多的機制。不過，我始終覺得背後有更重要的細節。我們在癌症的啟動期和促進期都已經充分證實生物學合理性：高動物性蛋白質飲食會增加八種機制的活性，而這些機制通常會增加癌症的生長，並且會抑制另外兩種機制的活性，而它們是通常會抑制癌症的機制。

最初看來，我們發現反向的機制似乎很值得注意，但高蛋白飲食與抑制癌症之間並沒有任何機制相連。

但是仔細想想，也許這已經是其中最了不起的研究結果了。在我看來，確實不太可能存在任何這樣的機制，因為它會嚴重破壞其他所有機制的後續工作。

大自然怎麼可能會創造這麼混亂又自我矛盾的系統呢？（至少在代謝作用的領域從來沒聽過這樣的事情。我們確實有一連串機制的例子，即一連串的酵素（酶），當一個機制能夠阻斷下游酵素，我們稱之為「限速」酵素，但這不是其中一個機制對抗另一個機制的例子。事實上，我們常常發現是下游酵素傳送訊息到上游，以放慢過程。換句話說，這些機制共同合作，不斷尋求平衡。）

此外，這會破壞群體研究的結果，照這樣看來，我們在實驗中發現的機制，只會強化現有的群體研究，包括上面提及的那些。

我認為背後另一件重要的事情是，持續有證據指出**營養的功能是高度統整、多重機制且完全和諧**，這也是我現在著眼的整體式營養的重點。

就好像大自然沒道理在癌症發展過程中，設計一個牴觸其他所有機制的機制，在一連串機制當中，也不可能有其中一個機制比其他所有機制更重要。同樣的，單一營養素獨立發揮作用，或者任何單一營養素在形成健康和疾病的過程中參與更多機制，也是沒有道理的情況。這些狀況都與整體論對立！

諷刺的是，只要科學繼續強調隔閡和簡化論，反而就更容易看見整體論的蹤跡。這是不可避免的事，因為整體論就是大自然的本質。即使是上述一連串機制，也不如你想像那樣簡單又線性。此後，許多研究報告顯示，還有許多其他單一營養素以高度統整的方式，透過多種機制發揮作用，進一步證明了整體論才是營養的本質。

支持完全轉變為全食物蔬食的證據

目前為止，我們討論的所有證據都指向同一件事：我們應該盡可能減少攝取動物性食物，並且多攝取植物性全食物。這跟小時候大人叫你做的事情差不多：「把菜吃掉！」（科學界幾乎每個人都同意這個說法。）你吃越多蔬菜，留給動物性食物和植物性非全食物（其所含的鹽、糖、脂肪都超出均衡比例）的空間就越少。

我特地把動物性蛋白質挑出來談，是因為動物性蛋白質是飲食選擇最相關的指標或驅動營養素──已經被視為最神聖的營養素，它「鶴立雞群」太長的時間了。

> 我們應該盡可能減少攝取動物性食物，並且多攝取植物性全食物。這跟小時候大人叫你做的事情差不多：「把菜吃掉！」（科學界幾乎每個人都同意這個說法。）

但是，我們對動物性蛋白質的崇敬已經過時了，該放掉「蛋白質等於肉」的看法，並了解植物也能提供足夠的蛋白質，並且再也不要問「你都怎麼獲得蛋白質？」這個制式化的問題。我希望很快就會聽到反向的問題。攝取一般西方飲食的氧化壓力很大，而且會造成慢性發炎，那要怎麼獲得抗氧化物呢？怎麼獲得葉酸、鉀和纖維呢？最重要的是，要怎麼獲得真正的食物，也就是沒有被破壞和化學改造的食物呢？我們總是渴望過剩，卻讓自己缺乏大自然最具保護力的食物。

你可能還是想知道，為什麼我建議完全不要攝取動物性蛋白質，而不是說八〇％或九五％的全食物蔬食飲食就夠了。

這是很合理的問題，值得進一步探討。許多人終究會爭辯關於這個問題的研究不足，還沒有足夠的研究比較各種健康的飲食（例如完全全食物蔬食飲食與每週吃兩次魚的改良式全食物蔬食飲食）。雖然我很樂見這些研究和其他研究能夠付諸實行，但我相信已經有很強力的證據支持直接停止吃動物性食物的做法。

一方面，上述相關性研究（ P251 起）顯現出通過或非常接近X軸和Y軸交界原點的迴歸線，這表示即使吃很少動物性蛋白質，也有促發疾病的作用。我不知道你怎麼想，但我希望攝取幾乎沒有風險的飲食，尤其這樣的飲食美味可口又有其他許多好處。

這些證據的另一個重點是關於心臟病和相關退化性疾病，這些證據來自於我在中國農村的研究，也是我的第一本書《救命飲食》的重點。

我們發現中國有大約一百三十個村子的心臟病死亡率❻遠低於西方國家❼。中國某些縣的平均心臟病死亡人數為每千位死亡者中少於一位（相較之下，美國是每千位死亡者中將近兩百位）。再者，心臟病和其他西方地區流行疾病的發生率，顯示地區的飲食習慣扮演重要的角色。西方國家常見的疾病群組（心臟病、癌症、糖尿病等）與血膽固醇高度相關❽，亦即與動物性蛋白質的攝取高度相關。當血中膽固醇升高到八八～一六五毫克／公合（平均一二七毫克／公合）的範圍時，西方常見疾病就開始出現並逐漸增加❾。這個血膽固醇的範圍對應於攝取少量動物性蛋白質，大約是每天一至一二公克。為了讓讀者有點概念，西方人每天大約攝取三〇～六五公克的動物性蛋白質，血中膽固醇則落在一五〇～三〇〇毫克／公合。

換句話說，即使是中國農村攝取最多動物性蛋白質的人，攝取量也

只達到西方國家的一○％。但即使在攝取這麼少的情況下，我們都觀察到動物性蛋白質會造成西方常見疾病的死亡率上升。於是，理論上疾病風險最低的飲食，是完全不含動物性蛋白質的飲食（即全食物蔬

即使是中國農村攝取最多動物性蛋白質的人，攝取量也只達到西方國家的一○％，但仍會造成西方常見疾病的死亡率上升。

食飲食），以及基線血中膽固醇濃度大約九○毫克／公合。

你不是唯一一個覺得此數值聽起來低到很誇張的人。幾十年來，西方人的血膽固醇濃度（一五○～三○○毫克／公合）一直被視為正常。現今大部分機構建議的理想值為低於二○○毫克／公合。

在包含三十六萬一千六百六十二位男性、最有名的心臟病及血中膽固醇研究的MRFIT試驗中，圖表顯示血膽固醇與心臟病的關聯性，跟我們在中國農村觀察到的相同。

然而，這是在血膽固醇濃度較高範圍內（即西方標準視為「正常」的範圍內）表現出此關聯性。西方數據顯示「低」膽固醇濃度（一八二毫克／公合以下）的年長男性死亡率依然偏高（大約是每千位死亡者中有十位），對照中國的數據，可知更低的膽固醇範圍也是可行的。同時，這也彰顯了透過飲食和相關方法，可以有效避免心臟病。確實，中國其中一個農業縣的心臟病死亡率，只有二十六萬五千分之一！

我們心中預設這個「正常範圍」（一五○～三○○毫克／公合），然後去檢驗中國農村人口的血中膽固醇濃度，發現平均為一二七毫克／公合，並因為這個西方預設心態，擔心這個值是不是會太低而造成危險。也因為這樣的預設，我們認為必須在不同實驗室，以不同的方法重新檢驗樣本。結果我們發現，除非你覺得降低一個人得到心血管疾病的風險是件危險的事，否則中國人的膽固醇濃度一點也不危險。

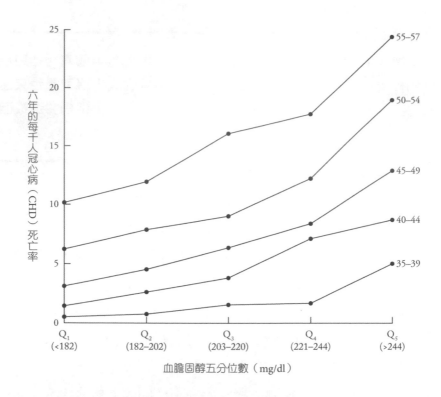

真相是我們的身體寬容度很大，可視為「正常」的範圍也是浮動的；然而，這不代表社會規範出來的「正常」就是最適當的。由於西方國家也把可預防的慢性疾病視為老化的正常現象（甚至看作年輕人的正常現象），當我們談到正常的血膽固醇濃度，或者「正常」的健康狀態時，對於西方國家醫學界告訴我們的事，應該要謹慎小心。

我提倡完全轉變成全食物蔬食飲食，還有最後一個理由，也許是最重要的理由，就是一個人如果常常故態復萌，偶爾回到舊的習慣，就會更難遵守這種（或任何）飲食型態。換句話說，斷然改變的方式可能更容易實行，基於相同的理由，我們不鼓勵吸菸者在「欺騙日」來一根菸。如果全食物蔬食飲食如證據所示是最健康的飲食，我們就沒有什麼好理由能讓自己偶爾放縱。

百分百定論？

這邊呈現的證據可能有所刪減，但你仍然可以看到：以全食物蔬食飲食做為案例，可以讓我們看到應該如何運用整體式和簡化式的方法來追求科學。然而，正因為本書第一和第二部分提到的理由，使用這樣的方式會具有爭議。

但是，「爭議」不就是所有科學命脈所必需的嗎？我不是說害群之馬的人身攻擊有時會誤打誤撞地符合科學正途，我說的是「根本」上的爭議——那是為了事物的根本而爭論。

因為全食物蔬食相關證據具爭議性而駁斥這些證據，並不是追求科學的正當方式。這表示證據雖然還不完整，卻值得思辨，但是徹底駁斥這些證據，就是以斷章取義的簡化方式在追求科學。我不相信這樣的方法到目前為止對我們有什麼好處。

我認為，在健康和疾病的範疇，尋找更多各式各樣的證據會有幫助，這包括了與我們討論過的研究類似的其他研究，還有不同類型的研究。然而，我們應該把所有支持全食物蔬食的相關證據，以及支持其他任何飲食型態（包括美國標準飲食）的相關證據，全都納入考量。只要缺乏反對的證據，也就是說，只要沒有相關性、介入性措施或實驗研究顯示出與上述結果相反的效果，我們就可以好好地以整體式的方法來思考手頭上的支持證據。

我們不應該根據針對個別證據的懶人式評論，而駁斥該證據在整體脈絡中的意涵。如果我們目前只有連結慢性病與動物性食物的相關性研究，未必能夠以這些證據導出結論，但應該會引起關注並引發許多問題。如果我們目前只有連結全食物蔬食營養和逆轉心臟病（以及其他許多在此沒討論到的疾病）的介入性研究，這些證據會引起更多關注並引

發更多問題，雖然我們未必能夠以這些證據導出結論，就像吸菸相關研究都不是百分之百定論的研究。

如果我們目前只有「動物性蛋白質會促進癌症生長之機制」的實驗性研究，這些證據會引起關注並引發更進一步的問題，但許多人理所當然地會認為這些研究結果需要放在更大的脈絡中來詮釋。

然而，把這些環節拼湊起來，你會看到關於全食物蔬食飲食的所有證據非常廣泛、多樣化，並且受到豐富的脈絡支持。

下次有人想要說服你，指這些證據並不充分，那你就請那個人提出證據更加充分的飲食型態，請他提出短期和長期證據，請他提出具有廣度（關於疾病類型、治療和預防等）、深度（具有大規模和小規模研究，群體研究和關於機制的實驗室研究等等）的證據。永遠都要問他們，是不是在賣產品、是否已經有短期和長期研究充分證實了那樣產品的健康作用。也許他們的證據可能很強或很弱，但你應該提出這些問題，並且永遠都要在更大的脈絡下詮釋證據。

❶「代表性」這個字是指其角色可以替代，或者統計上具有顯著相關性。使用高度相關的代表物，代表能夠彰顯多種變項都會造成疾病和健康的發展。

❷除了圖8之外，其他所有直線（線性迴歸）都是依據直線兩側數據點的相同數字估算。請注意，線段為直線並且通過動物性蛋白質的x－y原點，表示不含動物性蛋白質飲食的癌症發生率和死亡率則降至零。

❸請記住，食物的選擇差不多是零和遊戲，當你吃下更多動物性食物，剩餘的熱量額度就變少了，留給植物性食物的空間也變少。

❹我們已經確認，發現癌症的發生始於含一〇％以上的動物性蛋白質的飲食，而最初的一〇％會用於支持身體的蛋白質需求。植物性蛋白質（例如小麥和大豆蛋白）沒有促進癌症發生的作用。

❺這些研究結果與我實驗室的朗達·貝爾（Rhonda Bell）的研究不謀而合，他和我的同事羅德尼·迪特爾特（Rodney Dietert）也測量膳食蛋白質對DNA的作用，結果是高蛋白質飲食會抑制DNA修復。

⑥三十五至六十四歲人口。

⑦備註：無法進行與其他人口群體的對應比較，因為必須考量到年齡組及其和總人口的相關性。

⑧p值為<0.001，表示血膽固醇較高與西方常見疾病發生率較高相關的或然率為999/1000。

⑨此範圍所用的是該縣的平均值，表示有些人的血中膽固醇甚至低於八八毫克／公合。

Part 4

營養的
「破壞性革命」

Chapter 10

「療癒營養」的4大建議

> 盡可能追求和平，不惜代價追求真理。
>
> ——馬丁·路德（Martin Luther）

全食物蔬食飲食的爭議，讓我們對於機構如何運作有了更深的了解。我們開始了解機構如何及為何倚重某些科學而忽略其他科學，以及這件事如何及為何影響到未來科學研究的經費、發表和接受。如我們所記得（或不想記得），相關機構在今天和過去的態度，其之間的關聯性顯而易見，也許更準確的說法是，這些具有爭議的領域，顯示相關機構對於對大眾有利的事情是如何不作為。

譴責與指控目前的體系固然有一定的效果，但我們也要有建設性的思考。

我們面臨的考驗相當複雜，因此需要多種解決方法，這就是為什麼以整體論做為我們追求科學的規劃原則，是解決這些困難的絕佳第一步：整體論不僅僅駁斥現狀，也接納更大、更根本的原則；不僅僅質疑我們有缺陷的簡化式行事方式，也提供更吸引人、積極主動的替代方法。有了這些替代方法，我們不是毀掉體系，而是改善體系。

難道我們不應該以此為目標嗎？雖然許多體系殘破不堪，但我們的機構並非一無是處，也不需要全部打掉重練。

相關機構在科學和健康方面或多或少總會占有一席之地，就聚集各方資訊而言相當不錯（雖然資訊的詮釋可能受到機構的偏差影響，尤其是把經費來源納入考量的時候）。

就科學而言，假設研究方向具有足夠廣度的話，那專業機構贊助的研討會就特別令人有收穫。某些法規、法律和金融主題，只能依靠機構的集體行動推動才能達成。

那麼接下來的問題就不是要如何消除這些機構，而是如何翻轉歷史、從根本使體系轉型，讓這些體系不再阻礙成長，而是加速成長。我們要如何運用它們的力量做出正向的改變，把它們的力量重新導向到賦予人民力量？

❶永遠都要質疑機構的角色

所有擁有權力的機構，都應該臣服於受權力影響者的關注和異議，包括專業人員和非專業人員。不論是公家機構或私人機構，無論是否涉及政治體系，無論自認為非營利慈善機構、致力於兒童飲食或學生教育，**只要機構和受其影響的民眾之間的權力失衡，就必須調整機構的角色**。民眾必須在不平衡中受益，但是民眾可以定義並同意那是什麼樣的利益。

因此，如果機構擁有不當權力，就應該質疑其正當性。例如，機構宣稱要服務大眾，卻證明它們犧牲了為大眾服務，而是為私人單位（如產業）服務，就該質疑其正當性。真誠追求理念卻徒勞無功的機構，與

掛羊頭賣狗肉的機構有天壤之別，前者可以改造，後者則沒有存在的必要，也無法改造。如果機構積極阻礙或抑制我所說的關注和異議，就表示極有可能是後者。

在現今的疾病照護體系中，所有機構都需要面對更多的審視和質疑。許多機構似乎見不得任何人逾越「正統」，去發表那些機構才能夠「正當」發表的主張，甚且會設法破壞那些主張。這不表示有些機構無法改善，但至少對於我們自身控制權力範圍內的問題，應該要限制機構的絕對權威性。

> 好好吃東西，對於心理、社會和生理三方面都有好處。

我現在談的當然是關於營養對健康的益處，它們應該要更廣為大眾所運用。營養比其他任何生物醫學學科都更能促進個人作為；我們沒辦法自己設計藥物和幫自己動手術，卻可以選擇放入購物車的雜貨。因此，明白營養的意義就格外重要，不僅可以預防及治療疾病，也可以恢復獨立性與自決。好好吃東西，對於心理、社會和生理三方面都有好處。

清晰明確的知識以及可利用性，對於發揮營養的最大潛力至關重要。只有在意識到這些決定都是個人選擇的前提下，營養這門學科才能發揮最強的力量。不是雀巢、百事可樂或美國牛肉畜牧協會的選擇，也不是康乃爾大學、美國癌症協會或其他神聖機構的選擇。清晰明確又便於利用的營養，才能帶來平等的科學。對於任何會影響這兩件事的機構，都應該用最高規格的標準來看待；對於任何阻礙清晰明確或限制利用的機構，都應該質疑其正當性。

事實上，我覺得這不只是正當性的問題，也是道德問題。

難題是：我們能夠靠誰來維護大眾的利益，同時質疑神聖機構之監督行為的正當性？

其他機構會帶來平衡嗎？

你可能聽過或可能希望聽到的一種說法是，可以相信機構或多或少會監督自己。畢竟，每一個宣言都該是為了大眾利益而著想。但就我的經驗，這是一廂情願的想法。

事實上，我已經親眼目睹過這種「監督」，但多半是相反的那種監督，而不是我們所期望的那種。確實，最終這只是在大眾不知情的狀況下鞏固現狀、壓制少數意見的另一種方式。

我想到三個例子，第一個與兩所癌症研究機構有關：美國癌症研究所（AICR）和美國癌症協會。我在稍早的章節多次提到美國癌症協會，美國癌症研究所則是在一九八二年成立，有別於較早的美國癌症協會，美國癌症研究所獨樹一格地把焦點放在支持關於飲食、營養和癌症的研究及教育上。我是該機構第一位且唯一一位資深科學顧問，密切參與其早年（一九八三至一九八七年，以及一九九二至一九九七年）的活動，包括與其他人一起為五萬名醫師撰寫三摺頁的小冊，摘錄美國國家科學院一九八二年關於飲食和癌症的報告結果。

你應該可以想像到，美國癌症研究所獨樹一格地整合癌症研究與營養科學，必然會帶來某些後果。有一次，當我在紐約北部為一群縣營養推廣員演講，主持人針對我那一張提到美國癌症研究所這個新興非營利癌症研究機構的投影片提出問題。她想了解身為委員會主席的我，知不知道這個機構的名聲不太好，也就是新聞稿裡提到美國癌症研究所顧問委員會的幾位醫師，都曾因為執業過失而遭到刑事起訴（這在美國相當罕見）。

這個說法並不真實，既是惡意誹謗，更是下三濫的謊言。我知道美國癌症協會對美國癌症研究所懷有敵意，因為有一次在國家科學院委員會討論的時候，美國癌症協會要求以某種方式與我們的委員會合作發表報告，敵意就此浮上檯面。

美國癌症協會顧慮的是自己沒有盡到讓民眾知道癌症研究這方面資訊的責任，而他們的顧慮成真了。我一直懷疑這些誹謗人的錯誤資訊，是來自美國癌症協會其中一位執行領袖。

　　像美國癌症協會這樣的機構，可能對看似與自身互補的機構不懷好意，並且和他人聯手破壞對方的作為，在我看來這相當合理且可能發生。美國癌症協會把美國癌症研究所視為潛在的公共經費競爭對手，而且他們果斷地反對任何提到「營養是控制癌症的潛在因素」的說法，並認為自己的使命是支持醫界❶。

　　回到原本的重點，如果由這個例子可以看到，相互競爭的機構為了自身及產業夥伴利益而對我們進行「監督」，那麼我們真的應該要在其他地方尋求真正的監督。因為這種情況並不會破壞現狀，反而會讓相互競爭的機構更嚴重地掌控不知情的民眾。

　　後來，我發現由一群與產業關係熱絡的科學家所組成的另一個「糾察隊」，這是第二個例子。一九八五年十二月，他們在歐海爾希爾頓飯店討論美國肉品協會和全國乳品業理事會可能監督「重大項目」的計畫。在過去的著作中，我曾經把這個委員會戲稱為「空港俱樂部」，因為他們經常在機場行政休息室開會。他們最初討論的九大項目（後來變成十二大項目）中，我何其「有幸」與其中兩項有關。其中一項是我們兩年前才在中國開始並且還未公開的計畫，另一項就是美國癌症研究所。我們從這個例子再次看到產業對科學侵門踏戶，到底誰跟誰站在同一陣線？

　　還有一個例子則是關於美國營養學會在一九八〇年為了處理市面上飲食及營養不實宣言而成立的十七人委員會。由於當時我是美國實驗生物學和醫學聯合會的國會代表，美國營養學會所屬聯邦的公關辦公室要求我擔任不投票的特設委員。這個新的委員會把自己尊為高高在上的營養資訊仲裁者，是該領域可以管理所有營養相關事物正當性的「最高法院」。

接下來發生的事情令人相當沮喪。這個準最高法院不僅沒有評估並平衡其他機構的權威，還很快就認為自己擁有無庸置疑的權威，能夠隨心所欲掌管營養宣言的合法性。

一九八〇年第一次開會的時候，我看到主席提出的新聞稿中，在關於飲食目標的出版物裡，將一些大家熟悉但不當的健康宣言匯集成篇，例如使用扁桃苷的健康益處，但其實使用扁桃苷會帶來嚴重健康風險而被禁用，還有潘氨酸（Pangamic acid）經常被誤稱為一種維生素。他們認為把基於證據的飲食目標和這些未經證實的健康宣言連結在一起，就能破壞麥高文參議員在一九七七年發表的，受到大力宣傳且極具爭議的飲食與心臟病報告，此報告建議要多吃蔬果、少吃脂肪。

當然，這些飲食目標並非全都是不實宣言，但也不一定值得這個團體的注意。當我向坐在旁邊的前輔導員暨委員會成員提出這個問題時，他看起來對我的反應很不悅，但已向記者撤回新聞稿。

委員會第二次開會是在一九八一年美國實驗生物學和醫學聯合會年度大會期間。這一次，我們的議程包括投票決定是否應該建議上層協會，讓這個新的監察委員會正式成為預期的營養資訊「最高法院」，最好是全國最高層級的那種。

在座的羅伯特・歐森（Robert Olson）教授於前一週剛結束美國營養學會會長的任期。我覺得，他顯然想在這裡提出有利於委員會的正式建議，這項建議現在正受到美國營養學會的認可，且有望在全國嶄露頭角。

投票的時候，沒有任何一位委員會成員質疑這項建議。儘管如此，我覺得需要站出來說話。我說，委員會在第一年的活動狀況不怎麼樣❷。雖然表面上這是開會的原因，但針對如何評判不實營養宣言，我們還沒建立好明確的策略！在還沒有明確策略的狀況下，我很擔心委員會針對某些主題做出不恰當的判斷，尤其是對那些違背產業利益的飲食建議。

在我提出這些顧慮之後，主席站了起來，沿著長方型會議桌踱步走向我，然後抓住我的椅子扶手用力搖晃。他要我到會議室外面，說有話要跟我講。我拒絕了，並且再說一次委員會過去一年的活動不怎麼樣。然後，美聯社的記者剛好敲了會議室的門，那位記者顯然是事先約好，要來寫委員會決定的「好事」的新聞稿。

如果一切照計畫進行，也就是說這個堪慮的提案在未經任何嚴肅討論或異議就通過的話，美國營養學會主席歐森接下來就會在即將舉行的美國營養學會會員大會宣布這個好消息。他宣布的消息可能會得到大家此起彼落的贊同，或者只是換來一片靜默。無論如何，後來根本就沒投票了。

因為這件事還有其他許多經驗，我相信如果讓機構監督彼此，這種事還是會持續發生。沒有人會要求在每個權威機構之中有哪位成員能夠鶴立雞群、登高一呼。反而像第五章提到的，他們比較傾向熟悉的舊觀念：群體迷思。

我想要用政治理論家漢娜·鄂蘭（Hannah Arendt）的方式再談談另一個例子。

她在一九六三年描述了大屠殺組織者阿道夫·艾希曼（Adolf Eichmann）的審判時，用了「邪惡的平庸性」（the banality of evil）一詞來描述她所目睹的事。她的重點不是輕描淡寫德國納粹的邪惡，而是要強調邪惡往往看似平和又悄無聲息。我認為，機構的群體迷思悄無聲息的程度，差不多就是如此。

當然，這裡面一定有故事，我就是現場目擊者，但我也明白，群體迷思的本質是服從、遵守規則和名利野心，不像好萊塢心理驚悚片的故事那樣吸引人。

群體迷思依靠例行規範而壯大，正如其他任何例行規範一樣，很容易在我們無意識的狀況下造成影響。如果我對於機構自我修復以及彼此站

在同一陣線的能力持懷疑態度，主要就是人性這種平庸卻殘酷的群體迷思所致。

媒體的力量

你可能聽過另一種說法：媒體會制衡我們所信任的機構。根據我的經驗，這種說法過於樂觀，忽略了媒體跟產業牽扯得多深，不過這又讓我想起另一個例子。

二〇一六年秋天，我受邀接受英國廣播公司（BBC）新節目的採訪。一直以來，我從一九八〇年代中期在牛津大學研究休假時，就對英國廣播公司的節目印象很好，所以欣然答應了。當時我剛好在預定採訪的時段在芝加哥安排了講座，所以在我朋友小克德威爾・艾索斯丁於克里夫蘭市的家中，見了英國廣播公司的人（我朋友也要接受同一個節目採訪）。

不過，沒多久我就發現自己被騙了。採訪者是劍橋大學的遺傳學家博士吉爾斯・楊（Giles Yeo），他心中對我的研究似乎早有定論，也似乎完全沒興趣聽到任何新的觀點。採訪一開始，他便提到他是「堅定的肉食主義者」。兩、三個小時的採訪中，大部分時間我們坐著高爾夫球車在克里夫蘭市附近的果園閒逛，討論中國營養研究的一些研究結果。

我們跟在英國廣播公司拍攝團隊後面，攝影機運作著，楊博士對於我的著作《救命飲食》多麼有影響力、對世界有什麼影響做出一些評論，但我可以感覺到他並非抱持正向態度。他暗示我，得到這樣的成就之後，對大眾說話時應該要格外小心。

稍後，我看了楊博士採訪艾索斯丁以及他的三位病人，這三位病人談到他們在改成採取全食物蔬食飲食之後，從重病中顯著恢復。雖然這些病人表達得很清楚，他們的故事也令人印象深刻，但我也很清楚，楊博士根本不相信。

兩個月後，當我收到英國廣播公司節目的樣帶，證實我的擔憂與懷疑是真的：根本是一流的詆毀，顯然是為了抹黑我和支持全食物蔬食飲食的證據。影片一開始先拍出《救命飲食》的封面，接著被好幾本公認名聲不佳的健康書圍繞。其中一位作者甚至因為對癌症病人的作為而入獄好幾次。而艾索斯丁醫師的採訪和病人令人印象深刻的證詞呢？正如預期，因為和節目預定的目的大相逕庭，最後的影片中根本沒放這一段。

楊博士本身的偏見，以及他和產業的關聯不證自明。採訪後大約兩個月，他發表了一篇論文，寫的是他對於辨識肥胖基因的研究。這是典型的簡化式研究：只要我們可以找出正確的基因，就可能合成預防基因表現的藥（別提什麼食物會促進或預防肥胖了）。論文最後，楊博士感謝來自亥姆霍茲聯盟ICEMED（Helmholtz Alliance ICEMED）的經費，這個聯盟由「賽諾菲安萬特製藥企業與劍橋大學領先國際的糖尿病與肥胖研究中心合作聯盟，所推動的研究團隊及研究中心」組成。我想賽諾菲（世界第五大藥廠）很樂意賣給你這樣的產品：甩腹肉藥丸。

當然，我很擔心大家對這個節目的感受。我想，熟悉我研究的人都能秒懂這個節目的用意，但大部分觀眾沒有時間或精力去驗證每個電視節目提到的事實真相。無論最後的作品多麼草率，許多人還是認為像英國廣播公司這樣有信譽的廣播公司真的比較內行。

當我聽到CNN那週也要播出那個節目，就知道得立刻回應了。我很快就寫了一封電子郵件給英國廣播公司的主管，告訴他自己對那個節目的印象，並且寫了一篇簡短的摘要和評論放在我們的網站上。那位主管對於我沒先問過他就發表這篇文章感到很不開心，並且要求我也一併發表他自己的回應以及艾索斯丁醫師和一位病人的回應。我答應了❸。

節目播出幾個月之後，我聽到一位英國紳士戈登‧麥肯齊（Gordon MacKenzie）的消息，他看了影片之後，對影片的不實描述感到憂心。他

聯絡上英國廣播公司，並且建議他們要給我一個機會回應這件事。對方沒有回應，他就向政府的媒體監察小組英國通訊管理局（OFCOM）投訴，但一樣沒有消息。在我撰寫本書的時候，他依然堅持不懈。

有另一位積極進取的英國記者克勞斯．米切爾（Klaus Mitchell）聯絡我。那時，楊博士已經公開宣稱一段時間，說他讓我承認沒有證據支持我的主張。米切爾得知這件事後，就要求在楊博士有出席的研討會上採訪他，而楊博士不知道米切爾很熟悉我的研究和那個節目的不實陳述。正如預期，楊博士再次重申我已經承認證據不足。接著，米切爾把採訪錄影寄給我們，我們把我的幾段評論穿插進去，以指出好幾個不實陳述、偽前提和偽科學的地方。

關於健康及營養的實用實證資訊如何被消失，我在書裡已經著墨很多。英國廣播公司事件讓我們清楚看到被消失的部分是被什麼取代：如何創造聳動的錯誤資訊，還有如何以此填滿真相的空缺。這件事也顯現出知名的媒體公司（BBC）、備受尊重的大學（劍橋）、資深政府監察小組（OFCOM）和億萬製藥業巨擘（賽諾菲）之間有不當的瓜葛。這些機構合作的目標不是真理，也不是互相監督制衡，而是持續追求共同的利益。

相關機構的誠信問題

有誰質疑過機構的角色？正直的科學家？一般大眾？在體制內外涉及我們生活的人？我對於有種種缺點和限制的一般大眾懷有這種期望，是太天真了嗎？如果不能相信權力體系內外的大部分善心人士，我們還可以相信誰會勤奮努力並堅持不同的意見？

一直以來，我對這本書當中所談到的機構都涉足很深。尤其是一九七二年到一九九七年，我在科學界許多重要機構中工作、在好幾個專家小組擔任要職、與他人共同撰寫學術報告，並且受到研究經費資助。

身為美國癌症協會的一員，我曾經是研究審查小組的無限期會員，此小組負責建議美國癌症協會應該通過哪些研究經費申請❹。美國政府的國家癌症研究所資助我大約九〇％的研究（一九七二年至二〇〇七年），包括在中國鄉村的全國計畫（一九八三年至一九九四年）❺。此外，我在美國國家癌症研究所的化學治癌研究部門任職，相繼為其管理階層舉辦主管研討會，並成功規劃新的研究部門請願。（可惜的是，我建議的部門名稱「營養」兩個字被刪掉了！）

一直以來，我也是美國癌症研究協會的專業會員。我在《癌症研究》（*Cancer Research*）同儕審查期刊（頂尖的癌症研究期刊之一）上發表過研究結果。八百九十六頁的中國研究專書也曾登上該期刊的封面。

最後，我已經說過較近期對於美國癌症研究所的參與，我是十六人國際小組的聯合主席，我們發表了六百七十頁的全球觀點專書，並且規劃和主持其美國與英國的研究部門。

毫無疑問，我受惠於這些專業協會和機構。雖然我面臨許多障礙，而且我的研究常在逆境中反其道而行，也曾經出任某些人說是國家專業營養科學領域中最有聲望的職位。我在美國頂尖的營養科學部門擁有終身教職，並且執行最大、經費最充裕、發表論文數量最多的計畫❻。因此，我一點也不質疑這些機構的正當性，也不會因為一生都受到排斥而動搖。

正因為我一直涉足夠深，又親身經歷這些機構該誠信行事卻沒這麼做的時候，所以我為大眾感到憂心，也憂心這些機構的誠信（如果曾經存在的話）。

機構沒有發揮潛力已是相當普遍的問題，大眾對機構的信任感似乎一直很低——大眾對於高等教育、媒體、政府和科學本身的態度尤其明顯。可悲的是，這已經變成新的常態。曾經令人難以置信的麻木不仁或偏執觀點，現在已經很普遍。大環境如此，我擔心許多讀者讀了這一段的例

子，只會感到麻木而不覺得憤慨。我擔心我們已經對於操縱、審查、不實等這些事情太不敏感，聽到企業利益左右我們對營養的集體了解，大多數人都不會感到驚訝，我在這本書中寫到的事情早已屢見不鮮。

儘管如此，從我聽到的意見，以及媒體報導這個問題（或沒有報導這個問題）的狀況來判斷，很少有人知道產業的影響有多巨大（從自利的研究經費資助，到有金錢利益可圖的顧問，一直到不懷好意的殘酷無情），而這些影響在民眾毫無覺察的狀況下發生。這就是為什麼我在這本書中要舉專業生涯裡的好幾個例子。雖然有些在上一本書已經提過了，而且有時候談到這些事我還是覺得不舒服，但我強烈認為在這樣的大環境下，這些例子很有啟發性。

我有幸能夠與這些機構密切合作，卻能「出汙泥而不染」。民眾有權利知道他們繳納的稅金花到哪裡去了、他們的健康如何受到影響，以及被塑造出什麼樣的主流觀點（無論是在華盛頓特區，或者在

> 我們對營養和健康的了解只應該看證據，而不是受到食品和製藥業的財力給左右。

「更高等」教育的教室裡）。再者，即使產業帶來的這些影響已經被正常化到讓我們麻木的程度，依然一點也不能接受。我們對營養和健康的了解只應該看證據，而不是受到食品和製藥業的財力給左右。

我已經厭倦了只有自己「出汙泥而不染」。

❷保護並恢復學術自由

改善機構的第二項建議，應該與第一項建議齊頭並進。就我而言，要是沒有學術自由的話，我的專業生涯早在幾十年前就會胎死腹中。我

就沒辦法撰寫《救命飲食》、《救命飲食2・不生病的祕密》這些書，現在肯定也不能寫這本書，我呼籲你一起質疑機構的角色。

數百年來，學術自由是知識生活重要的一部分，終身教職就是用來保護學術自由的工具。美國近代保障合格教授有權利無期限擔任教職的終身教職體系構想，始於一九一五年，依據《學術自由和終身教職原則聲明》（Statement of Principles on Academic Freedom and Tenure）於一九四〇年建立，並於一九七〇年更新。

與最高法院大法官類似，終身教職讓教授在大學受到內部或外部壓力時，都能保障其言論與研究自由。

想當然耳，終身教職不一定總是能完美發揮功能，就跟其他所有事情一樣，不一定總是能達到理想狀態。有些貶抑終身教職的人說，終身教職會助長受到保護的教授故步自封又懶散，但我認為這些風險常常被過度誇大，尤其是與沒有終身教職的狀況相比時。一旦沒有終身教職的保護，學術自由就變得很容易受到操縱且容易腐敗。

再者，一般不會輕易賦予教授終身教職。通常助理教授升等為副教授之後，要經過七年的觀察期，並接受同儕委員會的嚴密審查，才會被賦予終身教職。在那之後，副教授要再過七到十五年，才能升等為正教授。顯然不是很快或很容易就能得到終身教職，你還必須要有企圖心才行。所以只要大學保持這些嚴謹的程序，能獲得終身教職的人不太可能像批評者所言那樣懶散或自滿。

我三十五歲在維吉尼亞理工學院任教的時候得到終身教職。幸運的是，六年後，我再次確認在康乃爾大學得到終身教職。在我專業生涯的種種事件當中，相對較早就得到了終身教職，肯定是相當重要的一件事，讓我的種種努力不會被抹滅或者害我被炒魷魚。

舉一個例子，雞蛋協會（美國的全國性禽業利益團體）的主席曾向

康乃爾大學校長戴爾‧科爾森（Dale Corson）和農業學院院長大衛‧卡爾（David Call）提出解雇我的要求。這些人跟我很熟，其實我一九七四年第一次到康乃爾應徵教職的時候，還是科爾森和卡爾院長的前輩基斯‧甘迺迪（Keith Kennedy）面試我的，但即使他們跟我不熟，我也受到終身教職的保護。

當然，終身教職不能保護那些偏離學術常軌的人不會受到所有外在威脅、嘲笑和輕視。工作安全和學術自由都至關重要，但終身教職無法絕對防範一切人身攻擊。儘管有這樣的缺點，終身教職依然是保護學術自由的重要環節。

就我的狀況而言，即使康乃爾大學營養科學系的系主任對我的研究心懷不滿，我的飯碗依然捧得住。即使有人為了私人利益要求炒我魷魚，我得到公共經費的研究依然蓬勃進行下去。

這些保障措施發展得如何？越來越不牢靠。下頁圖表顯示美國醫學院基礎科學系十九年來（一九八〇至一九九九年）的終身教職職位數下降了三三‧％。二〇〇四年，非終身教職職位的數量超過終身教職職位數。從那之後，終身教職每況愈下。那麼，學術自由被閹割，追求真理時會受到審查和管制，還有什麼好驚訝的嗎？

終身教職的數量減少的情況，不僅威脅到學術自由。二〇一八年四月三十日，美聯社發表一篇標題為「文件顯示大學與保守捐款者之間的牽制」，顯示出鉅款捐贈者會影響到大學客觀進行研究、追求真理的公共責任。文章開頭提到：

> 根據最新發布的文稿，維吉尼亞州最大的公立大學，同意保守的查爾斯‧科赫基金會（Charles Koch Foundation）聘用及解雇教授的意見，以交換數百萬美元的捐款。喬治‧梅森大學

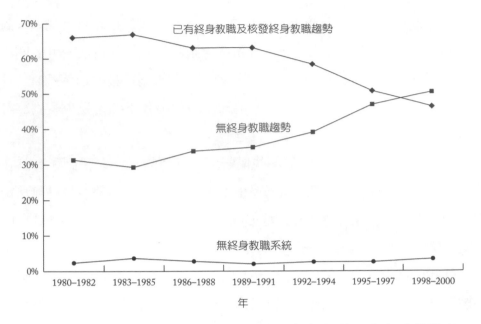

（George Mason University）與科赫基金會之間，發布了捐贈者
協議，此前大學管理者多年來一直否認科赫的捐款抑制了學術
自由。

　　該大學多年以來一直反對公開這則資訊，因此在法官頒布命令要求
揭露後，才公開發布。其中詳細描述科赫基金會在教師招聘委員會的五位
成員中有權提名兩位，對學校有極大的影響。此外，科赫基金會「享有與
顧問小組類似的任命權⋯⋯有權建議解雇未達標準的教授」。但是不用
怕！該大學向民眾和學生保證，這樣的捐款不會「抑制學術自由」。你能
相信他們嗎？

　　幾天後，《紐約時報》又刊出類似的事情，詳細報導全國有多少企
業利益滲透學術領域，範圍超乎大眾的想像。為求公允，該大學和科赫基
金會可能都會說這些協議已經到期了。

　　儘管如此，由於不是每一份存在的協議都能提供給民眾詳細審閱，

加上這份協議刻意躲避大眾耳目這麼多年，實在很難讓人相信類似的曖昧關係沒有持續下去。

有些人可能會說，這種捐款者跟機構之間的關係單純就是「一般交易」，沒什麼好擔心的。這種看法我同意一半：這樣的關係肯定算是在商言商的交易。然而，它卻不必也不應該成為常態。有些人也可能會說捐款者有權影響錢用在什麼地方，尤其是他們的影響力只觸及這些委員會的少數成員而已。但根據我在學術界的多年經驗，我知道這種「學術」委員會的少數成員帶來的影響可不小。

幾乎不可能以這種方式來量化和控制利益衝突，即使在這樣的顧問委員會之中，機構本身占有多數成員，但只要有捐款者任命的成員存在，背後又隱含「未來的資金可能會受到影響」這件事，大學的成員代表就會綁手綁腳。即使大學的願景是要服務大眾，但他們多半會受到莫大的壓力，而必須以捐款者的利益為先。

各個研究計畫中關於公正性和學術誠信的主張，也會受到質疑。研究人員及其管理者在參與公然由產業資助的研究項目時，有可能堅持機構該有的可信度和客觀性嗎？面對現實吧！這個體系把科赫基金會這樣的金主捧得很好。只要學術機構願意用他們神聖的招牌擔保可信度（就喬治·梅森大學的例子，價碼大概是五千萬美元）、能滿足某些研究方向、能聘到某些研究學者，那剩下的都不管了。

這不是什麼盤根錯節的陰謀，只是非常單純的經濟學而已。這樣的交易嚴重違背了大學宣稱自己是真理追求者和知識自由捍衛者的主張。最糟的是，這種產業糾葛對大眾的影響；我們繳納的稅金所帶來的影響，遠遠不及於此。

我想起康乃爾大學的通訊辦公室，如何阻礙我們宣傳線上植物性營養認證課程成功的消息，這個課程是根據數十年來**納稅人資助**的研究而建

立。大學很高興讓這項課程上架到eCornell線上平台，但卻不宣傳這項成就……為什麼呢？害怕失去重要的產業金援？

我們必須自問，在所處的社會中，學術機構的可信度是否應該被購買和販售？那些捐給公共機構的經費，是否應該有私人利益附加條件，如果有的話應該持續多久？學術自由、大眾的信任甚至言論自由，是否能夠且應該被轉換成只是談判的籌碼？

> 如果我們沒辦法保護和恢復學術自由，又怎麼能保護和保存實用且具有爭議的研究主題的交流呢？

我希望這些議論都是不必要的。很多人會說這些都是理所當然的事，但我很擔心下一代有興趣進行與主流觀念背道而馳的研究的科學家，例如攝取動物性蛋白質對癌症和心臟病等疾病結果異常深遠的根本影響。今天的時空背景，比我那時候更沒辦法執行這樣的研究，我很怕他們從最一開始就不被允許問這些問題。如果我們沒辦法保護和恢復學術自由，又怎麼能保護和保存實用且具有爭議的研究主題的交流呢？

✤ ❸使科學獨立於技術和產業之外 ✤

許多人會認同，科學的目的與技術的目的不同。但這些目的究竟是什麼？區分目的為什麼重要？就我看來，科學是觀察的藝術，其目的在於追求知識，這件事沒有明確的界線或終點。科學追求的是我們意識之外的知識領域。另一方面，技術則是有建設性的探索，要創造出可以解決問題的產品。

理想上，科學家追求的是他們還不知道的事，因此他們常常在不知

道所有值得提出的問題時，就踏上科學之旅。畢竟，如果他們什麼都已經知道的話，做這些事就沒意義了。另一方面，技術人員通常追求的是找到已知問題的解決方法，他們不是受到未知所驅動，而是受到那些他們判斷為重要的問題所驅動。

我們要如何讓這個系統運作得更有效率呢？我們要怎麼解決這個問題、填補差距、轉變這項任務？雖然技術肯定也會幫助科學進步，但大部分時候科學都是領先技術。

我要這樣區分科學與技術的原因是，在我的專業生涯中，已經看過許多科學領域轉變成類似於技術領域，包括營養領域也是如此。現在，越來越少有營養領域的「科學家」，對於未知的事情或者他們不曾想過的問題感興趣。

如今營養「科學」最廣為接受的問題，是預先就認定重要的那類問題：我們要怎麼獲得足夠的蛋白質？我們要怎麼創造和使用更完美的指數，來量化和記錄營養密度？我們要怎麼降低血膽固醇濃度？也許這些問題聽起來還不錯，但如果只問這些問題而且沒人質疑提出這些問題的根本用途，情況就大不妙了。

用一個例子來清楚明確說明營養領域被技術侵略，就是根據個別營養素可以被生產（製成補充品）來解決問題（營養缺乏）的觀念，加上又能賺大錢，而對營養素進行斷章取義的簡化式研究。

簡單來說，營養科學已經屈從於技術的目的，擺脫了開放、疑問的特色，轉而支持以分析的方式解決問題，其中（大部分）問題早已確定，解決問題的工具也很有限。

當代的營養學從許多方面都已經變成科學的對立面！不僅營養領域，許多科學領域都屈從於技術到某一種程度。雖然這個現象很普遍，不代表這樣的變化對該領域的影響不重要或者不需要擔憂。

全食物蔬食飲食正因為一點也沒有技術的成分，所以不符合整個營養界的「科學」。

全食物蔬食飲食正因為一點也沒有技術的成分，所以不符合整個營養界的「科學」。全食物的生產方式與藥丸的生產方式截然不同。全食物不是技術性解決方案（除非你想像中的造物主是會很多技術的造物主）。再者，就連創造全食物的條件（肥沃的土壤、雨水、陽光等等）也不需要製造。這些條件和「產物」早就存在了。這些條件早就由神奇的大自然或宇宙巧合，加上無法解釋的運氣而決定和微調，因而不被技術人員影響。

我不是說技術對食物體系沒有影響。如果沒有技術幫忙，就無法促成今天的農業；今天的農夫必須變成技術人員，他們的生計完全仰賴重機械和技術烏托邦（technologist utopia）的「擴大規模或出局」的邏輯。全食物蔬食營養本身不是技術性解決方法，事實上它幾乎相反，所以無法引起技術性科學界的興趣或經費資助。

我不想假裝成科學哲學的學者，我只是一個非常享受科學專業生涯的資深研究者。我所知道的科學，讓我有幸可以自己作主，探索範圍寬廣又迷人的研究問題，並且追隨這些問題可能引導我到達的境地。有專業同儕支持我，審核我的經費申請和出版手稿。當然，他們往往抱持著懷疑的態度，進而引發文明的辯論，這是科學界的必然。少了這些懷疑論和辯論，我的科學專業生涯肯定不會如此有意義、有成就，但營養領域似乎越來越沒有這種開放又文明的辯論。

和技術不一樣，研究不是也不應該是一種產品，而是不斷進行的工作。研究是「不斷修正，以找到更準確、更實用的觀點來看待世界」的過程：在途中持續提出、修正和發現新的問題。

有些研究者喜歡深入鑽研非常具體的研究結果好幾年，直到建立堅

定的定量特徵和效度為止；而有些研究者喜歡做實驗，同時探索作用的廣度、深度和脈絡。不論是哪一種，都要徹底檢驗假說，直到沒有時間或經費為止。我們很少依據單一研究結果就確立觀點，也從來不會沒有值得提出的問題可問。

在技術的世界，總是根據原先設定的目的，來判斷一項產品的成敗，這種成敗相對容易驗證和改善。科學則非如此。在科學的世界，我們對於觀察到的未知保持開放而謹慎的態度。如果我們對於研究有先入為主的成敗觀念，就已經迷失了方向，成敗是一種價值判斷，與觀察的行為是完全分開的兩件事。

在技術的世界裡，工作目標有明確的範圍，而在科學的世界裡，範圍既模糊又遙遠。我的意思並非科學不應該被詮釋或好好運用；我們最終還是應該回頭看自己觀察到什麼、決定相關的行為，還有未來要提出的問題。但是，用關於觀察結果的價值判斷來擾亂觀察本身，就是落入了尋求具體成果的窠臼，就不是科學了。

請別誤會，技術可以豐富我們的生活，你手上的這本書（或者螢幕上看的這本書、耳朵聽的有聲書）都是技術的例子；書本是如何跨越時空傳遞語言這個難題的解答，顯然對於人類的發展已經有極大影響。同樣地，技術對於促進健康和平安也很重要，如果我摔斷股骨而進了醫院，肯定不會反對照X光。但是，當我們談的是營養以及受到營養調控的疾病，就不能只著墨在技術上，而且要投入相應的經費。

這需要有很大的思想轉變。現代的「保健食品」一詞（用來描述有助於預防或治療疾病的食物或食品）具有意義，那是因為我們目前沒有解開營養和技術之間的糾葛，而是讓它們更加糾纏。就語言學層面來看，「保健食品」就是說把營養素當作藥，換句話說就是「營養即技術」。

我確實很擔心「保健食品」這個詞經常被用來強調營養是一門真正

的「科學」，營養加上與神奇製藥技術相關的涵義，好像就變得更厲害又更重要。但是營養素不是藥物，「保健食品」根本什麼都不是，只是讓我們如墮五里霧中摸不著頭緒。

雖然整體式營養的科學，可以與X光機的技術相安無事地並存，但整體式營養絕對容不下「營養即科技」這種觀念。

「企業袍」加身的科學

由於科學與技術之間的界限模糊不清，科學與產業的糾葛也越來越深，而產業正是以技術做為營利的手段。光是看美國飲食指南的發展，就可以看出產業、技術和科學的糾葛。自從一九八〇年開始，美國農業部（USDA）和衛生及公共服務部（HHS）就共同資助發展這些指南。

美國農業部無疑受到畜牧業的影響。的確，美國農業部最初在一八六二年成立的目的是服務美國農業，表面上這不是壞事（美國農民的利益應該被看見和重視），但自從一八六二年之後，事情有了極大變化。今日的美國農業已經不再是我心中當年那種小型家庭農場了，而是目標放在使牲畜和相關作物達到最大生產效率的大型農牧企業，一切只為了達到最大利益，而不是最好的健康狀態。（正如營養科學的重點逐漸轉移到技術上，農業也是如此。）

因此，當美國農業部開始制定飲食指南，無論科學方面怎麼說，我們怎麼可能預期看到一些會破壞美國農牧企業技術的建議呢？只要主導機構與產業糾葛在一起，所提出的建議就會和產業的利益糾葛在一起。

同時，衛生及公共服務部（發展美國飲食指南的另一個單位）也受到製藥業類似的影響。這也不足為奇：當我們對健康的整體概念與體系的重點，都放在運用藥物和醫療處置，衛生及公共服務部怎麼可能不受到製藥業的影響呢？

飲食指南顧問委員也許是想留給大眾公允又透明的印象，讓民眾有適當機會可以對每五年由科學顧問委員會發行的更新版指南提出建議。針對最近期的報告，民眾有七十五天可以提出建議，許多人聽到這個程序的時候覺得很不錯，但我可不這麼覺得。撇開民眾參與的部分不談，整個體系都受到政治操控。首先，被選為科學顧問委員會成員的人往往不願意觸犯企業利益，因為他們常常與企業有相關的個人利益衝突。其次，供民眾提出意見的最終報告，必須經由農業部長核准，部長既不是科學領域的專家，更不可能是密切關注畜牧業的人，而農業部受惠於畜牧業，最終也要向畜牧業有交代。

自從一九八〇年，我隔壁辦公室的朋友和同事，哈佛大學的馬克・赫格斯特（Mark Hegsted），以及美國食品藥品監督管理局的艾倫・福布斯（Allan Forbes），在寫第一份飲食指南報告的時候，我就密切關注這件事的進展。

同樣地，我也參與了幾個類似的政策小組，因此二〇一五年五月，當七十五天的民眾建議期開放受理時，我交了一篇七百七十三字、詳細註明參考資料的評論，引用了三十三篇專業文獻，寫出我認為二〇一五年至二〇二〇年的報告中疏忽的幾件事。

知名的《國會山報》（The Hill，在國會各辦公室發行）從收到的兩萬九千則意見中，選了我的評論刊登在頭版。一時之間，我對於自己的評論受到這麼大的關注感到相當振奮，但美國農業部團隊卻選擇忽略❼。

在最近期的指南（二〇一五年至二〇二〇年版）所列的「行動策略」中，作者鼓勵「（促進）食品零售和食品服務業發展與供應符合《飲食指南》的食品」。這項準則的用意是：❶美國農業部指南可以促進「有益」的改變；❷產業會服從美國農業部的作為；❸美國農業部是從指南對產業單向造成影響。關於這件事，我有不同的看法。有鑑於過去

二、三十年的狀況，指南服從於產業的影響，就跟產業服從於指南的影響一樣多（如果不是更多的話）。

　　為了避免你認為我很天真或不切實際地期待健全的飲食指南完全不受到產業影響，請想想這一點：加拿大發展二〇一九年的食物指南時限制產業的意見，朝著為大眾著想的正確方向邁出了新的一步。他們提出的建議包括：「多選擇來自植物的蛋白質食物⋯⋯你不需要吃大量的蛋白質食物來滿足營養需求⋯⋯（以及）把水當成首選的飲料。」其他的改變也相當引人注目，包括取消了：

　　　　針對特定分量或每日分量的建議⋯⋯「沒有人真的遵從
　　（這些），沒有人知道每份的量是多少⋯⋯」約尼・弗里德霍
　　夫（Yoni Freedhof）博士說⋯⋯「但這些變成產業非常有力的行
　　銷工具，尤其是乳品業，總是在說你每天需要幾份乳製品，而
　　加拿大人則沒有著力在此。」

　　在我看來，加拿大的建議還不足以推動最適當的飲食；就科學的角度來看，還有很多部分值得批評，但他們努力削弱產業對這個過程的影響，已經值得大大嘉許。抱怨食物指南的人包括加拿大的酪農農，我認為這是個好現象。也許有一天，當美國飲食指南可以擺脫產業的掌控，我們就會看到全國畜牧生產者協會和其他危害美國人健康的特殊利益團體提出類似的異議。

科學假說的價值

　　去除技術的目的與產業的影響之後，我們還剩下什麼呢？科學擺脫這兩個枷鎖之後，能夠發揮什麼功能呢？看情況。我不是為了科學而斷然

捍衛所有科學。科學假說最終可能變成科學理論,而科學假說的價值取決於好幾件事。舉例而言,即使有最聰明的研究設計和最準確的測量,也未必能保證最好的關聯性。儘管如此,假設條件正確,科學能夠達到的境界遠超過「科學即技術」和「科學即產業」。

如果我們的社會在意成員的健康和未來,就必須決定是否珍視科學的暢通自由,以及是否相信科學的誠信。現今的「科學」受到太多外在因素羈絆,都是依據保護生意、促進現狀、「嘉惠」大眾、支付帳單,還有維持和睦的前提,來做出政策、法規和行銷方面的實務決策。即便在不受外在利益影響、完全由公共經費資助的狀況下獨立產生的科學,卻也難以廣為人知。

這些情況完全破壞了科學的價值。科學這門觀察的藝術本身就很令人著迷,而出現相互競爭的詮釋方式來進行交叉檢驗時,我們抽絲剝繭做出攸關性命的決定,科學的真正作用就顯現了。文明的辯論才是王道。

一直以來,科學被科技與產業所掌控,然而,大量的辯論也沒有受到應有的關注,我們的「科學」將持續無法發揮潛力。

❹療癒營養領域

上述三個建議較為普遍,適用於多個科學領域,甚至適用於科學以外的生活,除此之外,我要針對營養領域提出更具體的幾個建議,包括我已經討論過的所有問題的重點:旨在由「科學即科學」提供資訊的一種療癒方案:

Ⓐ針對所有合格的醫學院課程,建構有效的營養科學教育計畫。那

些無法提供適當營養科學訓練的醫學機構，不應該得到政府支持。適當的訓練最好包括課室教學和實習（也許是採取全食物蔬食飲食至少兩週，並以簡單的實驗室評估監測結果）。

B 針對應用這種營養教育的基層醫師展開給付措施。目前對這部分的疏忽，是個人、專業、機構、社會和道德上的恥辱。

C 成立新的國家營養研究所（與目前美國國立衛生研究院旗下的二十七所機構對接）。

D 把食物補助計畫，轉為鼓勵製造符合可靠營養證據並且保護食用者的食物。

E 由不受企業財務利益影響的捐款信託基金提供經費，真正為了食用者的利益來成立食物和營養顧問委員會。

我們必須鼓起勇氣。若要讓營養領域回歸科學的本質，將會嚴重分崩離析，但分崩離析才是重點。諷刺的是，與這種分崩離析最接近的類似狀況之一，就是技術領域。

「破壞性技術」（Disruptive technology）這項新興技術，大大地改變了商業往來的方式，甚至到了讓過時的技術被淘汰的地步。人工智慧（AI）就是在醫學方面可能有幫助的破壞性技術。根據史丹佛大學的研究團隊，「最近深度學習和大數據的進步，使演算法在多種醫學造影任務上，可以超越醫學專業人員的表現，包括糖尿病視網膜病變偵測、皮膚癌分類和心律不整的偵測。」因此，以人工智慧在醫學方面的例子來說，破壞性技術的威脅是取代人類專家進行診斷疾病的任務，在技術面提供更精確的診斷。

但全食物蔬食營養沒辦法被貼上「破壞性技術」的標籤，因為它從來就不是一項技術，所以我要在這裡稍微改變一下用詞。全食物蔬食營養

更恰當的形容是「破壞性科學」。全食物蔬食營養的威脅會破壞許多產業：製藥業、食品製造業、臨床照護、醫院，而這些產業也很清楚這個威脅。如果大家廣為採行全食物蔬食營養，這些產業就會丟掉很多工作，許多財富也會受到威脅。

> 或許大家廣為採行全食物蔬食，許多產業會丟掉很多工作，許多財富也會受到威脅，但我們仍不該讓這些令人不快的事實阻礙我們改善健康，而是要創新才對。

但我們不應該讓這些令人不快的事實阻礙我們改善健康。或者，我們對於自己朝新方向創新的能力這麼沒有把握嗎？

我想投一票給破壞。我知道，沒有任何積極的改變不會破壞過去發生的一切。毫無疑問，在營養方面的無知，已經造成如此巨大的傷害，遍及整個生物醫學研究和臨床食物體系，所以值得破壞。

營養不良無疑是第一大死因，也是導致高額失控成本的第一大原因，最近則是造成環境災難的第一大原因，如果我們忽略最後這一項後果，我所寫的一切也是徒然。因此，本著生存的精神，為了未來，我要重申最後這一項建議：療癒營養。

❶ 想一想第二章討論的事件，弗雷德里克‧霍夫曼一九一三年在美國癌症協會成立時的角色。因為掌控組織的外科醫師偏好疾病局部理論，所以他提倡要認真看待營養這件事，竟然就被外科醫師否決了。

❷ 這些活動包括規劃一次關於不實健康宣言，但沒什麼人參加的美國實驗生物學和醫學聯合會研討會，而這個研討會只是為了有效宣傳委員會副主席的新書罷了。

❸ https://nutritionstudies.org/british-broadcasting-corporation-bbc-your-credibility-is-tarnished/

https://nutritionstudies.org/hidden-british-broadcasting-corporation-bbc-agenda-dr-yeo-gives-answers/

https://nutritionstudies.org/british-broadcasting-corporation-bbc-credibility-tarnished-part-2/

❹ 當時我受到美國癌症協會副主席約翰‧史蒂文斯（John Stevens）的邀請，加入艾倫‧維戈茨基（Alan Vegotsky）主持的小組。可惜的是，其他計畫讓我的負荷太重，所以幾年之後我就退出了。史蒂文斯和維戈茨基都很大方邀請我。

❺ 其他支持來自(1)中國預防醫學科學院的陳君石博士和中國醫學科學院腫瘤研究所的黎均耀博士，他們提供我大約每年三百人的研究人力，包括每年二十位資深中國科學家在我康乃爾大學的實驗室工作（由世界銀行資助）；(2)六個國家共二十四個研究實驗室，為我們分析生物樣本；以及(3)理查‧貝托爵士和吉兒‧波罕醫師帶領的牛津大學拉德克利夫醫院臨床試驗部門。

❻ 康乃爾大學營養科學系財務室主任說的。

❼ 針對其他建議，我的意見是：(1)他們可以引用艾索斯丁和奧尼什的心臟病逆轉證據（但他們的指南報告指出沒有這類證據）；(2)他們可以針對營養對癌症的作用提出意見（但他們其實什麼意見也沒說）；(3)他們可以列出健康照護的成本（就像美國現在的做法一樣），投入的健康成本是世界最高，健康成果卻是最低。

結語
大自然說了算

非小說類書籍經常以「行動呼籲」作結，作者會告訴讀者下一步該怎麼做，而行動呼籲的品質可以經過計算轉換率來量化：採取所需行動的讀者占多少百分比。

營養資訊可能伴隨各種行動呼籲：來參加我們的研討會吧！買我們的課程吧！買我們的神奇綜合維他命，含有來自亞馬遜雨林所有健康的好東西！這些討人厭的例子，讓我們看到日常溝通和行銷邏輯之間其實只有一線之隔。在社會中，我們好像沒辦法不用行銷伎倆來為健康與個人身心安適的討論作結。

關於健康和營養，我已經厭倦了過分簡化的行動呼籲，這些主題其實相當複雜又令人困惑，所以光是行動呼籲並不足夠，而且行動呼籲只會讓我想到軍隊踢正步一般的系統化行為。我怕有太多行動、太多膝跳反射、太多廣告和騙子企圖販售另一項產品。關於飲食和營養的資訊混亂不清，甚至還有「證據」支持，而且全部都要求大眾採取行動。假設有人能找到這場災難的「證據」，那應該就是標準的美國飲食（standard American diet，諷刺的是縮寫剛好是「悲哀」〔SAD〕）吧！

大眾缺乏的是辨別能力。在這些行動呼籲之中，無論是證據的製造者（營養和醫藥專業人士）或者依賴者（大眾），沒有人注意到行動所根據的證據品質如何。他們也沒有詮釋科學語言的能力，正如許多科學家也只一心一意在各自的領域裡鑽研。

若要我提供替代方案，我會說：呼籲大家採取行動時更小心、更深

思熟慮。我的意思不是說，想要考驗疾病現狀並改變整個社會健康狀況的人，不應該採取任何集體或個人的行動。

同時，我更進一步想做的是：呼籲大家批判並反省。反省我們的過去，諸如機構帶來的限制蒙蔽了我們，種種迷思影響我們對健康的看法，還有我們對科學本身的定義。反省機構如何支配許多疾病研究與治療的領域，反省這樣的支配所帶來的嚴重後果。

過去好幾百年以來，我們以極高代價被出賣：為了疾病而承受有毒的藥物反應。讓我重申稍早已經提過的幾個例子：二〇〇九年至二〇一三年之間經核准上市的大部分癌症藥物（五七％）**都沒有任何證據證實**「它們可以改善病人的生活品質或壽命」，而且使用具有細胞毒性的化療藥物之病人，五年存活率平均只上升二‧一％，其中很大一部分可能只是安慰劑所致。

化療藥物無效已經不是什麼新聞。回想歷史，當初設計這些「解決方法」時，根本沒有任何有希望的證據。請反省我們為什麼到頭來還是繼續遵守這些治療流程。我們為什麼把毒藥當成追求健康的工具呢？一部分可能是因為愚笨和無知，但也有一部分是因為自負。想一想那個老外科醫師的批評，他說只有「膽小、怕刀子的人」才會反對手術。也想一想那些靠著刀子得到權力和財富的人。

從人類演化的宏觀角度，反省一下我們現在個人和集體的狀況。反省我們在某些領域一直停滯不前。為什麼有這麼多證據證實了含動物性蛋白質的食物會使我們斷送性命，我們還在讚揚「優質」的動物性蛋白質？為什麼實驗性動物研究、介入性研究和國際相關性研究全都證實相同的結論，我們還要繼續推崇這個迷思？為什麼我們還是把重點放在個別營養素，比如營養密度和營養補充品？為什麼我們計算熱量來控制體重，卻忽略了食物更廣泛的效果？

反省我們對環境造成什麼影響。科學家說,我們正在經歷第六次大滅絕,就是現在,而非不遠的將來。我們會自鳴得意、加速滅絕,還是會反省自己的行為如何助紂為虐呢?我們能夠做到這麼誠實嗎?我們正被帶領走向世界末日,但究竟是為了什麼?受誰的指使?保持對於利益及有損個人和地球健康的食物的無限渴求,真的值得嗎?我們真的把萬能的市場看得比存活還重要嗎?我們喜歡被市場強迫過度消耗,還是適量取用就好?如果我們不反省這些威脅,大自然將做出最後的反撲,再也不會有我們習慣的行動呼籲可以喊了。大自然的韌性比任何物種都要強,祂會發出自己的呼喊,屆時人類已經聽不到了。

呼籲大家進行真誠的對話:關於科學證據;關於我們所重視的事,比如學術自由和透明的政策制定;關於我們面臨的未來。為了讓我們的社群更好而對話。這些不只是學術上的辯論。如果我們認為這些事情只是科學辯論而與實務沒有任何關聯,我們社會的健康、教育和權力關係就永遠不會改善。

我們不應該把關於自己的行動和健康的所有責任都推到專業的「專家」身上。他們往往沒有受過營養方面的教育,容易發生腐敗和操縱,而且與大眾的溝通不良。如果把所有進步的希望都放在學術殿堂和政策制定機構,這樣的「希望」不過是白日夢罷了。

「希望」其實藏在一般人的行為當中,但我們必須把自己的行為帶到社會上,讓其他人看見。讓當地企業知道人們有營養選擇的需求,並大肆抱怨那些製造令人上癮的食物、讓我們營養不良的吸血鬼企業。若要大肆抱怨,有動態和靜態的方法。如果你不走在溫蒂漢堡的塑膠城垛前抗議的路線,至少可以拒買他們的東西,甚至更簡單,永遠用你的生活方式來表達你想要傳達的意見。

如果健康對你來說真的很重要,那就全力以赴地追求健康。如果我

們社會和星球的健康對你而言很重要，那非常好！但別讓難以達成的目標分散你的注意力，讓你無法專注在與健康有關且你能控制的大部分事情上。記得你能夠有所作為，從你的家庭、你自己的健康開始。由於我們的社會認為「尋找好榜樣」很重要，「變成一個好榜樣的修身功課」卻常常被忽略，但這反而是行動主義最強而有力的一種形式。

呼籲大家進行真誠的對話，就是呼籲大家維持健康的社會功能。我們越孤立、越反社會，討論就會越片段；討論越片段，傷害力就會越大。產業總是試著販售斷章取義的片段敘述。他們的廣告總是針對我們最大的社會和心理不安全感；告訴我們，我們是孤單、不被愛、不完整的。我們是需要拯救的孤獨個體，只有他們可以拯救我們。這種說法賦予他們權力，但不過是海市蜃樓罷了。我們並不孤單。我們的社群內外都有關於健康和營養、關於更廣泛價值觀的真誠對話，這就是最好的證明。

呼籲大家文明地爭論。文明溝通就是以開放、尊重的方式溝通。盡可能誠實、坦率地論述科學；以同樣的方式解決不誠實的問題。讓科學、懷疑論的精神，引導你判斷，但不要以此為藉口，而從一開始就置身事外。本著這個精神，我很樂意考慮對本書中的證據提出的任何其他詮釋。不，不只是考慮，我很歡迎其他詮釋。如果我的論點是這個問題最後的詮釋，那我會非常沮喪，因為這最後的詮釋在科學當中竟然沒有一席之地。

即使是執行自己的研究，我也常常感到糾結和懷疑。**動物性食物是我個人還有文化傳統的一部分，難道動物性食物神奇的健康功效，真的被過度誇大，或甚至更糟，這些食物會造成癌症以及其他代謝疾病嗎？這是真的嗎？**把我的研究中許多具爭議的發現，以及其他人的發現集合在一起，讓我對於營養的定義，得到從根本上南轅北轍的看法，但這個看法值得並且需要更進一步的考慮。歡迎懷疑論者跟我們說說你的看法，保持沉默對我或這個社會都沒有好處。

同時，也要文明地與其他人進行爭辯。聽聽其他人現在的看法（唯有如此，我們才能聽到他們的意見！）並且一起討論營養對健康的深遠影響。過去二十多年來，許多人在公共場合來找我，告訴我，他們試了全食物蔬食飲食之後看到強烈的效果，令我相當震驚。我們不應該只在私底下談論這些故事，或者只因為飲食是敏感話題而避之不談，不過當然還是要保持尊重。

　　如果你只因為改變吃進肚子的食物，就不必再吃一堆藥，而讓醫師嚇一跳，那麼說出你的故事，更可以讓世界受惠。我甚至會說，獲得力量的人有責任與其他人分享他的力量，無論是透過親身示範或者透過深思熟慮的參與。

　　呼籲大家要認識與接納。接納大自然，並且接納自己（說得好像我們跟大自然之間有分隔一樣！）。認識大自然的指導原則，其本質就是整體論，想想第八章介紹的實驗研究結果，對我的科學旅程有深遠的影響。有十幾年，我們的研究重點在嘗試找到動物性蛋白質促進癌症生長的單一生物機制，但你瞧瞧，哪來的單一機制，而是**有好多機制，全部以高度統整的方式，在這個複雜過程的不同部分運作，但全部都是為了相同的目標運作**。

　　動物性蛋白質會增加促進癌症生長的機制活動，並減少預防癌症生長的機制。在身體千變萬化的機制活動下，這種整合方式說明了動物性蛋白質如何促進癌症，還有營養素如何以更廣泛的方式造成整體性生物作用。這種營養作用顯示出，以簡化式、依賴藥物的方法來控制健康，不會有效果。也許這種整體式的智慧，就是身體的預設狀態，這是最神奇的事，身體時時刻刻都在恢復和維持恆定性（這是用來表達生物和諧狀態的術語）。

　　我實在不懂為什麼整體論的指導原則（考量脈絡、溝通與整合），

不應該逐漸變成改變世界的方法。為什麼不應該變成所有人際關係的基礎？為什麼沒有影響社會組織的所有層級？正如器官中具有共同目標的細胞聚落，為了更大的整體而執行特定的任務，正如具有共同目標的器官在更大的整體脈絡之下協調運作，人類群體也該以大局為重，為了共同目標而合作。互補才智、開放溝通，並且以我們所處的大局為重，我們可以改善群體的健康，同時維護地球的健康。

今天有許多可以自由運用的平台，能夠輕鬆建立在地的團體和組織。社群媒體雖然充斥許多問題，但也是能運用在這方面的有力工具，如果我們明智地運用社群媒體搭配更傳統的組織方法，來討論社群的集體行動，就會有更多人追隨行動。如果我們只認為這些問題無法克服、遙不可及又抽象，那麼問題永遠不會解決。

有什麼事情該阻止一位憂心的家長和另一位家長討論美國農業部的全國學校午餐計畫，所帶來的破壞性影響？有什麼事情該阻止憂心的家長集合起來，在當地學校的董事會會議上討論這些事？有什麼事情該阻止優秀的當地社群參與這些議題？這是影響到社會中每個人的政治問題。我不是指有時候會在傳統電視新聞上看到的政治作秀，而是個人的政治問題，為了生存而奮鬥的那種政治。

我知道有些人會認為這些目標是不可能實現的天方夜譚。當然，大團體的溝通協調總是比較慢，不如上述小團體內溝通那樣即時，但儘管這在某種程度上來說是事實，也正是目前你所相信的權力結構。只是，我沒那麼悲觀，無論就個人層面還是集體層面來看，我們自己是做出有意義改變的最大阻礙，卻也是最好的契機。

無論遭遇什麼樣的困難，我都不認為應該要放棄大自然的指導原則。除此之外，我們已經比許多負面思考者想像的更接近大自然的模式，畢竟所有人在有形物質的共通點就是食物。

儘管我們把農業和食物生產委由極少數的企業處理，而在自身和食物之間建立某種程度的分隔，卻永遠沒辦法不受食物影響，因為**食物是所有人普遍關心的事**。能量透過生化交流從太陽到植物、從植物到動物、從動物到其他動物，所有生命都是從同一個可延展的能量體汲取，食物只是能量運輸和分布的暫時性載體，而決定要攝取什麼樣的能量來源，是最重要的事。

　　我的建議是，根據對於營養科學的整體式了解，我們應該「略過中間的牲畜」，直接攝取由植物提供的能量。營養這個概念帶有更枯燥、令人害怕不安的意涵，所以吸引到的人比食物少很多（也許這就是電視上有美食頻道，卻沒有營養頻道的原因）。然而，營養帶來的影響普及程度，絕不亞於食物。我們絕對不能忘記：**營養就是食物發揮的作用。**

　　有關食物營養素活動的可再現證據（包括使這些成分彼此連結，以及與外界之間可觀察到的影響相互連結的生物途徑）提供了明確的證據，證明我們的生存與大自然的整體性息息相關。如果我們的生存與大自然的整體性息息相關，那麼大自然從根本上就與個人、社會和道德息息相關。如果大自然強大有力，我們也能雞犬升天。也許我們已經忘記如何利用這項優勢，但不代表永遠失去這項優勢。

　　所以，是的，未來我呼籲大家接納並讚揚我們和大自然的共存共榮。認識我們的整體性和相互依存，這比我們在語言的限制下能進行的交流更加深遠。在這個短視近利、投機又簡化的時代，這樣的認識是根深蒂固的改變。在現代生活的塵囂之中，在我們建構和想像的層層錯覺與隔閡之間，我們正是生物學的奇蹟。

　　我不去推測為什麼我們會深信自己與大自然有隔閡，但我們必須承認的確有這樣的錯覺存在。在自然界其他地方，我們不會看到動物變得如此嚴重不平衡，我們不會看到「健康」商店和減肥中心坐落在每棵橡樹和

柳樹的枝枒上。雖然自然世界中也存在疾病與毀滅，但嚴重程度遠遠不及人類造成的疾病和毀滅，一旦我們探尋這些併發症的來源，甚至可以發現更多大自然恢復和維持平衡的方法，從中我們發現自然生物用來恢復健康的自然機制，例如禁食。

我們不曾看到其他生物為了生存，轉而求助於從大自然分離出來再合成加工的複製品（所有藥物都是這樣：把天然化合物分離出來、人工合成），而且其他生物不會展開無謂的「抗癌之戰」（尤其不會同時以增進癌症發生機率的方式行事）；他們不會組成「國家研究所」來解決自己創造出來的問題；他們不會不顧長期健康而落入銷售短期效果的行銷機器手中。就我所知，其他生物不會像我們一樣慶賀自己的足智多謀，牠們也不需要這麼做，相反地，牠們展現著與生俱來的智慧。

我們也有與生俱來的智慧。如果我們可以接受這件事，並且順應神奇的大自然行事；如果我們處事的方式正如大自然指望我們的行為，因為祂確實如此；如果我們吃東西的方式，正如大自然仰賴我們吃東西，因為祂確實如此；如果我們以整體的一部分來行事，因為我們的確是整體的一部分，大家還可能擁有未來。

大自然已經為未來做好準備，我們要攜手並進嗎？

THINKING

THINKING

THINKING

THINKING